中国医师协会内分泌代谢科医师分会推荐用书

糖尿病结构化教育实用教程

U0292279

主 编　周智广　李 霞

副主编　谢雨婷　黄 金

人民卫生出版社

·北 京·

图书在版编目（CIP）数据

糖尿病结构化教育实用教程 / 周智广，李霞主编
. —北京：人民卫生出版社，2023.12
ISBN 978-7-117-35811-8

Ⅰ. ①糖… Ⅱ. ①周…②李… Ⅲ. ①糖尿病 – 防治
– 教材 Ⅳ. ①R587.1

中国国家版本馆 CIP 数据核字（2023）第 255568 号

人卫智网	www.ipmph.com	医学教育、学术、考试、健康，购书智慧智能综合服务平台
人卫官网	www.pmph.com	人卫官方资讯发布平台

糖尿病结构化教育实用教程

Tangniaobing Jiegouhua Jiaoyu Shiyong Jiaocheng

主　　编：周智广　李　霞
出版发行：人民卫生出版社（中继线 010-59780011）
地　　址：北京市朝阳区潘家园南里 19 号
邮　　编：100021
E - mail：pmph @ pmph.com
购书热线：010-59787592　010-59787584　010-65264830
印　　刷：人卫印务（北京）有限公司
经　　销：新华书店
开　　本：787 × 1092　1/16　　印张：13
字　　数：292 千字
版　　次：2023 年 12 月第 1 版
印　　次：2024 年 1 月第 1 次印刷
标准书号：ISBN 978-7-117-35811-8
定　　价：75.00 元

打击盗版举报电话：**010-59787491**　E-mail：**WQ @ pmph.com**
质量问题联系电话：**010-59787234**　E-mail：**zhiliang @ pmph.com**
数字融合服务电话：**4001118166**　E-mail：**zengzhi @ pmph.com**

编写委员会

编写秘书

武　超　范　黎　李　娟　黄凡素

工作委员会
（按姓氏笔画排序）

邓　超　冯珊珊　汤晓涵　李　娟　李文解　连丽丽　吴茜玲　何斌斌　张　哲

陈　艳　陈慧芳　武　超　范　黎　罗晨霜　贺　婧　黄凡素　梁晓丽

序一

糖尿病是健康中国行动重点防控的慢性疾病之一。糖尿病教育作为糖尿病治疗"六驾马车"中重要的一环，在糖尿病管理中发挥着重要作用。糖尿病结构化教育是糖尿病教育的一种高级形式，在西方发达国家已经广泛应用，并被证实可以显著改善糖尿病患者的血糖以及提高生活质量。然而，目前国内对于糖尿病结构化教育了解甚少，缺乏系统规范的培训，亟需一本能对医务人员规范化培训、实用的糖尿病结构化教育教材。

国家代谢性疾病临床医学研究中心（长沙）、中南大学湘雅二医院代谢内分泌科在国内创办了首个1型糖尿病结构化教育课程"掌控我生活（TELSA）"，以此为基础率先建立了首个1型糖尿病综合管理门诊，并培训了来自全国27个省市的数百名1型糖尿病教育师。

基于编写团队前期丰富的培训经验以及目前国内糖尿病教育师的培训需求，该团队编写了国内首部《糖尿病结构化教育实用教程》，兼具知识性和实用性。本书分为理论篇、方法篇和实践篇。理论篇涵盖了糖尿病的相关基础知识；方法篇包括糖尿病结构化教育应掌握的基本技能以及临床案例分析；实践篇是基于团队前期1型糖尿病结构化教育课程TELSA的丰富经验，以教案的形式，手把手地教授如何"教育"糖尿病患者。

总体而言，本书是一本不可多得的糖尿病结构化教育培训教材，实用性强，易于上手，既适用于糖尿病教育师新手培训，也可作为糖尿病教育领域专业人员的参考书籍。我非常期待本书能提高更多的医务工作者教育水平，为更多的糖尿病患者带来福音。

中国医师协会副会长

2023年12月

序二

我与周智广教授共事已久,多年来周教授和他的团队在糖尿病,特别是 1 型糖尿病的教育与管理方面所做的工作让我钦佩不已。

糖尿病是一种慢性疾病,医务人员和患者须持续关注和管理才能避免并发症的发生。糖尿病自我管理对患者及家庭至关重要。对于每天需要多次注射胰岛素的患者,有效的自我管理教育更是全病程管理中的关键一环。教会患者及照顾者如何进行胰岛素注射和剂量调节、饮食调整和运动等日常管理,能显著提高家庭生活质量、减少糖尿病并发症。在糖尿病自我管理教育的方法和模式中,循证医学证据级别最高的是糖尿病结构化教育,其在保证为糖尿病患者提供标准化和可复制的糖尿病自我管理教育方面发挥了重要的作用。我们团队曾在 2016 年开发了针对非胰岛素治疗 2 型糖尿病患者的结构化教育课程包,在中国的基层医疗中得到了很好的应用,现在拜读到周教授和团队所创建的针对胰岛素治疗糖尿病患者的结构化教育课程体系和面向教育者的培训教材,感到万分欣喜。

糖尿病教育是一项高度实践性的工作。本书培训内容与临床管理细节高度结合,编写团队将丰富的实践经验毫无保留地分享给读者,对于希望深入了解糖尿病结构化教育的从业人员来说,是宝贵的知识财富。本书重点突出地梳理了关于糖尿病精准分型、1 型糖尿病的理论知识,与目前最新的治疗进展同步,读者可以了解疾病的背景和诊治进展;提供了实用的自我管理教育技巧和方法;更难能可贵的是,对患者的心理问题的应对处理融入具体的授课中,体现了医疗过程中医学人文的重要性。

期待本书能在促进我国规范的糖尿病教育、培养糖尿病患者自我管理能力方面发挥重要的作用。

北京大学人民医院内分泌科主任
第一届中国医师协会内分泌代谢科医师分会会长
2023 年 12 月

前　言

我与 1 型糖尿病的缘分,始于 1983 年。作为一名刚刚步入临床的医师,接诊的 1 型糖尿病患者虽不多,但留下的印象却很深。多数患者对频繁的胰岛素注射极其担忧、控制很差、心理负担极重;相当比例的患者因为该病而辍学或退工、不敢结婚与生育。由于 1 型糖尿病患病率低且临床研究较少,导致当时对于该病的管理知识与技能非常有限。目睹 1 型糖尿病患者所遇的种种困难,随着经历增长,我深感糖尿病的临床管理任重而道远,首要任务是如何利用专业知识,对患者进行有效的自我管理教育。

糖尿病自我管理教育的核心是帮助患者和家属树立积极的心态,学会解决现实生活中诸多具体问题的方法与技能。1 型糖尿病的日常管理面临更多的挑战。患者到底可以吃什么? 什么是碳水化合物? 如何根据血糖调整胰岛素剂量? 对于大多数患病前毫无医学知识的家庭,诸如此类的问题可谓高深莫测,均需医务人员细致解释。这些解释不能仅仅停留于概念与理论说教,还需要带领其走进现实生活中实践体验。

糖尿病自我管理教育的实践非一日之功,亦非一人能善成! 它需要多学科专业人员的联合协作,构建团队创新实践,持之以恒。幸运的是,经过三十余载的坚持,我们的 1 型糖尿病医护队伍不断壮大:我的很多学生、多个科室志同道合的同事,逐渐地凝聚在一起,组建了"1 型糖尿病多学科管理团队"。我们借鉴国外成功经验,结合国内实际,创立了国内 1 型糖尿病自我管理教育的第一个结构化教育课程体系。

2019 年,我们正式启动了 1 型糖尿病结构化教育课程。该课程为期 2 天;由内分泌科医师、糖尿病教育师、临床营养师、运动康复师、心理医师等采用多种授课形式教患者如何计算碳水化合物、体验并发症、科学运动,提供同伴支持和心理支持等,受到"糖友"普遍好评。据参加过课程的"糖友"反馈,他们喜欢这个课程的原因,除了系统性的知识、轻松的氛围,最重要的是课程贴近生活,"听得懂,用得着""我参加过很多不同类型的讲课,这是收获最大的一次";我们看到有人"患病多年来第一次敢吃比萨",有人觉得自己的人生有了期待,有人发现了通过学习可以管理好血糖……一次有效的教育,可以对参与者产生深远的影响。"糖友"们的认可给予了团队莫大的鼓励和力量。同年,我们开始举办全国 1 型糖尿病教育师培训班,以期培养更多参与糖尿病结构化教育的专业人员。

在这五年中,我们不断尝试将 1 型糖尿病结构化教育的核心知识在不同的场合传递给更多有需要的患者和医护人员。相关医护人员纷纷要求将结构化教育内容编撰成册;同时,中国医师协会继续医学教育部鼓励将其出版发行,以利系统培训。因此,为了让更多医护人员能更完整地理解、实践糖尿病结构化教育,团队总结了为患者精准诊断、全面治疗和分层教育的经验,编撰了《糖尿病结构化教育实用教程》。

    本书共分三篇:理论篇,主要介绍糖尿病精准分型诊断和 1 型糖尿病管理的基本理论;方法篇,从临床应用角度描述基于理论的具体操作方法;实践篇,介绍了本团队创建的 1 型糖尿病结构化教育课程的要点,并提供了具体的授课教案。本书还讲述了 1 型糖尿病管理中的心理问题应对,介绍了社会支持、同伴支持、公益活动对于糖尿病全病程管理的作用。本书适用于有志为患者带来规范自我管理教育,特别是期望开展 1 型糖尿病结构化教育的人员。希望本书能启发读者对于糖尿病结构化教育的兴趣和思考,凝聚更大的力量,帮助患者积极、科学地面对疾病、管理好疾病。

    在从最初的想法到实现成书的全过程中,许多人贡献了卓越的智慧,付出了辛勤的汗水,在此我们深表谢意。糖尿病的诊治防新知识、新技术飞速发展,限于个人学识,书中难免误漏,祈望读者不吝指正。最后,我们希望在大家的共同努力下,让每一位 1 型糖尿病患者都能得到最好的照护,让"糖友"不再是"患者",让糖尿病不再是"病"。

中南大学湘雅二医院代谢内分泌科教授
国家代谢性疾病临床医学研究中心主任
中国医师协会内分泌代谢科医师分会会长
2023 年 12 月

目 录

── 理 论 篇 ──

— 方 法 篇 —

— 实践篇 —

理 论 篇

第一章 糖尿病结构化教育相关基础知识

1. 什么是糖尿病结构化教育？

结构化教育（structured education programme，SEP）是一种有计划、分阶段进行的自我管理教育项目，能够根据患者需求、学习特点、文化背景等调整教育内容。因结构化教育具有良好的科学性、合理性，可标准化、易复制、便于推广，目前已被国际糖尿病联盟等多个组织认定为糖尿病患者自我管理教育的首选方式。

2017 年，英国国家卫生与临床优化研究所（National Institute for Health and Care Excellence，NICE）指出结构化教育应具备六个标准：①以循证为基础，满足并符合患者需求；②目标明确，协助完善患者、家属及照顾者的糖尿病知识、技能，改善其态度及信念，实现更好的糖尿病管理；③课程具有科学性及系统性，以理论及循证为指导，具备书面形式的教学材料；④项目实施前，教育者对项目内容及教育方法进行系统的培训；⑤具有质量评价体系或标准，以评估实施效果，保障实施的标准化；⑥具有一定资金的支持，定期对项目实施的结果进行审计。

2. 糖尿病结构化教育团队由哪些成员构成？

糖尿病结构化教育团队需由多学科的专业人员构成，涉及健康教育、临床医学、社会学、行为心理学、护理学等学科，包括内分泌科医师、糖尿病专科护士／教育师、营养师、心理咨询师、药剂师、眼科医师、运动医师、社会工作者等各方面人员。其中，内分泌科医师、糖尿病专科护士／教育师和营养师为团队的核心成员。所有团队成员均需满足一定的教学资质，或者具有丰富的糖尿病教育及管理经验，且需要通过系统的培训，熟练掌握结构化教育的原则、内容，以确保项目实施的质量。

3. 在糖尿病结构化教育中，教育师的职责和义务是什么？

（1）糖尿病教育及咨询：糖尿病自我管理教育是糖尿病教育师工作的核心，教育师需要通过评估患者的认知能力、行为特征、心理状态等方面，为其提供专业的咨询及教育，从而帮助患者、家属及照顾者掌握糖尿病自我管理知识及技能。

（2）科研与高级临床实践：教育师还需要承担科研、高级临床实践等工作，其中进行循证及证据总结是糖尿病教育者实践的基础，教育师在循证及证据总结的基础上发现目前工作中的缺陷，解决临床问题，从而更好地实现临床、教育、管理等方面的实践。

（3）管理及领导：糖尿病教育师的工作还包括糖尿病护理程序及指南的制订，或需要在项目实施过程中起到监督及管理作用，或与其他机构联系，领导并完善糖尿病的综合管理。

4. 糖尿病结构化教育的目标是什么?

糖尿病结构化教育发展至今已有40余年历史,其目标是帮助糖尿病患者树立积极的态度及健康信念,并帮助患者掌握糖尿病自我管理知识及技能,最终改善临床结局、健康状况及生活质量。结构化教育不只是灌输式的知识输出,而是以患者为中心,更强调患者行为改变,采用互动与说教结合的方式、灵活多变的形式,提高患者参与积极性,同时强化患者自我管理意识及能力,也更注重患者的持续跟踪及随访。

5. 糖尿病结构化教育的课程标准和内容是什么?

NICE指出,结构化教育的课程内容需要满足以下七个标准:①课程实施前对患者进行全面的评估,了解患者的学习需求,评估患者的自我管理能力,结合患者实际能力与预期目标的差距,确保以患者为中心,解决患者当下最迫切问题;②课程内容必须与糖尿病教育密切相关,且具备全面性、科学性、系统性;③结构化教育应以循证为基础,有理论基础作为指导;④课程设置应有灵活性,能够及时处理并应对授课过程中出现的不同情况;⑤采用丰富的教育形式;⑥为患者提供可使用的参考资料、模型或者道具等;⑦教程及课程记录需采用书面的形式。

结构化教育的课程内容遵循因人而异的原则,但基础内容涉及以下主题:①糖尿病基础理论(概述、诊断标准、病理生理、治疗方式);②医学营养治疗;③运动治疗;④药物使用与选择;⑤健康数据的监测及使用;⑥糖尿病并发症的预防、筛查及治疗;⑦心理及社会应对问题;⑧解决糖尿病的相关问题。

6. 糖尿病结构化教育如何实施?

(1) 评估患者需求:了解患者学习需求,评估其自我管理知识水平、技能及行为态度的实际情况,找到预期差距,制订个体化计划,选择合适方法进行改进。

(2) 组建及培训多学科教育团队,确保每个学员熟练掌握项目的教育理论、原则、内容及注意事项,并且能够根据患者需求灵活运用。

(3) 构建以理论及循证为基础的课程体系。

(4) 对患者进行持续跟踪及随访,维持并保证项目实施的效果。

(5) 质量控制与教育评价,对项目是否科学性及标准化、患者的准入标准是否合适等方面进行评价,项目实施过程还须进行内部质量及外部质量的评价。

7. 如何评价糖尿病结构化教育的质量?

对结构化教育质量的评价主要从其构建方法、准入标准、实施过程中内部质量和外部质量三个方面进行。

(1) 评价构建方法是否科学,是否符合标准,内容包括理论基础、课程的设置、教育者培训等。

（2）评价准入标准是否合适，即哪些患者应该参加，或当患者出现哪些行为特征时应该参加。

（3）评价实施过程中的内部质量与外部质量。①内部质量评价：其目的是确保结构化教育项目按照既定标准与框架实施，且一直能以高标准维持下去。内部质量评价内容包括课程教授者对项目实施情况的反馈，患者对项目的满意度、感受及反馈意见，患者的生化指标、自我管理水平、生活质量、心理情况等。②外部质量评价：内容包括结构化教育项目是否按照既定的理论基础、课程设置等标准实施，课程教授是否符合标准，授课者的技能及其系统培训经历等专业资质，从而确保教育具有可行性，能按照既定的标准保质保量实施。

8. 1 型糖尿病和 2 型糖尿病的结构化教育有何不同?

1 型糖尿病（type 1 diabetes mellitus，T1DM）与 2 型糖尿病（type 2 diabetes mellitus，T2DM）两者的病因、治疗方式、患者年龄分布等方面存在较大差别，尤其是 1 型糖尿病患者血糖极易受到食物等外界环境因素以及生长激素、肾上腺素等一系列内在因素的影响，相对 2 型糖尿病，1 型糖尿病教育和管理难度更大。因此，适用于 2 型糖尿病的结构化教育课程体系很大程度上不适用于 1 型糖尿病患者，无法满足 1 型糖尿病患者及家庭的需求。这在很大程度上决定了 1 型糖尿病和 2 型糖尿病结构化教育项目的构建和实施有所不同，主要体现在以下几个方面（表 1-1）。

（1）适用人群年龄跨度分布不同。2 型糖尿病结构化教育项目应用群体主要为中老年患者，而 1 型糖尿病结构化教育项目因不同年龄阶段患者所面临的不同问题而构建得更精细化，可根据儿童青少年期、青春过渡期、成人期不同特点更有针对性地实施结构化教育项目。

（2）实施的形式、内容、强度、课程次数、授课者组成等略不同。①形式上，糖尿病结构化教育一般均采用小组参与式或一对一个体化教育模式。②内容上，2 型糖尿病更广泛，主要围绕糖尿病管理"六驾马车"内容板块，也有将教育内容分为四个模块，每个模块由理论知识和行为计划组成；而 1 型糖尿病主要以如何计算碳水化合物、如何根据饮食调整胰岛素剂量等为核心内容。③整体来看，无论是课程在实施的强度上还是次数上，1 型糖尿病相较于 2 型糖尿病授课周期更长、强度更大、授课频次更高；④1 型糖尿病项目授课者组成更多元化，在构建方法中采用的理论基础也更多样。

表 1-1　1 型糖尿病与 2 型糖尿病结构化教育的区别

类型	授课对象	主要教育形式	授课强度	参与授课者	核心内容
1 型糖尿病	儿童、青少年、青少年过渡期、成年期，通常分年龄段进行有针对性的课程	一对一教育或小组参与式	分次授课，总学时 8~35 小时不等	糖尿病专科医师、教育护士、营养师、社工	碳水化合物，碳水化合物计数法，胰岛素及剂量调整
2 型糖尿病	成年期，中老年人为主	小组参与式	分次或一次授课，总学时 6~12 小时	经过培训的糖尿病教育者	糖尿病管理"六驾马车"

9. 国外有哪些代表性的糖尿病结构化教育项目?

糖尿病结构化教育在国外发展较为成熟(表 1-2)。针对 2 型糖尿病患者实施的结构化教育项目最具有代表性的有 X-PERT 项目(Expert Patient Education Versus Routine Treatment)和 DESMOND 项目(Diabetes Education and Self-management for Ongoing and Newly Diagnosed)。针对 1 型糖尿病的结构化教育项目源于 1980 年德国在住院成人患者中开展的 5 天强化教育项目,即 DTTP(Diabetes Teaching and Treatment Program)。在 DTTP 的基础上,逐渐发展出了适合不同年龄段患者的结构化教育项目,其中最具有代表性有以下项目。

(1) 针对成人期:英国的 DAFNE(Dose Adjustment for Normal Eating)项目、美国的 BGAT(Blood Glucose Awareness Training)项目和德国的 PRIMAS(Programme for Diabetes Education and Treatment for a Self-determined Living With Type 1 Diabetes)项目。DAFNE 项目目前在英国得到了充分的发展,是英国 1 型糖尿病结构化教育的标杆性项目,并且扩展至澳大利亚、新西兰和新加坡等国家,其课程内容安排见表 1-3。

(2) 针对儿童青少年期:英国的 KICK-OFF(Kids in Control of Food)项目由 DAFNE 项目延展而来,主要在两个年龄段(11~13 岁、14~16 岁)开展;另外还有英国的 CASCADE(Child and Adolescent Structured Competencies Approach to Diabetes Education)项目、美国的 CHOICE(Carbohydrate, Insulin, Collaborative Education)项目。

(3) 针对青春过渡期:英国的 WICKED(Working with Insulin, Carbohydrates, Ketones and Exercise to Manage Diabetes)项目是对已经接受过结构化教育课程的青少年向成人期过渡阶段的 1 型糖尿病开展。

表 1-2 国外糖尿病结构化教育代表性项目总览

类型	项目名称	目的	教育形式	周期	强度	授课者
T1DM	DAFNE	旨在帮助成人 T1DM 患者学会在自由饮食的情况下,如何调节胰岛素的剂量	小组参与式	5d[①]	7h/d	糖尿病专科医师、教育护士和营养师
	BGAT	旨在帮助成人 T1DM 患者识别、处理、预测及预防极端血糖值	一对一、小组参与式	8 周	1 次/周,1~2h/次	糖尿病教育者和心理学家
	PRIMAS	旨在帮助成人 T1DM 患者对自己的糖尿病治疗与管理作出正确、合理的判断与选择	小组参与式	6 周	2 次/周,1.5h/次	受过 PRIMAS 培训,并获得资格认证的糖尿病教育者
	KICK-OFF	旨在帮助儿童青少年克服与强化胰岛素治疗相关的一些障碍	小组参与式	5d	全天/次	护士、营养师、当地团队成员

类型	项目名称	目的	教育形式	周期	强度	授课者
T1DM	CASCADE	旨在改善儿童和青少年糖尿病控制、自我管理和生活质量	小组参与式	4个月	1次/月，2h/次	专科诊所工作人员（至少一名儿科医师和护士）
	CHOICE	旨在提高儿童青少年T1DM疾病管理技能和在糖尿病日常护理中的责任感	小组参与式	6周	1次/周，2h/次	经验丰富的糖尿病专科护士
	WICKED	旨在增强年轻人T1DM自我管理的能力，拥有更大的自主权来调节自我，从而使过渡阶段更加顺利	小组参与式	5d	全天/次	经过培训的糖尿病教育者
T2DM	X-PERT	旨在增加患者管理疾病的知识、技能与自信	小组参与式	6周	1次/周，2h/次	经过培训的糖尿病教育者
	DESMOND	目的是支持患者发现影响自身健康的危险因素，并按照所制订的行为计划作出改变	小组参与式	1d或2.5d	总学时6h	经过培训的糖尿病教育者

注：① DAFNE 也有每周 1 天、共 5 周的课程安排形式。T1DM，1 型糖尿病；T2DM，2 型糖尿病。

表 1-3 英国 DAFNE 课程内容

时间	课程	授课者	时间 /min
第一天	课程介绍、目标设定	营养师	60
	什么是糖尿病	教育护士	60
	认识碳水化合物	营养师	75
	午餐（计算碳水化合物含量）		60
	自我监测	教育护士	60
	目标设定的理论	营养师	30
	胰岛素剂量调整的原则	教育护士	60
	个体化剂量调整 / 设定	教育护士 / 营养师	45
第二天	讨论：个体血糖情况	教育护士 / 营养师	60
	了解胰岛素和胰岛素泵	教育护士	120
	午餐（计算碳水化合物含量）		
	在实践中计算碳水化合物含量	营养师	90
	胰岛素剂量调整：校正大剂量	教育护士	90
	个体化剂量调整 / 设定	教育护士 / 营养师	45
第三天	小组讨论：血糖情况	教育护士 / 营养师	75
	低血糖	教育护士	120
	午餐（计算碳水化合物含量）		

续表

时间	课程	授课者	时间 /min
第三天	食物加工和烹调	营养师	75
	运动	营养师	75
	个体化剂量调整 / 设定	教育护士 / 营养师	45
第四天	小组讨论:血糖情况	教育护士 / 营养师	75
	酒精、外出就餐、减肥	营养师	120
	午餐 (计算碳水化合物)		
	年度复查与筛查	教育护士	60
	医师答疑	糖尿病专科医师	45
	个体化剂量调整 / 设定	教育护士 / 营养师	45
第五天	小组讨论:血糖情况	教育护士 / 营养师	75
	社会活动	教育护士	45
	病假规定	教育护士	75
	午餐 (计算碳水化合物)		
	自我管理行为计划	营养师	45
	考试、随访安排	教育护士 / 营养师	45

10. 国内有哪些代表性的糖尿病结构化教育项目?

我国糖尿病结构化教育起步较晚,尚处于初步阶段,且大多是针对 2 型糖尿病患者。具有代表性的项目有刘叶灵等设计的适合我国非胰岛素治疗成人 2 型糖尿病结构化教育课程,以教育学理论、指南和文献为基础,以行为目标模式作为课程开发的总体框架,逐步引导患者自我管理的方案。学者郭晓蕙等设计了适合我国胰岛素治疗的成人 2 型糖尿病结构化教育课程——糖尿病胰岛素管理组织方案(Organization Program of Diabetes Insulin Management,OPENING),采用个体化面对面教育,涵盖 7 个教育模块,验证了结构化教育在接受胰岛素治疗 2 型糖尿病患者中的有效性。

2019 年,中南大学湘雅二医院周智广教授团队创建了国内首个针对 1 型糖尿病患者的结构化教育项目——"掌控我生活"(Type 1 Diabetes Education in Lifestyle and Self Adjustment,TELSA)。此项目基于 ADDIE(analysis、design、development、implementation and evaluation)理论模型构建中国成人 1 型糖尿病结构化教育项目。与国外成人 1 型糖尿病结构化教育项目相比,TELSA 结构化教育项目的核心内容依然是根据食物中碳水化合物含量和患者的血糖水平灵活调整胰岛素剂量。项目由结构化教育团队构建,成员包括糖尿病医师、教育师、专业营养师、运动医学专家、心理学医师。该课程为期 2 天,采用多种授课形式,如互动式讲解、场景模拟、视频演示等,现场手把手教患者计算食物中碳水化合物的含量、体验并发症、指导运动、指导同伴支持和心理支持等操作性非常强的管理技能(具体见第二十一章)。TELSA 结构化教育可有效改善成人 1 型糖尿病患者的糖化血红蛋白(HbA1c)控制,并且帮助提高自我管理能力和生活质量。

推荐阅读文献

[1] 蒋新军,刘叶灵,罗丹,等.结构化教育在糖尿病患者中的应用进展[J].中华护理教育,2019,16(12):897-901.

[2] National Institute for Health and Care Excellence. Type 2 diabetes in adults:management(NG28)[EB/OL].(2019-02-08)[2023-05-15].https://www.nice.org.uk/guidance/ng28.

[3] BECK J,GREENWOOD DA,BLANTON L,et al. 2017 national standards for diabetes self-management education and support[J]. Diabetes Care,2017,40(10):1409-1419.

[4] 顾芳臣,林征,尚星辰,等.结构化教育在慢性病自我管理中的应用研究进展[J].护理研究,2019,33(19):3361-3365.

[5] 朱松,刘瑞红,刘芳,等.国外1型糖尿病患者结构化教育项目应用进展[J].中国护理管理,2018,18(4):556-560.

[6] DEAKIN T,WHITHAM C. Structured patient education:the X–PERT programme[J]. Br J Community Nurs,2009,14(9):398-404.

[7] SKINNER TC,CAREY ME,CRADOCK S,et al. Diabetes education and self-management for ongoing and newly diagnosed(DESMOND):process modelling of pilot study[J].Patient Educ Couns,2006,64(1/2/3):369-377.

[8] DAFNE Study Group. Training in flexible,intensive insulin management to enable dietary freedom in people with type 1 diabetes:dose adjustment for normal eating(DAFNE)randomized controlled trial[J]. BMJ,2002,325(7367):746.

[9] SCHACHINGER H,HEGAR K,HERMANNS N,et al. Randomized controlled clinical trial of blood glucose awareness training(BGAT Ⅲ)in Switzerland and Germany[J]. J Behav Med,2005,28(6):587-594.

[10] HERMANNS N,KULZER B,EHRMANN D,et al. The effect of a diabetes education programme (PRIMAS)for people with type 1 diabetes:results of a randomized trial[J]. Diabetes Res Clin Pract,2013,102(3):149-157.

[11] PRICE KJ,WALES J,EISER C,et al. Does an intensive self-management structured education course improve outcomes for children and young people with type 1 diabetes? The kids in control of food(KICk-OFF)cluster-randomised controlled trial protocol[J]. BMJ Open,2013,3(1):e002429.

[12] SCHACHINGER H,HEGAR K,HERMANNS N,et al. Effectiveness of a structured educational intervention using psychological delivery methods in children and adolescents with poorly controlled type 1 diabetes:a cluster-randomized controlled trial of the CASCADE intervention[J]. BMJ Open Diabetes Res Care,2016,4(1):e000165.

[13] COATES V,CHANEY D,BUNTING B,et al. Evaluation of the effectiveness of a structured

diabetes education programme（CHOICE）on clinical outcomes for adolescents with type 1 diabetes：a randomised controlled trial［J］. Diabetes Metab，2013，4（08）：280.

［14］ JOHNSON B，NORMAN P，SANDERS T，et al. Working with insulin，carbohydrates，ketones and exercise to manage diabetes（WICKED）：evaluation of a self-management course for young people with type 1 diabetes［J］. Diabet Med，2019，36（11）：1460-1467.

［15］ 刘叶灵，李明子，江华，等 . 非胰岛素治疗 2 型糖尿病患者结构化治疗与教育课程开发的初步实践 [J]. 中国糖尿病杂志，2016（07）：638-644.

［16］ GUO X H，JI L N，LU J M，et al. Efficacy of structured education in patients with type 2 diabetes mellitus receiving insulin treatment［J］. J Diabetes，2014，6（4）：290-297.

［17］ XIE Y，LIU F，HUANG F，et al. Establishment of a type 1 diabetes structured education programme suitable for Chinese patients：type 1 diabetes education in lifestyle and self adjustment（TELSA）［J］. BMC Endocr Disord，2020，20（1）：37.

［18］ 刘芳，谢雨婷，徐蓉，等 .TELSA 结构化教育对成人 1 型糖尿病患者的干预效果 [J]. 中华医学杂志，2022，102（16）：75-81.

第二章 糖尿病相关基础知识

11. 血糖保持稳态的调控机制是什么?

血糖是指血液中的葡萄糖。血糖的来源包括肠道吸收、肝糖原分解和糖异生。血糖的去路则是被机体各组织器官摄取后,用于氧化分解供能、糖原合成、转变成脂肪或氨基酸及其他糖类物质等(图 2-1)。

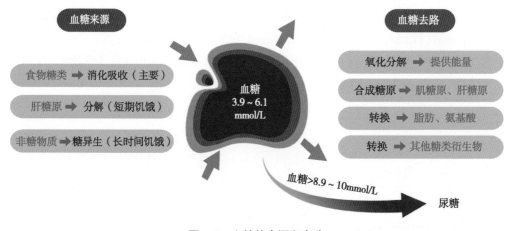

图 2-1　血糖的来源和去路

正常人的血糖水平维持在 3.9~6.1mmol/L,相对恒定,这是由于体内糖类物质的分解与合成代谢,以及血糖的来源与去路保持动态平衡。在进食的情况下,血糖主要来自食物消化吸收后产生的葡萄糖,此时所有去路均活跃;在短期饥饿时,血糖来自肝糖原的分解,仅用于满足基本供能需求;在长期饥饿状态下,血糖来自非糖物质的糖异生,此时仅有少数极为依赖葡萄糖的组织仍用糖供能,其他组织则改用脂质供能。相对恒定的血糖水平是糖类、脂肪、氨基酸代谢和肝脏、肌肉、脂肪等各器官组织代谢相协调的结果。

血糖的动态平衡受到激素调控。胰岛素是体内降糖的主要激素,其分泌受血糖控制,血糖升高时分泌增加,血糖降低则分泌减少。同时,机体可分泌多种升糖激素,包括胰高血糖素、糖皮质激素和肾上腺素等。其中,胰高血糖素是升糖的主要激素,对于饥饿时的血糖生理调节非常重要。这些激素通过整合和调节各组织器官中的代谢关键酶,使之适应体内能量需求和燃料供给的变化,以维持血糖稳态。

12. 什么是糖尿病? 糖尿病的典型临床表现及其发生机制是什么?

糖尿病是遗传易感个体在环境因素的作用下,机体出现胰岛素分泌能力和/或胰岛素作用受损,导致胰岛素绝对和/或相对不足,抑制糖原、脂肪和蛋白质合成,以慢性高血糖为特征的代谢性疾病。不同类型糖尿病的代谢紊乱表现相同,但程度有所差异。部分患者无自觉症状,仅体检发现高血糖。但程度严重者,常常表现为典型的"三多一少"症状。①多尿:因胰岛素合成和/或作用障碍导致葡萄糖利用障碍,葡萄糖随尿液排出体外,尿糖浓度增高出现渗透性利尿导致的多尿;②多饮:因血糖浓度高加之多尿后机体水分减少刺激口渴中枢导致的多饮;③多食:因葡萄糖代谢障碍致细胞供能不足导致的多食;④体重减轻:因机体大量分解脂肪和蛋白质以供应能量导致的体重减轻。此外,胰岛素缺乏或者作用障碍时,可造成脂肪代谢紊乱,储存的脂肪减少而分解的脂肪增加时,血脂可升高。也有部分患者以视物模糊,下肢麻木、针刺感、皮肤感染等症状起病。与 2 型糖尿病相比,1 型糖尿病患者的临床表现常常较为典型,部分患者以糖尿病酮症酸中毒(DKA)起病。

13. 糖尿病诊断的注意事项包括哪些?

目前我国糖尿病的诊断以静脉血浆血糖为依据,有典型糖尿病症状的患者满足以下任意一条可诊断糖尿病。

(1)随机血糖≥11.1mmol/L。

(2)口服葡萄糖耐量试验餐后 2 小时血糖(2hPG)≥11.1mmol/L。

(3)空腹血糖(FPG)≥7.0mmol/L。

(4)在采用标准化检测方法且有严格质量控制(美国国家糖化血红蛋白标准化计划、中国糖化血红蛋白一致性研究计划)的医疗机构,可以采用糖化血红蛋白(HbA1c)≥6.5% 作为糖尿病的补充诊断标准。

在诊断糖尿病时需要注意以下情况:

(1)空腹状态指至少 8 小时内无任何热量摄入;随机血糖指一天中任意时间的血糖,不考虑上次用餐时间和食物摄入,不能用来诊断空腹血糖异常或糖耐量异常。

(2)若无典型糖尿病症状,需改日复查以确认。

(3)急性感染、创伤或其他应激情况下可出现暂时性血糖增高,若没有明确的高血糖病史,须在应激消除后复查,重新评估糖代谢状态。

14. 糖尿病有哪些分型?

根据《糖尿病分型诊断中国专家共识》,可以将糖尿病分为 1 型糖尿病、2 型糖尿病、妊娠期糖尿病、单基因糖尿病、继发性糖尿病和未定型糖尿病。

1 型糖尿病是由于产生胰岛素的胰岛 β 细胞缺失或功能障碍导致体内的胰岛素缺乏或不足引起的。作为一种多因素导致的慢性自身免疫性疾病,多个基因控制糖尿病风险并调节影响免疫细胞和胰岛 β 细胞的疾病机制,其中人类白细胞抗原(human leucocyte antigen,HLA)区域可解释 50% 以上的遗传风险;环境因素可能通过影响促炎环境参与疾病发生,包括饮食、感染和肠道菌群等。自身免疫介导的胰岛 β 细胞破坏被认为是关键的致病机制,即遗传易感个体在环境因素的触发下,机体启动针对胰岛的特异性自身免疫,胰岛特异性自身反应 T 细胞是导致胰岛免疫损伤的直接原因。

2 型糖尿病是在遗传因素和环境因素共同作用下,导致不同程度的胰岛素分泌缺陷和肌肉、肝脏及脂肪组织的胰岛素抵抗引起的。不同患者胰岛素抵抗和胰岛素分泌缺陷在发病中的重要性不同,当胰岛 β 细胞功能无法代偿胰岛素抵抗时,就会发生 2 型糖尿病。但现有证据表明,通过改善环境风险因素,例如肥胖体型、低体力活动和不健康的饮食等,在一定程度上可以预防 2 型糖尿病的发生。

妊娠期糖尿病是指既往未诊断糖尿病的女性,在妊娠时出现糖代谢异常,但未达到非孕人群糖尿病诊断标准。妊娠期糖尿病的代谢异常包括胰岛素抵抗增加和胰岛 β 细胞缺陷,这可能与妊娠期间人胎盘催乳素、糖皮质激素、孕激素和雌激素等激素水平的升高有关,这些激素能够影响胰岛素敏感性和胰岛素分泌。

单基因糖尿病是由于影响胰岛 β 细胞发育、功能或胰岛素作用的单个基因发生突变所致,包括新生儿糖尿病、青少年发病的成人型糖尿病、线粒体糖尿病、自身免疫单基因糖尿病、遗传综合征单基因糖尿病、严重胰岛素抵抗单基因糖尿病及脂肪萎缩单基因糖尿病。

继发性糖尿病是一类病因相对明确的糖尿病,由于特定疾病或药物等相关因素引起的血糖升高,包括胰源性糖尿病、内分泌疾病性糖尿病、药物或化学品相关性糖尿病、感染相关性糖尿病、罕见免疫介导性糖尿病及遗传综合征相关性糖尿病。糖尿病是这些原发疾病的一种并发症,这些原发病在病理过程中由于本身脏器损害、功能紊乱、代谢失调及治疗过程等引起糖代谢紊乱。

未定型糖尿病的病因未明,这是一类临床表现不典型,根据其症状、体征以及胰岛功能、胰岛自身抗体和基因检测等结果仍不能分型,强调需进行随访明确病因的糖尿病亚型。

15. 如何对糖尿病准确分型?

糖尿病是一组以高血糖为共同特征的异质性疾病。不同类型糖尿病的临床表型、防治方法及疗效差异较大。糖尿病的精准分型是实现个体化精准治疗的基础与关键。根据《糖尿病分型诊断中国专家共识》,病史采集、体格检查及辅助检查等,对于糖尿病患者的分型均具有重要意义。

(1)采集的病史内容包括患者的起病年龄、起病特点(症状、有无发生酮症或 DKA、治疗情况)、特殊用药史(糖皮质激素、免疫检查点抑制剂等药物使用或疫苗接种)、既往史、家族史以及合并其他器官系统的症状等信息。

(2)体格检查:除了基本的体格检查外,需要重点评估的体征包括患者的体型、面容、皮肤表现、脂肪分布、性腺发育及视力、听力等情况。

(3)辅助检查:包括 HbA1c、血清 C 肽、胰岛自身抗体和基因检测等。

具体分型流程(图 2-2):①首先明确可以通过病史、体格检查和基本检验进行分型的诊断,包括根据患者的起病年龄、妊娠状态和血糖值,可判断是否为新生儿糖尿病或妊娠期糖尿病。根据患者的起病情况、特殊用药史、已知原发基础疾病、免疫综合征、伴遗传综合征等,考虑继发性糖尿病的可能性。根据突发高血糖,起病伴酮症或 DKA,结合实验室检查(血糖、HbA1c、C 肽),明确暴发性 1 型糖尿病诊断。②通过起病特点和胰岛自身抗体的检测明确 1

型糖尿病诊断。③若患者起病年纪小且胰岛自身抗体阴性或合并其他系统相关的症状和体征,可利用基因检测诊断或排除单基因糖尿病。④结合病史、体格检查和辅助检查后仍难以确定分型的糖尿病患者,需要持续随访胰岛自身抗体和 C 肽变化来明确分型。

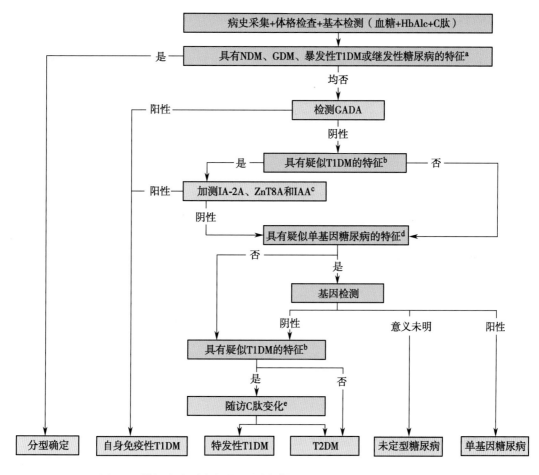

图 2-2　糖尿病分型诊断流程(引自《糖尿病分型诊断中国专家共识》)

注:HbA1c 为糖化血红蛋白;NDM 为新生儿糖尿病;GDM 为妊娠期糖尿病;T1DM 为 1 型糖尿病;GADA 为谷氨酸脱羧酶抗体;IA-2A 为胰岛细胞抗原 2 抗体;ZnT8A 为锌转运体 8 自身抗体;IAA 为胰岛素自身抗体;T2DM 为 2 型糖尿病。

[a](1) NDM 诊断标准:起病年龄 <6 月龄。

(2) GDM 诊断标准:在孕期任何时候行口服葡萄糖耐量试验(OGTT),空腹血糖 5.1~7.0mmol/L,1 小时血糖 >10.0mmol/L,2 小时血糖为 8.5~11.1mmol/L。

(3) 暴发性 T1DM 诊断标准:①高血糖症状出现 1 周内发展为酮症或 DKA;②首诊血糖水平≥16mmol/L,且 HbA1c<8.7%;③空腹 C 肽 <100pmol/L 和 / 或刺激后 C 肽 <170pmol/L。

(4) 继发性糖尿病:既往无糖尿史,现有原发基础疾病及特征性临床表现伴糖尿病,应有做相关检查明确病因。

[b] 疑似 T1DM 的特征:①起病年龄 <20 岁;②以酮症或 DKA 起病;③起病时"三多一少"症状明显;④起病前非肥胖;⑤病程 1 年内刺激后 C 肽 <600pmol/L;⑥依赖胰岛素治疗 >6 个月。

[c] 未用过胰岛素或胰岛素治疗 2 周内患者可加测胰岛素自身抗体。

[d] 疑诊单基因糖尿病特征:① 6 月龄前发病;②起病 <20 岁 + 胰岛自身抗体阴性;③起病 20~30 岁 + 胰岛自身抗体阴性 + 非肥胖;④持续性轻度升高的空腹血糖和 HbA1c+ 一代家族史;⑤新生儿期有高胰岛素性低血糖症;⑥母系遗传,伴听力受损、视神经萎缩或骨骼肌表现等;⑦与肥胖程度不符合的显著黑棘皮表现,有严重胰岛素抵抗;⑧合并先天性心脏病、胃肠道缺陷、脑畸形、视力听力异常、智力发育迟缓、生长发育障碍、严重腹泻、肾发育异常或其他自身免疫病等可疑与基因突变相关者。

[e] 随访 C 肽变化:病程 3 年内随机 C 肽 <200pmol/L,考虑为特发性 T1DM;如 C 肽 >200pmol/L,考虑为 T2DM。

16. 如何评价胰岛 β 细胞功能？

胰岛 β 细胞功能是指胰岛 β 细胞在葡萄糖等因素的刺激下分泌和释放胰岛素，以维持机体血糖相对稳定的能力。胰岛 β 细胞功能缺陷是糖尿病发生的重要病理生理机制。不同类型糖尿病的胰岛 β 细胞功能变化存在差异，故其功能的测定对糖尿病的分型诊断具有重要意义。

临床上常用的胰岛 β 细胞功能评估方法为测定空腹和刺激后 C 肽水平，这对糖尿病的分型诊断具有重要意义。C 肽与胰岛素以等分子量从胰岛 β 细胞分泌到血液中，无生物活性，不被降解，C 肽半衰期比胰岛素半衰期长。C 肽检测稳定性较强，不受胰岛素抗体和外源性胰岛素的干扰，故常用于评价胰岛 β 细胞功能。

目前常用的评估方法为混合餐耐受性试验（mixed-meal tolerance test，MMTT），具体是指导患者食用具有固定碳水化合物、蛋白质和脂肪配比的混合餐，从进食的第一口开始计时，在指定时间对血清中的刺激后 C 肽进行检测。在进行 MMTT 之前至少禁食 8 小时。测试之前不进行剧烈运动、饮酒、食用含咖啡因的食物饮料、抽烟等活动，这些都会影响到胰岛素敏感性。虽然没有被普遍接受的临界值，但一般认为，刺激后 C 肽 <200pmol/L、≥200pmol/L 且 <600pmol/L 和 ≥600pmol/L 分别提示胰岛功能较差、受损和尚可。

应用 C 肽评价胰岛功能时，应考虑血糖等因素。C 肽测定时血糖水平应在 5~10mmol/L 之间，低血糖和高血糖都会抑制内源性胰岛素的分泌，导致 C 肽测定值降低，使得胰岛功能被低估。C 肽水平会随着病情的发展而改变，因此，要密切跟踪，不要根据单次的 C 肽结果来判断胰岛功能，必要时可以重复测试。此外，当 C 肽 ≥600pmol/L 或 <80pmol/L 时结果重复性较好，可比较准确代表胰岛功能的评估水平。

17. 胰岛自身抗体的类型与作用是什么？

胰岛自身抗体是 1 型糖尿病患者的体液免疫标志物，反映了胰岛 β 细胞遭到免疫破坏，在 1 型糖尿病的精准诊断和预测中起着十分重要的作用。常见的胰岛自身抗体有谷氨酸脱羧酶抗体（GADA）、蛋白酪氨酸磷酸酶自身抗体（IA-2A）、锌转运体 8 自身抗体（ZnT8A）、胰岛细胞抗体（ICA）和胰岛素自身抗体（IAA）等，临床应用价值已得到证实。

GADA 指谷氨酸脱羧酶 65（GAD65）特异性抗体。GAD65 是生物合成 γ- 氨基丁酸的关键酶，其在多个有 γ- 氨基丁酸能系统的组织中均有表达，还可以发挥信号转导作用。在胰腺中，GAD65 仅在胰岛中高度表达，主要存于于胰岛 β 细胞和少数 α 细胞中。GADA 是敏感性和特异性最高的胰岛自身抗体，在 1 型糖尿病患者中最为常见，并长期存在体内。GADA 的滴度高低与疾病的进展及胰岛功能衰竭速度密切相关，随病程延长，滴度波动幅度较小。

IA-2A 指人胰岛细胞抗原 2（IA-2）抗体。IA-2 是蛋白酪氨酸磷酸酶家族的成员，因此 IA-2A 亦被称为蛋白酪氨酸磷酸酶自身抗体。IA-2 在多种神经内分泌细胞中均有表达,在胰腺中,它主要位于胰岛 β 细胞内的分泌颗粒上。IA-2A 通常与针对其他胰岛 β 细胞抗原的自身抗体一起出现,因此是进展为临床 1 型糖尿病的具有高度预测性的免疫标志物。

ZnT8A 指锌转运体 8(ZnT8)抗体。ZnT8 是锌转运蛋白家族的一员,在胰岛 β 细胞中高度表达,是表达最丰富的锌转运蛋白。与 1 型糖尿病的其他胰岛自身抗原一样,ZnT8 具有高度的胰岛 β 细胞特异性并定位于胰岛素分泌颗粒。Achenbach 和 Yu 等团队的研究发现 ZnT8A 可以对出生队列和老年人群的疾病进展进行有效分层。

IAA 是机体针对胰岛素产生的特异性抗体。作为自身免疫反应产物,其可导致糖尿病发生,是年幼的 1 型糖尿病患者最先出现的胰岛自身抗体,并在多数 1 型糖尿病及 1 型糖尿病前期的患者体内可检测到。需要注意的是 IAA 检测针对的是未使用胰岛素治疗的患者,因胰岛素治疗常致患者产生胰岛素抗体(IA),现有的检测手段无法将其与 IAA 区别开来,所以 IAA 常用于尚未启用胰岛素或胰岛素治疗 2 周以内的患者。

目前推荐使用抗体检测的"金标准"——放射配体法来检测胰岛自身抗体。在国内新确诊的 1 型糖尿病患者中,GADA 阳性率约为 70%,结合 IA-2A、ZnT8A 可使新诊 1 型糖尿病患者胰岛自身抗体阳性率再升高 10%~15%。其他抗体包括羧基肽酶 H 抗体、转录因子 SOX-13 抗体以及新发现的 4 次跨膜蛋白 7 抗体等,目前还未用于 1 型糖尿病的临床诊断与预测。

18. 血糖波动的影响因素有哪些?

血糖波动也称血糖变异性,指血糖水平在其波动的高值和低值之间变化动荡的非稳定状态,是评价血糖控制的重要指标之一,与糖尿病的微血管病变和大血管病变相关。糖尿病患者血糖波动的影响因素繁多,包括胰岛 β 细胞功能、饮食、药物、运动、行为决策或方式、生理因素或疾病状态及环境因素等。

(1)胰岛 β 细胞功能:糖尿病患者的胰岛 β 细胞功能减退,导致体内胰岛素水平相对和/或绝对不足,血糖调节能力低下,容易导致血糖波动大。

(2)饮食:饮食的数量、种类和进食时间对血糖波动均有影响,摄入食物总量多或高升糖指数食物过多均可引起餐后血糖迅速升高,使得血糖波动的幅度增加。近年来发现与饮食密切相关的肠道菌群对血糖波动也有影响。

(3)药物:降糖药物也是血糖波动的原因之一,尤其是胰岛素,包括胰岛素剂量、注射时间、注射部位、注射装置、药物相互作用以及对血糖有影响的非降糖药物,如糖皮质激素等。

(4)运动:运动类型、时长、强度和时段均影响血糖波动。

(5)行为决策或方式:血糖监测频率、家庭关系、生活习惯和处事方式、态度均可影响血糖。

(6)生理因素或疾病状态:睡眠障碍、急性疾病、过敏、青春期、生理期和妊娠期均可出现血糖升高。

（7）环境因素及其他：温度、胰岛素失效、血糖测定准确度、日晒、纬度等也可以影响血糖。

19. 黎明现象、黄昏现象、索莫吉反应是什么？

黎明现象：指糖尿病患者在夜间血糖控制良好且无低血糖发生的情况下，于黎明时出现高血糖或胰岛素需求量增加的情况，这与多种激素的昼夜节律有关。糖尿病患者生长激素、皮质醇、肾上腺素、去甲肾上腺素等多种升糖激素的在黎明时存在分泌高峰，但其胰岛素分泌水平和敏感性降低，致肝葡萄糖生成增加和外周葡萄糖利用减少，这是黎明现象的主要原因。

黄昏现象：指糖尿病患者在下午血糖控制良好且无低血糖发生的情况下，于黄昏时（晚餐前后）发生的高血糖或胰岛素需求量增加的情况。其发生机制与黎明现象相似，与患者体内胰岛素分泌和升糖激素昼夜节律分泌不协调有关。

索莫吉反应（Somogyi effect）：指糖尿病患者夜间发生低血糖、但早餐前空腹血糖升高的现象，即先有低血糖后有高血糖的现象。这主要是由于降糖药物使用过量导致夜间发生低血糖反应后，机体通过负反馈调节机制，使得生长激素、皮质醇、肾上腺素、去甲肾上腺素等升糖激素快速大量地分泌，进而出现血糖反跳性升高。

推荐阅读文献

[1] 中华医学会内分泌学分会.糖尿病患者血糖波动管理专家共识[J].中华内分泌代谢杂志，2017，33（08）：633-636.

[2] LI C，MA X，YIN J，et al. The dawn phenomenon across the glycemic continuum：implications for defining dysglycemia[J]. Diabetes Res Clin Pract，2020，166：108308.

[3] American Diabetes Association Professional Practice Committee. 2. Classification and diagnosis of diabetes：standards of medical care in diabetes-2022[J]. Diabetes Care，2022，45（Suppl 1）：S17-S38.

[4] MADDALONI E，BOLLI GB，FRIER BM，et al. C-peptide determination in the diagnosis of type of diabetes and its management：a clinical perspective[J]. Diabetes Obes Metab，2022，24（10）：1912-1926.

[5] LAMPASONA V，LIBERATI D. Islet autoantibodies[J]. Curr Diab Rep，2016，16（6）：53.

[6] SO M，SPEAKE C，STECK AK，et al. Advances in type 1 diabetes prediction using islet autoantibodies：beyond a simple count[J]. Endocr Rev，2021，42（5）：584-604.

[7] 中国医师协会内分泌代谢科医师分会，国家代谢性疾病临床医学研究中心.糖尿病分型诊断中国专家共识[J].中华糖尿病杂志，2022，14（2）：120-139.

[8] 周智广.1型糖尿病精准医学的新征程[J].中华医学杂志，2022，102（16）：1129-1132.

［9］ 中华医学会糖尿病学分会,中国医师协会内分泌代谢科医师分会,中华医学会内分泌学分会,等 . 中国 1 型糖尿病诊治指南(2021 版)[J]. 中华糖尿病杂志,2022,14(11):1143-1250.

［10］ DIMEGLIO LA,EVANS-MOLINA C,ORAM RA. Type 1 diabetes[J]. Lancet,2018,391 (10138):2449-2462.

［11］ GREGORY GA,ROBINSON TIG,LINKLATER SE,et al. Global incidence,prevalence,and mortality of type 1 diabetes in 2021 with projection to 2040 : a modelling study[J]. Lancet Diabetes Endocrinol,2022,10(10):741-760.

第三章 1型糖尿病相关基础知识

20. 我国1型糖尿病的流行病学特点是什么？

（1）患病人数多，且近年增长速度快。据估计，2021年全球1型糖尿病患者数目达840万。2010年至2013年的一项流行病学研究显示，我国所有年龄段的1型糖尿病估计发病率为1.01/10万人年。该病由于终身依赖胰岛素治疗，加之临床结局及疾病负担严重，已成为我国重大的公共卫生问题之一，其高发年龄为10~14岁，粗略估计我国经典1型糖尿病（不包括成人晚发自身免疫糖尿病）的绝对人数大概为43万。

（2）成人居多。近年流调显示，就绝对患病人数而言，成人1型糖尿病约占新发1型糖尿病患者的2/3。

（3）各民族的1型糖尿病发病率存在较大差异。蒙古族的发病率最高，而壮族最低。

（4）成人隐匿性自身免疫糖尿病（latent autoimmune diabetes in adults，LADA）是我国成人1型糖尿病的主要亚型。LADA在我国的患病人数约为1 000万，居世界首位。

21. 1型糖尿病具有哪些基本的临床特征？

不同于2型糖尿病好发于成人，1型糖尿病患者常年轻时起病（<20岁）、起病较急、"三多一少"症状明显，胰岛自身抗体阳性，起病时C肽水平低下，依赖胰岛素的治疗，如未得到及时的治疗可出现DKA。部分1型糖尿病患者在高糖毒性作用解除、糖代谢恢复正常后，胰岛β细胞功能可得到部分恢复，所需胰岛素剂量明显减少，即"蜜月期"（具体见本章问题27）。但总体而言，1型糖尿病患者的胰岛功能持续下降直至丧失，需要依赖胰岛素替代治疗，在日常生活中应灵活调整胰岛素剂量以将血糖水平保持在目标值，减少低血糖和高血糖的发生。

22. 1型糖尿病的诊断要点是什么？

1型糖尿病属于临床诊断，目前尚无统一标准，主要依据为患者的临床表现，胰岛β细胞受损导致的胰岛素分泌不足是最重要的特征。支持1型糖尿病的证据有以下几方面。①起病年龄：大多患者在20岁以前起病，但是也可能在任意年龄段起病；②起病方式：起病急，多饮、多尿、多食和体重减轻等"三多一少"症状较为典型，少数患者甚至出现脱水、循环衰竭或昏迷等DKA症状；③治疗方案：使用胰岛素治疗。

除临床表现外，实验室检查对于1型糖尿病的诊断也很重要。①胰岛功能：临床上常用的胰岛功能评价方法是测定空腹及餐后C肽水平，如果起病1年内患者刺激后C肽<600pmol/L，应疑诊为1型糖尿病，通过随访观察C肽的变化。②胰岛自身抗体：这是胰岛

β细胞遭受免疫破坏的标志物,也是诊断自身免疫性1型糖尿病的关键指标,常用的胰岛自身抗体包括GADA、IA-2A、IAA和ZnT8A等。③基因检测:人类白细胞抗原(HLA)-Ⅱ类基因是1型糖尿病的主效基因,尤其是 *HLA-DR* 和 *HLA-DQ* 基因。虽然 *HLA* 易感基因分型没有作为诊断标准,但它具有辅助诊断价值,可以反映患者自身免疫的发生风险。因此,对于疑似1型糖尿病但自身抗体阴性的患者, *HLA* 易感基因分型可以协助诊断。④胰岛自身抗体是提示胰岛β细胞遭到自身免疫破坏的体液免疫标志物。有研究提示谷氨酸脱羧酶(GAD)65反应性T细胞亦反映了1型糖尿病患者胰岛自身免疫的状态,是胰岛β细胞自身免疫的细胞免疫标志物。目前部分科研院所使用固相酶联免疫斑点试验检测胰岛抗原特异性T细胞,作为自身免疫性1型糖尿病的诊断依据。

23. 儿童青少年起病的糖尿病就是1型糖尿病吗?

随着近年来糖尿病在全世界的流行,儿童和青少年糖尿病患病率也呈逐年上升趋势。儿童和青少年糖尿病主要有三种类型,即1型糖尿病、2型糖尿病和单基因糖尿病。从临床上看,儿童青少年糖尿病多为1型糖尿病,是由于胰岛自身免疫导致的胰岛β细胞功能破坏,胰岛素分泌绝对缺乏导致。而近年来,由于生活方式的改变,中国儿童和青少年中的超重和肥胖问题突出,2型糖尿病的发病率也有逐渐增多的趋势。此外,儿童和青少年中单基因糖尿病的比例也不容小觑,占其中的1%~6%。常见的包括:①新生儿糖尿病,出生后半年内发生的糖尿病可临床诊断为新生儿糖尿病;②青年人中的成年型糖尿病,多有2~3代糖尿病家族史,符合常染色体显性遗传,年轻起病且前期不依赖胰岛素治疗。需要注意的是大多数单基因糖尿病在早期易被误诊。

24. 1型糖尿病可分为几种亚型?

1型糖尿病的病因和临床表型均具有异质性。1型糖尿病根据起病急缓可分为暴发性、经典性和缓发性三种亚型(表3-1),根据病因可分为自身免疫性和特发性两种亚型。

表3-1 1型糖尿病亚型分型

根据起病急缓	根据病因	诊断标准
暴发性	自身免疫性	① 高血糖症状出现短期内(大多在1~2周内)发展为酮症或酮症酸中毒
	特发性	② 首诊血糖水平≥16mmol/L,且 HbA1c<8.7% ③ 空腹血清 C 肽 <100pmol/L,刺激后血清 C 肽 <170pmol/L
经典性	自身免疫性	详见第三章问题22
	特发性	
缓发性	自身免疫性	① 胰岛自身抗体阳性 ② 诊断糖尿病后不依赖胰岛素治疗至少 6 个月 ③ 起病年龄≥18 岁(LADA);<18 岁(LADY)

注:LADA,成人隐匿性自身免疫糖尿病;LADY,青少年隐匿性自身免疫糖尿病。

（1）根据病因分亚型：能检测到胰岛自身免疫标志物的 1 型糖尿病患者即为自身免疫性 1 型糖尿病。目前临床上以胰岛自身抗体为胰岛自身免疫的标志物，15%~20% 具有典型 1 型糖尿病临床表现的患者体内一直检测不到胰岛自身抗体，被诊断为特发性 1 型糖尿病。特发性 1 型糖尿病胰岛 β 细胞破坏的确切机制尚不明确，是一类病因未明的 1 型糖尿病亚型。需要注意的是，部分诊断为特发 1 型糖尿病的患者实际可能为单基因糖尿病。因此，特发性 1 型糖尿病可认为是暂时性诊断，部分患者在完善基因检测、胰岛抗原特异性 T 细胞或对 C 肽进行随访后明确其病因分型。依照《糖尿病分型诊断中国专家共识》的建议：对于起病年龄 <20 岁和 20~30 岁时起病的非肥胖特发性 1 型糖尿病患者，推荐进行基因检测，以排查单基因糖尿病。若基因检测结果为阴性，且随访 C 肽快速下降或处于较低水平，可考虑诊断为特发性 1 型糖尿病。

（2）根据起病急缓分亚型：经典 1 型糖尿病的诊断主要依据典型的临床表现，如起病年轻、"三多一少"症状明显、酮症酸中毒急性起病、体型非肥胖、胰岛功能差、起病半年内依赖胰岛素治疗等。隐匿性自身免疫糖尿病患者在糖尿病诊断后的半年内不依赖胰岛素治疗，临床表现类似于 2 型糖尿病，但具有胰岛自身抗体阳性而诊断。以发病年龄 18 岁为界，可分为青少年隐匿性自身免疫糖尿病（latent autoimmune diabetes in youth，LADY）和成人隐匿性自身免疫糖尿病（latent autoimmune diabetes in adults，LADA）。隐匿性自身免疫糖尿病患者的胰岛功能衰退慢于经典 1 型糖尿病而快于 2 型糖尿病。暴发性 1 型糖尿病是胰岛 β 细胞在短期内被彻底破坏，很难恢复，起病时酮症酸中毒的程度较严重。目前暴发性 1 型糖尿病根据临床特征进行诊断，病因尚未完全明确，研究发现部分患者可有胰岛自身抗体或 T 细胞自身免疫阳性，免疫检查点抑制剂、干扰素、感染、疫苗接种、药疹或妊娠等可诱导出现，部分患者伴有胰酶、肌酶和转氨酶等升高。

25. 1 型糖尿病发生的自然病程是怎样的？

根据 1 型糖尿病的发生机制，其自然病程可分为 6 个时期，包括遗传易感、环境触发、免疫应答、胰岛损伤、糖代谢异常和胰岛功能衰竭（图 3-1）。不同个体的自然病程存在异质性，通常起病较早者进展较快，而成年起病者进展较慢。

（1）遗传易感：个体具有遗传易感性，但无任何异常临床表现。

（2）环境触发：病毒感染等触发事件引起部分胰岛 β 细胞被破坏，并启动长期、慢性的自身免疫过程，呈持续性或间歇性，其间还伴随着胰岛 β 细胞再生。

（3）免疫应答：机体出现免疫异常，可在血清中检测到胰岛自身抗体，如 GADA、IA-2A、IAA、ZnT8A 等，但能正常分泌胰岛素。

（4）胰岛损伤：胰岛 β 细胞的数量开始减少，但仍能维持糖耐量正常。

（5）糖代谢异常：胰岛 β 细胞持续损伤达一定程度时，出现胰岛素分泌不足，导致糖耐量降低或临床糖尿病，需使用外源性胰岛素，但仍有部分胰岛 β 细胞残留。

（6）胰岛功能衰竭：机体的胰岛 β 细胞几乎完全消失，需要依赖外源性胰岛素替代治疗以维持生命。

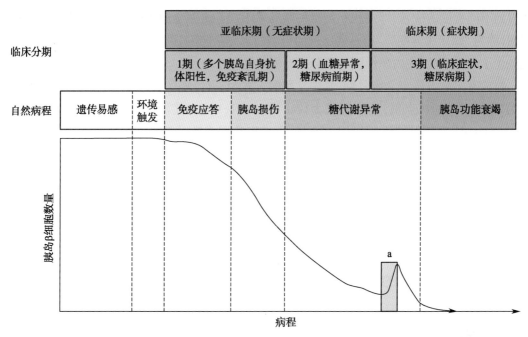

临床分期		亚临床期（无症状期）		临床期（症状期）	
		1期（多个胰岛自身抗体阳性，免疫紊乱期）	2期（血糖异常，糖尿病前期）	3期（临床症状，糖尿病期）	
自然病程	遗传易感	环境触发	免疫应答	胰岛损伤	糖代谢异常	胰岛功能衰竭

图 3-1　1 型糖尿病自然病程与分期（引自《中国 1 型糖尿病诊治指南（2021 版）》）

a，1 型糖尿病的"蜜月期"，可出现胰岛 β 细胞功能的短暂恢复。

26. 1 型糖尿病发病可分为哪几期？

基于自然病程,可以发现胰岛自身抗体出现和血糖异常早于糖尿病相关症状的出现。因此,1 型糖尿病的临床分期可分为 3 期。

1 期:是指个体存在 2 种或 2 种以上的胰岛自身抗体,包括 GADA、IA-2A、ZnT8A 和 IAA,即此时机体的胰岛自身免疫紊乱,但血糖正常,无临床症状。出生时筛查出有遗传风险并处于此阶段的儿童,5 年和 10 年内发展为症状性 1 型糖尿病的风险分别约为 44% 和 70%,终身风险接近 100%。

2 期:是指个体存在 2 种或 2 种以上的胰岛自身抗体,同时因胰岛 β 细胞功能受损,机体血糖出现异常,包括空腹血糖受损和糖耐量受损,但尚未出现临床症状。1 期与 2 期均属于亚临床期。此阶段个体 2 年内发展为症状性 1 型糖尿病的风险约为 60%,4~5 年的风险约为 75%,终身风险接近 100%。

3 期:是指在 2 期的基础上出现临床症状,并达到糖尿病诊断标准,属于临床期。糖尿病典型的临床症状包括多尿、多饮、体重减轻、乏力和视力模糊等,通常在诊断前几天到几周内出现,约 1/3 的患者伴有糖尿病酮症酸中毒。高血糖、酮症或酮症酸中毒的生化特征有助于 1 型糖尿病的诊断。

27. 什么是 1 型糖尿病的"蜜月期"？

1 型糖尿病"蜜月期"是指经典 1 型糖尿病患者在发病早期接受胰岛素治疗后,胰岛功能得到不同程度的改善,即使很小剂量的胰岛素治疗甚至完全停用胰岛素,也能维持正常糖代谢,称为"临床缓解期"。蜜月期出现的机制尚未完全明确,可能是由于外源性胰岛素的补充减少了高糖毒性,使内源性胰岛素分泌有所恢复。

目前有多种方式定义蜜月期,其中常用的方式为,以经胰岛素剂量校正后的 HbA1c<9% 作为"蜜月期"的切点值,计算公式为校正后 HbA1c(%)= 实测 HbA1c(%)+4× 胰岛素剂量 $[U/(kg\cdot d)]$。"蜜月期"长短因人而异,可稳定数周或数月甚至达数年之久,多在胰岛素治疗 3 个月后发生。中国 1 型糖尿病患者的"蜜月期"有特殊的特征,C 肽变化呈三阶段模式,表现出先快后慢的上升趋势和下降趋势。儿童与成人的蜜月期,在出现频率、临床特征及决定因素方面有不同的模式,临床实践中更应强调针对相对较高 C 肽水平实施保护及相应减少胰岛素剂量。携带易感基因型 *DR9/DR9* 的中国 1 型糖尿病患者不太容易出现蜜月期,且蜜月期胰岛 β 细胞功能恢复程度往往较低。

28. 1 型糖尿病的高危人群有哪些?

1 型糖尿病的发病取决于遗传易感性与环境因素的相互作用,其发生受遗传背景、年龄、性别、地区、病毒感染、饮食、肠道菌群和药物等多种因素影响。

(1) 1 型糖尿病患者的一级亲属是发生 1 型糖尿病的高危人群,这与遗传背景相关。有数据显示,1 型糖尿病患者的一级亲属 0~20 岁累积发病率为 3%~7%,显著高于普通人群的 0.3%,尤其是同卵双胞胎,可达 30%~70%。

(2) 携带易感基因的人群是发生 1 型糖尿病的高危人群。作为一种多基因遗传病,*HLA* 等位基因可解释约 50% 的遗传风险,*HLA-DRB1*、*DQA1* 和 *DQB1* 等位基因的特定组合可以显著增加或降低 1 型糖尿病的发病风险,其中 *DR3/DR3*、*DR3/DR9* 和 *DR9/DR9* 是我国 1 型糖尿病的易感基因型。

(3) 检测出两个及以上胰岛自身抗体阳性的人群是发生 1 型糖尿病的高危人群。胰岛自身抗体是目前最有效、应用最广的预测指标,早期出现的阳性抗体数越多,个体越有可能快速进展为临床糖尿病,单个抗体阳性者 10 年内仅 14.5% 发展为临床期 1 型糖尿病;2 个抗体阳性者 10 年内 70% 发展为临床期 1 型糖尿病,15 年内 84% 发展为临床期 1 型糖尿病,随访至 20 年几乎 100% 的个体发展为临床期 1 型糖尿病;3 个及以上抗体阳性者 5 年内 50% 以上发展为临床期 1 型糖尿病。

此外,低龄、女性、高纬度地区、病毒感染、非母乳喂养、维生素 D 缺乏、免疫检查点抑制剂等药物的使用与 1 型糖尿病发病增加有关。

推荐阅读文献

[1] 中华医学会糖尿病学分会,中国医师协会内分泌代谢科医师分会,中华医学会内分泌学分会,等.中国 1 型糖尿病诊治指南(2021 版)[J].中华糖尿病杂志,2022,14(11):1143-1250.

［2］ ZHONG T,TANG R,GONG S,et al. The remission phase in type 1 diabetes:changing epidemiology,definitions,and emerging immuno-metabolic mechanisms［J］. Diabetes Metab Res Rev,2020,36(2):e3207.

［3］ GREGORY G,ROBINSON T,LINKLATER S,et al. Global incidence,prevalence,and mortality of type 1 diabetes in 2021 with projection to 2040 :a modelling study［J］. Lancet Diabetes Endocrinol,2022,10(10):741-760.

［4］ American Diabetes Association. 2. Classification and diagnosis of diabetes:standards of medical care in diabetes-2020［J］. Diabetes Care,2020,43(Suppl 1):S14-S31.

［5］ SHI M,XIE Y,TANG R,et al. Three-phasic pattern of C-peptide decline in type 1 diabetes patients with partial remission［J］. Diabetes Metab Res Rev,2021,37(8):e3461.

29. 评价血糖水平的方法有哪些?

临床常用的评价血糖的方法包括:毛细血管血糖监测、糖化血红蛋白(HbA1c)、糖化白蛋白(GA)、1,5-脱水葡萄糖醇(1,5-AG)和持续葡萄糖监测(CGM)等。

(1)毛细血管血糖监测:包括患者自我血糖监测(SMBG)及在医院内进行的即时检测(POCT)两种模式,它能反映实时血糖水平。随着科技的发展,可用于血糖监测的工具日益增多,但毛细血管血糖监测仍是糖尿病患者日常管理最基础和最有效的手段。

(2)HbA1c:可以反映过去2~3个月的平均血糖水平,是目前评估糖尿病患者长期血糖控制状况的公认标准,也是调整降糖治疗方案的重要依据,其标准检测方法的正常参考值为4%~6%,但不能反映即刻血糖水平和血糖波动情况。影响 HbA1c 的因素有红细胞生成和寿命、血红蛋白糖基化及血红蛋白结构改变等。对于妊娠期,血液透析,合并艾滋病、贫血或血红蛋白异常疾病的患者,HbA1c 的检测结果不可靠,临床上应结合患者的具体情况作出判断,HbA1c 联合 SMBG 和 CGM 是优化血糖管理的基础。

(3)GA:可反映患者近2~3周内的平均血糖水平,其正常参考值为11%~17%。GA对短期内血糖变化比 HbA1c 敏感,是评价患者短期血糖控制情况的良好指标,尤其是糖尿病患者治疗方案调整后的疗效评价,但是不能精确反映血糖波动特征。影响 GA 检测结果的因素有白蛋白的更新速度、体脂含量和甲状腺激素。当患者合并有影响白蛋白更新速度的某些疾病(如肾病综合征、甲状腺功能异常、肝硬化等)时,GA 的检测结果并不可靠。

(4)1,5-AG:可准确而迅速地反映1~2周内的血糖控制情况,尤其是对餐后血糖波动的监测具有明显优势。但是目前1,5-AG 在糖尿病筛查、监测中的证据尚不充分。

(5)CGM:是传统血糖监测方法的有效补充,可以提供24小时连续、全面的血糖信息,了解血糖波动的趋势和特点。大量研究显示,1型糖尿病患者使用 CGM 可以显著降低 HbA1c、减少血糖波动及低血糖的发生,并延长葡萄糖在目标范围内时间(TIR)。通过 CGM 评价血糖达标情况的主要指标包括 TIR(其葡萄糖控制目标范围通常为3.9~10.0mmol/L,妊娠期为3.5~7.8mmol/L),葡萄糖高于目标范围时间(TAR),以及葡萄糖低于目标范围时间(TBR)等;评价血糖波动性的指标包括葡萄糖变异指数(CV)和葡萄糖管理指标(GMI)等。

30. 如何设立患者个体化的血糖控制目标?

总体而言,应根据患者的年龄、所处生理或疾病状态、并发症、合并症、低血糖风险以及照护情况等制订个体化目标,以尽量不发生低血糖、避免严重低血糖事件为控制前提。患者的血糖控制目标包含点血糖、HbA1c、CGM 指标(TIR、TAR、TBR)多个层面。

一般情况下对于大多数一般情况良好的青少年及成年非妊娠患者,以 HbA1c<7.0%、TIR>70% 为控制目标;对于低血糖风险高(如频繁发作低血糖、近期发生过严重低血糖、存在低血糖认知障碍、存在肝肾功能不全、饮食不规律等),年龄≥65 岁或病程超过 40 年,医疗资源受限的患者,应放宽控制标准至 HbA1c<7.5%,甚至 <8.0%,TIR>60%。不同人群的血糖控制目标见表 4-1。

表 4-1 不同人群的血糖控制目标

观察指标	一般目标	婴幼儿、学龄前	妊娠期	老年 / 并发症
血糖 /(mmol/L)				
空腹或餐前	4.0~7.0		3.3~5.3	
餐后	5.0~10.0		<6.7[d]	
睡前或凌晨	4.4~7.8			
HbA1c/%	<7.0[a]	<7.5	<6.5	<7.5
TIR/%	>70	>60	>70[e]	>50
TBR/%				
<3.9mmol/L	<4[b]	<1	<4[bf]	<1
<3.0mmol/L	<1	应避免	<1	应避免
TAR/%				
>10.0mmol/L	<25[c]	—	<25[g]	<50[c]
>13.9mmol/L	<5	<10	应避免	<10

注:

1. HbA1c,糖化血红蛋白;TIR,葡萄糖在目标范围内时间;TBR,葡萄糖低于目标范围时间;TAR,葡萄糖高于目标范围时间。

2. [a] 儿童青少年 HbA1c 可尽量控制在 7.0% 以内,对于低血糖发作较频繁、资源较落后地区无法准确识别低血糖的儿童青少年,放宽至 7.5% 以内;[b] 包括 <3.0mmol/L 的时间;[c] 包括 >13.9mmol/L 的时间;[d] 餐后 1 小时血糖建议 <7.8mmol/L;[e] 妊娠期的葡萄糖目标范围为 3.5~7.8mmol/L,这一时期的 TIR 推荐数据尚较少;[f] 妊娠期为 <3.5mmol/L;[g] 妊娠期为 >7.8mmol/L。

31. 如何设立患者个体化的血糖监测频次?

血糖监测是糖尿病患者管理不可或缺的部分。规律的血糖监测能够反映饮食控制、运动治疗和药物治疗的效果,帮助了解患者血糖的控制水平和波动情况,是调整血糖至达标的重要措施。在无法进行 CGM 的情况下,建议 1 型糖尿病患者进行 SMBG,毛细血管血糖监测时间点的适用范围见表 4-2。

表 4-2　毛细血管血糖监测时间点的适用范围

监测时间点	适用范围
餐前	初诊、血糖水平很高或有低血糖风险时
餐后 2 小时	空腹血糖已获良好控制,但糖化血红蛋白仍不能达标者;需要了解饮食和运动对血糖影响者
睡前	晚餐前注射胰岛素的患者
夜间	经治疗血糖已接近达标,但空腹血糖仍高者;或疑有夜间低血糖者
其他	出现低血糖症状时应及时监测血糖;剧烈运动前后宜监测血糖;任何突发身体不适或饮食显著变化时需监测血糖

毛细血管血糖监测点的频率选择需根据患者病情和治疗的实际需求,制订个体化的监测方案(表 4-3)。

表 4-3　常用血糖监测模式、频次和适用范围

监测模式	监测频次	适用范围
强化血糖监测模式	三餐前 + 三餐后 2 小时 + 睡前 + 必要时	新发初诊患者或血糖紊乱住院调整胰岛素用量者;显著调整降糖方案时;低血糖风险较高时;感染、手术等应激状态;备孕、孕期和哺乳期;处于特殊生活状态(如长时间驾驶、运动或外出旅游等)
餐前血糖监测模式	三餐前 + 睡前 + 必要时	空腹血糖已获良好控制,但糖化血红蛋白仍未达标或饮食发生显著变化时
餐后血糖监测模式[①]	早餐前 + 三餐后 2 小时 + 睡前 + 必要时	晚餐前应用预混胰岛素时;需要评估凌晨和空腹低血糖的风险时
简化血糖监测模式[①]	三餐前与睡前轮流监测 + 必要时	总体血糖和糖化血红蛋白已获良好控制,血糖管理方案稳定时

注:①适用于非胰岛素强化治疗的患者。

32. 什么是持续葡萄糖监测?

持续葡萄糖监测(CGM)是指通过葡萄糖感应器连续监测皮下组织间液中葡萄糖浓度的监测技术,可提供连续、全面、可靠的全天血糖信息,了解血糖波动的趋势和特点。

与传统监测方法相比,CGM 更加容易发现隐匿性高血糖和低血糖,特别是餐后高血糖和夜间无症状性低血糖。其优势具体包括:①可发现与食物种类、运动类型、治疗方案、精神因素等相关的血糖变化;②发现传统血糖监测方法难以发现的餐后高血糖、夜间低血糖、黎明现象、索莫吉反应等;③帮助医师制订个体化的治疗方案;④提高患者治疗依从性;⑤为患者提供用于糖尿病教育的可视化手段等。

CGM具有很多优势,但是在CGM使用期间,自我血糖监测也必不可少。除用于部分CGM系统的校正外,当CGM提示低血糖,或患者怀疑发生低血糖,或患者自身症状与CGM血糖值不匹配时,应进行毛细血管血糖检测以指导临床决策。

33. 什么是持续葡萄糖监测图谱?

持续葡萄糖监测图谱(AGP)是目前推荐的动态血糖监测标准化的报告(图4-1),以24小时的形式将多天的葡萄糖数据叠加在相应时间点呈现的葡萄糖图谱。由第5、第25、第50、第75和第95百分位数值5条曲线组成,通过设置目标范围来判断血糖是否达标。《葡萄糖目标范围内时间国际共识》对AGP进行更新,将原来的第5和第95百分位数改为采用第5和第95百分位数曲线。

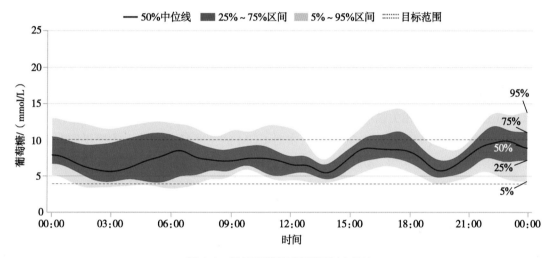

图4-1 持续葡萄糖监测图谱(AGP)

持续葡萄糖监测图谱主要指标及临床意义如下。

(1)中位数葡萄糖曲线:即第50百分位数曲线(图4-1中蓝色实线),显示每个时间点的葡萄糖中位数,曲线波动反映了日内葡萄糖波动情况,曲线越平坦表示患者日内血糖越平稳。

(2)四分位数区间(interquartile range,IQR):IQR由第25和第75百分位数两条曲线表示,这两条曲线间的区域代表中位数附近50%的葡萄糖读数(图4-1中的深蓝色部分)。IQR显示日间血糖波动情况,区间越宽提示相应时间段血糖波动越大,区间越窄提示血糖波动越小。IQR主要受到生理状态(如胰岛素抵抗、肝葡萄糖产生过量等)和药物治疗等影响。研究表明通过调整治疗方案可以改善IQR的血糖水平。

(3)二十分位数区间(inter-ventile range,IVR):IVR由第5和第95百分位数两条曲线表示,这两条曲线间的区域代表中位数附近90%葡萄糖读数(图4-1中的浅蓝色部分)。IVR显示日间血糖波动情况,区间越宽提示血糖波动越大,反之,血糖波动越小。影响IVR的因素主要是生活方式,包括饮食、运动及治疗依从性等,可通过调整生活方式改善IVR区域内的血糖水平。

（4）目标范围和 TIR：血糖控制目标应根据患者情况而个体化，对于大多数 1 型糖尿病患者，目标范围设定为 3.9~10.0mmol/L，对于 1 型糖尿病合并妊娠期，目标范围更加严格，为3.5~7.8mmol/L。TIR 是指 24 小时内葡萄糖在目标范围内时间（通常用分钟表示）或其所占的百分比，与 HbA1c 相比，TIR 可以体现血糖波动的情况，并能反映更短时间内血糖水平的变化，能对血糖的急性变化进行及时处理。

34. 持续葡萄糖监测包含哪几种类型？

持续葡萄糖监测（CGM）根据其技术及使用特点，可分为回顾性 CGM、实时 CGM 和扫描式 CGM。

（1）回顾性 CGM：回顾性 CGM 无法实时显示佩戴者的葡萄糖水平，需在监测结束后下载相关数据方可进行分析，因此又称为盲式 CGM。回顾性 CGM 有助于分析评价佩戴者血糖变化的趋势和特点，从而对治疗方案及生活方式进行针对性调整，尤其适用于 1 型糖尿病、胰岛素强化治疗的 2 型糖尿病以及血糖波动大的患者。此外，这一特点避免了监测期间医患对血糖进行过多干预，能较客观地反映佩戴者日常生活状态下的血糖情况。因此，回顾性 CGM 是开展 CGM 相关临床研究的重要手段。

（2）实时 CGM：与回顾性 CGM 相比，实时 CGM 的主要特点如下。①提供即时血糖信息；②提供高或低血糖报警；③显示葡萄糖变化趋势（用箭头表示），从而实现预警功能。因此，实时 CGM 特别适用于血糖波动大、低血糖风险高，尤其是反复夜间低血糖、无感知性低血糖的患者。在使用基础＋餐时胰岛素或胰岛素泵治疗的 1 型糖尿病患者中，已有大量证据表明，实时 CGM 的使用可显著降低 HbA1c 并有助于减少低血糖风险；在接受胰岛素治疗的 2 型糖尿病患者中，实时 CGM 亦可显著降低 HbA1c。

（3）扫描式 CGM：扫描式葡萄糖监测（flash glucose monitoring，FGM）属于按需读取式 CGM 的范畴。与实时 CGM 不同，FGM 佩戴者需通过主动扫描传感器获取当前葡萄糖数据。由于该系统无需指血校正，免去了频繁采血的痛苦，有助于提高患者血糖监测的依从性。

推荐阅读文献

［1］ 中华医学会糖尿病学分会. 中国 1 型糖尿病诊治指南（2021 版）［J］. 中华糖尿病杂志，2022，14（11）：1143-1250.

［2］ 中华医学会糖尿病学分会. 中国血糖监测临床应用指南（2021 年版）［J］. 中华糖尿病杂志，2021，13（10）：936-948.

［3］ ELSAYED NA，ALEPPO G，ARODA VR，et al. 15. Management of diabetes in pregnancy：standards of care in diabetes-2023［J］. Diabetes Care，2023，46（Suppl 1）：S254-S266.

［4］ DIMEGLIO LA，ACERINI CL，CODNER E，et al. ISPAD Clinical Practice Consensus Guidelines 2018：glycemic control targets and glucose monitoring for children，adolescents，and young adults with diabetes［J］. Pediatr Diabetes，2018，19（Suppl 27）：105-114.

［5］ KALRA S，GUPTA Y. Ambulatory glucose profile：flash glucose monitoring［J］. J Pak Med Assoc，2015，65（12）：1360-1362.

［6］ 刘颖姝，高政南. 动态葡萄糖图谱的临床解读［J］，中华糖尿病杂志，2019，27（6）：383.

第五章 胰岛素治疗相关基础知识

35. 胰岛素如何发挥降血糖作用?

胰岛素是机体内唯一能降低血糖的一种蛋白类激素。胰岛素在胰岛 β 细胞内合成,含有 51 个氨基酸,由 A、B 两条肽链通过两个二硫键相连组成。

胰岛素与肌肉细胞、脂肪细胞等细胞膜上的胰岛素受体 α 亚单位结合,进而激活 β 亚基上的酪氨酸蛋白激酶,由此导致对细胞内其他活性蛋白的连续磷酸化反应,最终使胰岛素靶器官细胞内葡萄糖转运体 -4(glucose transporter 4,GLUT-4)向细胞膜转位并开放,允许葡萄糖从血液中(细胞外)进入细胞内,给细胞提供能量的同时还能将多余的葡萄糖储存在肝脏、肌肉"仓库"中,即促进肝(肌)糖原的合成,从而降低血浆葡萄糖浓度。此外,胰岛素还能通过抑制糖原磷酸化酶,直接抑制肝糖原分解为葡萄糖;通过抑制 α 细胞合成分泌胰高血糖素,同时抑制其他非糖物质例如乳酸、丙酮酸、甘油及生糖氨基酸等转变成糖,即减少糖异生。综上,胰岛素能促进靶器官利用葡萄糖(增加去路),同时抑制葡萄糖生成(减少来源),从而降低血糖浓度(图 5-1)。胰岛素缺乏时,导致血糖升高,并出现相关的临床表现。

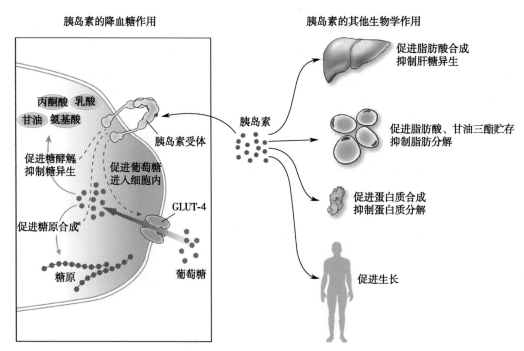

图 5-1　胰岛素降糖作用机制及其他生物学作用

GLUT-4,葡萄糖转运体 -4。

36. 影响胰岛素分泌的因素有哪些?

体内胰岛素的分泌最主要受血糖浓度的影响。在高血糖的刺激下,胰岛 β 细胞分泌胰岛素可分为两个时相。早期快速相,是由胰岛
β 细胞膜下胰岛素分泌颗粒中储存胰岛素快速分泌产生,胰岛 β 细胞接受葡萄糖刺激后,经过 0.5~1 分钟的潜伏期出现快速分泌峰,持续
5~10 分钟后减弱,反映胰岛 β 细胞储存颗粒中的胰岛素分泌;延迟分泌相是快速分泌相后出现的缓慢但持久的分泌峰,其峰值位于刺激后
30 分钟左右,反映新合成的胰岛素及胰岛素原的释放(图 5-2)。

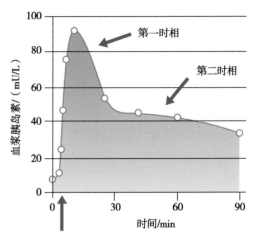

图 5-2　静脉注射葡萄糖后胰岛素作用时相

除血糖外,进食含蛋白质较多的食物后,血液中氨基酸浓度升高,胰岛素分泌也增加。精氨酸、赖氨酸、亮氨酸和苯丙氨酸均有较强的刺激胰岛素分泌的作用。餐后胃肠道激素增加,可促进胰岛素分泌,胃泌素、胰高血糖素样肽 -1、血管活性肠肽均能刺激胰岛素分泌。自主神经功能状态也可影响胰岛素分泌:迷走神经兴奋时促进胰岛素分泌;交感神经兴奋时则抑制胰岛素分泌。磺脲类、格列奈类、二肽基肽酶 4 抑制剂、胰高血糖素样肽 -1 受体激动剂等降糖药物的使用会促进内源性胰岛素的分泌,从而降低血糖。

37. 胰岛素除了降糖外还有哪些生物学作用?

胰岛素之所以重要,是因为它除了降低血糖之外,还对脂肪、蛋白质等营养素的合成有重要的生理调节作用,并能促进生长。

胰岛素能促进肝脏合成脂肪酸,然后转运到脂肪细胞储存。在胰岛素的作用下,脂肪细胞也能合成少量脂肪酸;胰岛素还促进葡萄糖进入脂肪细胞,除了用于合成脂肪酸外,还可转化为 α- 磷酸甘油,脂肪酸与 α- 磷酸甘油形成甘油三酯,储存于脂肪细胞中;同时,胰岛素还抑制脂肪酶的活性,减少脂肪的分解。胰岛素缺乏可导致脂肪代谢紊乱,脂肪分解加强,脂肪酸的储存减少,大量脂肪酸在肝脏内氧化生成过多酮体,引起酮症或
DKA。

胰岛素促进蛋白质合成,可作用在蛋白质合成的各个环节上,包括促进氨基酸通过细胞膜的转运进入细胞;使细胞核的复制和转录过程加快,增加 DNA 和 RNA 的生成;作用于核糖体,加速翻译过程,促进蛋白质合成等。另外,胰岛素还可抑制蛋白质分解和肝糖异生,因此胰岛素缺乏会出现蛋白质代谢紊乱,出现体重减轻、疲乏无力等症状。

另外,胰岛素还具有促进生长的作用,胰岛素可通过与其受体结合直接促进生长,或通过促生长因子如生长激素、胰岛素样生长因子的间接作用实现。

胰岛素总体作用是促进合成代谢,它是机体内唯一既能降低血糖的激素,又能同时对糖原、脂肪、蛋白质合成及生长有调节作用的激素(图 5-1)。

38. 外源性胰岛素和内源性胰岛素有哪些不同?

(1) 外源性胰岛素与内源性胰岛素作用不同。外源性胰岛素可由静脉、皮下、口服、吸入、腹腔注射吸收后进入体内,主要用于治疗体内胰岛素绝对或相对缺乏所导致的糖尿病,属于生理功能异常的替代治疗;内源性胰岛素由自身胰岛 β 细胞分泌,维持体内血糖浓度的稳定。

(2) 外源性胰岛素与内源性胰岛素结构不完全相同。外源性胰岛素多为人工合成,结构与内源性胰岛素相似,因氨基酸顺序或位置的改变,起效、达峰及作用时间与内源性胰岛素不同。

(3) 外源性胰岛素与内源性胰岛素代谢通路不同。内源性胰岛素首先通过门脉系统进入肝脏,肝脏首过效应代谢了 40%~50% 的内源性胰岛素,然后进入血循环。循环胰岛素 30%~80% 被肾脏代谢。因此生理状态下,门静脉胰岛素水平比外周动脉的胰岛素水平要高 2~3 倍。外源性胰岛素静脉注射或皮下注射吸收后直接进入血循环,分布到全身肌肉、脂肪组织、肝脏、肾脏等器官。不同于内源性胰岛素,外源性胰岛素主要的代谢器官是肾脏,30%~80% 的胰岛素在此被降解。

(4) 外源性胰岛素与内源性胰岛素调节方式不同。内源性胰岛素的合成和分泌呈现为大脉冲及小脉冲的精细分泌,受神经和体液调节。当血糖升高时,内源性胰岛素分泌增加,反应十分迅速;血糖下降时,内源性胰岛素水平也紧跟着下降,很少出现低血糖。而外源性胰岛素的吸收及其在血中的浓度与所注射胰岛素剂量、吸收速度和其在体内的清除速度有关,完全不受自身血糖浓度的影响,易出现低血糖。

39. 胰岛素制剂如何分类?

现有的胰岛素制剂种类众多,可根据胰岛素制剂的来源和胰岛素的作用时间进行分类。

根据胰岛素制剂来源,可分为动物胰岛素、重组人胰岛素和胰岛素类似物。

(1) 动物胰岛素:动物胰岛素是第一代应用于糖尿病治疗的胰岛素,是从猪、牛等动物的胰腺中分离并纯化的胰岛素,目前临床常用的普通胰岛素(胰岛素注射液)即为猪胰岛素。动物胰岛素的生物结构与人胰岛素存在一定的差别,注射后可能产生免疫反应,少数患者可能发生过敏反应。目前较少作为常规降糖药物皮下注射使用,多用于短期静脉降糖。

(2) 重组人胰岛素:重组人胰岛素是利用重组生物技术合成的第二代胰岛素,其氨基酸序列和结构与人胰岛素相同,注射后全身免疫反应、局部过敏反应等发生率均较动物胰岛素显著降低。重组人胰岛素是我国基层医院常用的皮下注射胰岛素种类,可静脉使用。

(3) 胰岛素类似物:胰岛素类似物是利用基因工程生产的第三代胰岛素,通过对胰岛素结构的修饰或改变其理化性质,使其更符合生理需要。目前常用的速效胰岛素如门冬胰岛素、赖脯胰岛素,长效胰岛素如甘精胰岛素、德谷胰岛素等,均为胰岛素类似物。

当不同胰岛素制剂从皮下注射入人体内时,会有不同的作用时间(图 5-3),包括:①起效时间,即胰岛素开始发挥降糖作用的时间;②达峰时间,即在体内发挥最大的降糖作用的时间;③维持时间,即胰岛素发挥降糖作用的持续时间。这三个时间,组成了每种胰岛素独特的作用时间。

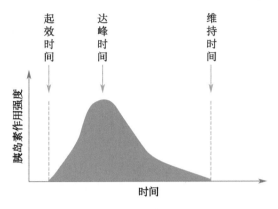

图 5-3　胰岛素的作用时间

根据胰岛素的作用时间,可将胰岛素制剂分为速效(超短效)、短效、中效、长效胰岛素,以及将两种胰岛素成分组合在一起的预混胰岛素和双胰岛素类似物。

40. 不同胰岛素的作用特点是什么?

根据效用及作用时间长短,可分为餐时胰岛素包括速效(超短效)及短效(常规)胰岛素,基础胰岛素包括中效胰岛素、长效胰岛素及其类似物,以及预混胰岛素和双胰岛素类似物(图 5-4、表 5-1)。

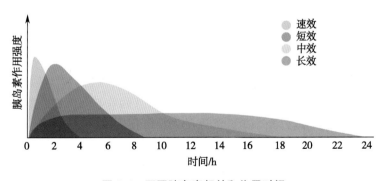

图 5-4　不同胰岛素起效和作用时间

(1) 餐时胰岛素:主要作用是控制餐后血糖,包括速效(超短效)和短效(常规)胰岛素。

1) 速效(超短效)胰岛素:速效胰岛素均为胰岛素类似物,起效非常快,10~15 分钟起效,1~2 小时作用达到峰值,持续 4~6 小时,通常紧邻餐前注射,进食不规律者也可根据进食量在餐后即刻注射。

在速效胰岛素中加入基团,使胰岛素的起效时间更快、维持时间更短,形成了最新的超速效胰岛素:速效门冬胰岛素(Fiasp)和超速效赖脯(URLi),目前还未在国内上市(详见本章问题50)。

2)短效胰岛素:短效胰岛素包括动物胰岛素和重组人胰岛素。短效胰岛素又称为regular insulin,因此通常会印有字母"R"。短效胰岛素15~60分钟起效,持续5~8小时,须在进餐前20~30分钟注射,使胰岛素的吸收峰与餐后碳水化合物的吸收峰相吻合。

(2)基础胰岛素:主要作用是控制非餐时血糖水平,包括中效胰岛素(如中性鱼精蛋白锌胰岛素)、长效胰岛素及其类似物。

1)中效胰岛素:中性鱼精蛋白锌胰岛素又称为 neutral protamine hagedorn(NPH),因此通常会印有字母"N"。NPH是在人胰岛素制剂中加入碱性鱼精蛋白,形成鱼精蛋白-胰岛素结晶,缓慢解离从而延长了其作用时间。NPH 2.5~3小时起效,吸收峰值出现在注射后5~7小时,持续13~16小时。由于是混悬液,使用前须充分摇匀,每日给药1~2次。随着长效胰岛素及其类似物的应用,NPH的临床应用已逐渐减少。

2)长效胰岛素及其类似物:常用的第一代长效胰岛素类似物包括甘精胰岛素U100(100U/ml)和地特胰岛素。甘精胰岛素U100 2~3小时起效,作用时间长达30小时;地特胰岛素需3~4小时起效,3~14小时作用达到峰值,作用可维持24小时。

德谷胰岛素和高浓度甘精胰岛素U300(300U/ml)是两种新型的超长效胰岛素类似物。德谷胰岛素半衰期长达25小时,作用时间长达42小时,每日注射1次,2~3天后可达稳态。甘精胰岛素U300是甘精胰岛素U100的浓缩剂型,半衰期可达19小时,作用时间达36小时。

长效胰岛素类似物通常每日睡前或晨起给药1次,必要时也可分为早晨及睡前2次给药。为延缓胰岛素吸收速度,可选择大腿或臀部皮下注射。

(3)预混胰岛素及双胰岛素类似物:预混胰岛素包括预混人胰岛素及预混胰岛素类似物。将速效或短效胰岛素与NPH或中效胰岛素类似物按照一定比例进行混合,就制成了预混胰岛素。预混胰岛素可以同时提供餐时和基础胰岛素,并根据餐时胰岛素与基础胰岛素的比例进行命名,例如门冬胰岛素30由30%门冬胰岛素与70%中效胰岛素组成,重组人胰岛素40/60由40%人胰岛素与60%中效胰岛素组成,其起效时间由速效或短效胰岛素成分决定,具有速效/短效胰岛素以及中效胰岛素的两个峰值时间,而持续时间与中效胰岛素的一致。国内有25/75、30/70、40/60、50/50等剂型。预混胰岛素为混悬液,注射前需充分混匀,预混胰岛素类似物通常在早、晚餐前皮下注射,预混人胰岛素通常在早、晚餐前20~30分钟皮下注射。

目前上市的双胰岛素类似物仅有德谷门冬双胰岛素,由30%门冬胰岛素与70%德谷胰岛素组成,其中德谷胰岛素用于控制空腹血糖,门冬胰岛素用于控制餐后血糖。德谷门冬双胰岛素的作用持续时间超过24小时,给药2~3天后达到稳态。德谷门冬双胰岛素为无色透明的溶液,无需混匀,通常在主餐前皮下注射。

表 5-1 常用胰岛素药代动力学特点

类型	作用特点	通用名	起效时间 /h	峰值时间 /h	持续时间 /h
餐时胰岛素	速效	赖脯胰岛素	0.17~0.25	1.0~1.5	4~5
		门冬胰岛素	0.17~0.25	1~2	4~6
		谷赖胰岛素	0.17~0.25	1~2	4~6
	短效	常规胰岛素 (人 / 动物)	0.25~1.00	2~4	5~8
基础胰岛素	中效	中性鱼精蛋白锌胰岛素 (NPH)	2.5~3.0	5~7	13~16
	长效	甘精胰岛素 U100	2~3	无峰	30
		地特胰岛素	3~4	3~14	24
		德谷胰岛素	1	无峰	42
		甘精胰岛素 U300	6	无峰	36
预混胰岛素	预混	预混赖脯胰岛素 25	0.25	0.50~1.17	16~24
		预混赖脯胰岛素 50	0.25	0.50~1.17	16~24
		预混门冬胰岛素 30	0.17~0.33	1~4	14~24
		预混门冬胰岛素 50	0.25	0.50~1.17	16~24
		预混人胰岛素 (30R, 70/30)	0.5	2~12	14~24
		预混人胰岛素 (40R)	0.5	2~8	24
		预混人胰岛素 (50R)	0.5	2~3	10~24
		德谷门冬双胰岛素 (70/30)	0.17~0.25	1.2	42

41. 胰岛素的适用人群有哪些?

胰岛素的适用人群包括以下几类:

(1) 1 型糖尿病患者在起病时即需胰岛素治疗,且需终身胰岛素替代治疗。

(2) 新诊断 2 型糖尿病患者如有明显的高血糖症状、酮症或 DKA,首选胰岛素治疗。

(3) 新诊断糖尿病患者分型困难,与 1 型糖尿病难以鉴别时,可首选胰岛素治疗。

(4) 2 型糖尿病患者在生活方式和口服降糖药治疗的基础上,若血糖仍未达到控制目标,即可开始口服降糖药和胰岛素的联合治疗。通常经足量口服降糖药物治疗 3 个月后 HbA1c 仍≥7.0% 时,可考虑启动胰岛素治疗。

(5) 在糖尿病病程中(包括新诊断的 2 型糖尿病),出现无明显诱因的体重显著下降时,应尽早使用胰岛素治疗。

需要注意的是围手术期、感染、妊娠等特殊情况也常需要胰岛素治疗。

42. 儿童、妊娠期、哺乳期可以使用哪些胰岛素?

目前,我国儿童糖尿病患者可使用的餐时胰岛素包括重组人胰岛素(年龄无限制)、门冬胰岛素(≥2 岁)及赖脯胰岛素(≥12 岁),谷赖胰岛素暂无 18 岁以下适应证。基础胰岛素包括中性鱼精蛋白锌胰岛素(年龄无限制)、地特胰岛素及甘精胰岛素 U100(≥6 岁),德谷胰岛素和甘精胰岛素 U300 在我国仅有成人 2 型糖尿病适应证。预混胰岛素包括预混入胰岛素 30R 及 50R(年龄无限制),预混入胰岛素类似物赖脯胰岛素 25 及赖脯胰岛素 50(≥12 岁)、门冬胰岛素 30(≥10 岁)。门冬胰岛素 50 不能在 18 岁以下儿童中使用。由于预混胰岛素配比固定,易导致低血糖,不推荐儿童糖尿病患者使用。部分 1 型糖尿病患者如处于"蜜月期"或不能坚持基础胰岛素加餐时胰岛素替代治疗的儿童患者可短期使用预混胰岛素治疗。德谷门冬双胰岛素在我国仅有成人 2 型糖尿病适应证。儿童糖尿病患者可用胰岛素种类及适用年龄可参考表 5-2。

表 5-2　儿童糖尿病患者可用胰岛素种类及适用年龄

胰岛素	适用年龄(国内)	适用年龄(国外)
餐时胰岛素		
重组人胰岛素	无限制	无限制
门冬胰岛素	≥2 岁	≥2 岁
赖脯胰岛素	≥12 岁	≥3 岁
谷赖胰岛素	≥18 岁	≥4 岁
基础胰岛素		
中性鱼精蛋白锌胰岛素	无限制	无限制
地特胰岛素	≥6 岁	≥2 岁(FDA) ≥1 岁(EMA)
甘精胰岛素 U100	≥6 岁	≥6 岁(FDA) ≥2 岁(EMA)
德谷胰岛素	仅有成人 T2DM 适应证	≥1 岁
甘精胰岛素 U300	仅有成人 T2DM 适应证	≥6 岁
预混赖脯胰岛素 25	≥12 岁	≥3 岁
预混赖脯胰岛素 50	≥12 岁	≥3 岁
预混门冬胰岛素 30	≥10 岁	≥2 岁
预混门冬胰岛素 50	≥18 岁	≥2 岁
预混人胰岛素(30R,70/30)	无限制	无限制
预混人胰岛素(40R)	≥18 岁	—
预混人胰岛素(50R)	无限制	无限制
德谷门冬双胰岛素(70/30)	仅有成人 T2DM 适应证	≥1 岁(FDA) ≥2 岁(EMA)

注:FDA,美国食品药品监督管理局;EMA,欧洲药品管理局;T2DM,2 型糖尿病。

妊娠合并糖尿病患者可使用的胰岛素包括重组人胰岛素(短效、中效)及速效胰岛素类似物(门冬胰岛素、赖脯胰岛素),长效胰岛素类似物(地特胰岛素和甘精胰岛素)在评估临床获益大于潜在风险时也可使用,妊娠期应尽量避免使用预混胰岛素。随着妊娠的进展,尤其是孕中、晚期胰岛素剂量需求较前明显增加。孕期妊娠剧吐或孕晚期使用糖皮质激素促胎儿肺部成熟的患者,胰岛素剂量需根据血糖情况进行适当调整。

胰岛素是蛋白类激素,即使进入乳汁,婴儿口服后也会在消化道中被蛋白酶水解破坏,失去降糖作用。因此,哺乳期使用胰岛素降糖是安全且推荐的,可以使用的胰岛素种类无限制。

43. 胰岛素的副作用有哪些?

胰岛素治疗的全身副作用包括低血糖、体重增加、水肿、屈光不正和过敏反应。低血糖是最常见的胰岛素副作用,发生低血糖时,正确处理的同时也应积极寻找原因,调整降糖方案。由于胰岛素能促进蛋白质和脂肪的合成,因此长期使用会导致体重增加,建议生活方式干预并联合具有减重效应的降糖药物(如二甲双胍等)积极处理。部分患者使用胰岛素后可出现面部及四肢水肿,继续使用一段时间后可自行消失,无须处理。初始使用胰岛素的患者常出现屈光不正,表现为视物模糊,当血糖控制稳定后症状消失,无须处理。极少数患者使用胰岛素后可出现荨麻疹、血管神经性水肿等,甚至可出现过敏性休克,建议脱敏治疗或更换胰岛素种类。

胰岛素治疗的局部副作用包括皮下脂肪增生、脂肪萎缩以及注射部位疼痛。皮下脂肪增生是胰岛素治疗中最常见的局部并发症,表现为该区域的皮下脂肪增生、增厚、由软变硬或出现质地较韧的肿胀。皮下脂肪增生的出现与胰岛素使用时间的长短、注射部位是否轮换、更换针头的频率有关。皮下脂肪增生会增加胰岛素用量,导致血糖波动。若出现皮下脂肪增生,应停止在此部位继续注射。皮下脂肪增生一般会在停止胰岛素注射后不久消退。脂肪萎缩也可发生在所有的注射部位,与脂肪增生相比,脂肪萎缩少见。脂肪萎缩可随时间而消退,可能与外源性胰岛素抗体产生、未进行注射部位轮换及针头重复使用等相关。一旦发生脂肪萎缩,需改变胰岛素剂型、注射部位或更换为胰岛素泵治疗。少数患者会出现注射部位疼痛。避免和减轻疼痛的方法包括室温保存正在使用的胰岛素,待消毒部位酒精彻底挥发后进行注射,避免在体毛根部注射,针头刺入皮肤要平滑进入而非猛戳,大剂量胰岛素应拆分注射或提高胰岛素浓度,每次使用新针头,选用直径更小、长度更短的针头,使用无针注射器等(表 5-3)。

表 5-3　胰岛素的全身和局部副作用及简要处理方式

全身		局部	
副作用	简要处理方式	副作用	简要处理方式
低血糖	先纠正低血糖,同时寻找原因、调整降糖方案	皮下脂肪增生	轮换注射部位、增加更换针头的频率
体重增加	生活方式干预、联合具有减重效应的降糖药物	脂肪萎缩	改变胰岛素剂型、注射部位或换为使用胰岛素泵

续表

全身		局部	
副作用	简要处理方式	副作用	简要处理方式
水肿	无须处理	注射部位疼痛	室温保存正在使用的胰岛素,待消毒部位酒精彻底挥发后进行注射,避免在体毛根部注射,用直径更小、长度更短的针头,每次使用新针头,使用无针注射器等
屈光不正	无须处理		
过敏反应	脱敏治疗或更换胰岛素种类		

为了尽量避免胰岛素治疗的副作用,建议糖尿病患者在开始注射胰岛素时接受有关胰岛素正确注射技术的指导教育,临床医师应至少每年检查胰岛素注射和输注部位。

44. 胰岛素起始治疗方案有哪些?

常见的胰岛素起始治疗方案有基础胰岛素治疗方案、预混胰岛素治疗方案、双胰岛素类似物治疗方案及基础 - 餐时胰岛素治疗方案。

(1)基础胰岛素治疗方案:基础胰岛素包括 NPH 和长效 / 超长效胰岛素类似物,主要作用是控制非餐时的基础血糖水平,常与口服降糖药联合使用。基础胰岛素通常睡前或早餐前一次注射,必要时也可早晚分 2 次注射。

(2)预混胰岛素治疗方案:预混胰岛素主要包括预混人胰岛素和预混胰岛素类似物。

预混人胰岛素是指将重组人胰岛素(短效)与 NPH(中效)按一定比例混合而成的胰岛素制剂,包括低预混人胰岛素(如优泌林 70/30、诺和灵 30R、甘舒霖 30R)和中预混人胰岛素(诺和灵 50R、甘舒霖 50R)。

预混胰岛素类似物是指将速效胰岛素类似物(如赖脯胰岛素、门冬胰岛素)与中效胰岛素类似物按一定比例混合而成的胰岛素制剂,包括低预混胰岛素类似物(如赖脯胰岛素 25、门冬胰岛素 30)和中预混胰岛素类似物(如赖脯胰岛素 50、门冬胰岛素 50)。

预混胰岛素治疗方案包括每日 1 次方案(选择任一种预混胰岛素起始剂量晚餐前注射)、每日 2 次方案(选择任一种预混胰岛素早餐前和晚餐前)、每日 3 次方案(选择预混胰岛素类似物早中晚三餐前注射)。

(3)双胰岛素类似物治疗方案:目前临床使用的双胰岛素类似物是德谷门冬双胰岛素 70/30,由 30% 门冬胰岛素和 70% 德谷胰岛素组成的可溶性双胰岛素类似物制剂,其餐时胰岛素成分门冬胰岛素可快速起效控制餐后高血糖,作为基础胰岛素成分的德谷胰岛素能更好地控制空腹血糖水平,主餐前每日 1~2 次注射。

(4)基础 - 餐时胰岛素治疗方案:包括每日多次胰岛素注射(multiple daily injections, MDI)与持续皮下胰岛素输注(continuous subcutaneous insulin infusion, CSII)。

1)MDI:即每日注射 1 次基础胰岛素 +3 次餐时胰岛素。基础 - 餐时胰岛素方案是比较经典的胰岛素强化治疗方案,推荐选用长效和速效胰岛素类似物,以更贴近生理性胰岛素分泌模式。

2) CSII:是人工智能控制的胰岛素输入装置,持续皮下输注短效胰岛素、速效胰岛素类似物,提供基础和餐时胰岛素,可模拟生理性胰岛素分泌模式。

45. 什么是短期胰岛素强化治疗?

短期胰岛素强化治疗是指在生活方式干预的基础上,通过每日多次(3~4 次)皮下注射胰岛素或使用胰岛素泵持续皮下胰岛素输注,使血糖快速达标的一种治疗方法。短期胰岛素强化治疗通过快速解除高糖毒性,发挥促进胰岛 β 细胞功能恢复并改善靶器官胰岛素敏感性的作用。

短期胰岛素强化治疗方案包括持续皮下胰岛素输注、基础餐时胰岛素注射以及每日 3 次预混胰岛素类似物注射方案。适应人群包括:①新诊断的 2 型糖尿病患者,HbA1c≥9.0% 或空腹血糖(FPG)≥11.1mmol/L,或伴有明显高血糖症状;②正在接受降糖药物治疗,持续 3 个月以上,出现血糖明显升高、血糖波动较大或出现高血糖症状甚至酮症的 2 型糖尿病患者。

46. 什么是每日多次胰岛素注射?

MDI 是糖尿病患者强化治疗最常用的胰岛素治疗方案之一。根据生理性胰岛素分泌模式,进餐前使用速效(超短效)胰岛素类似物或短效(常规)胰岛素,睡前使用长效胰岛素及其类似物或 NPH(部分患者需要每日注射 2 次 NPH)。三餐前短效或速效胰岛素降低餐后血糖,长效或中效胰岛素主要用于控制空腹、夜间和餐前血糖。新型的超长效胰岛素类似物比第一代长效胰岛素类似物及 NPH 在空腹血糖控制方面疗效更好,夜间低血糖发生率更低;与短效(常规)胰岛素相比,速效胰岛素类似物能更好地覆盖并匹配进餐后时间,且更少发生餐后低血糖。因此,无论基础胰岛素或餐时胰岛素,均推荐尽可能选择胰岛素类似物。

成人 MDI 初始剂量设定:日胰岛素总量(TDD)一般为每日 0.4~0.5U/kg,其中基础胰岛素占 TDD 的 40%~50%。长效胰岛素及其类似物一般每日注射 1 次,NPH 可每日注射 1~2 次。速效胰岛素类似物或短效胰岛素分配在早、中、晚三餐前给药,初始时可以按照每餐 1/3、1/3、1/3 或 40%、30%、30% 分配。根据自我血糖监测或持续葡萄糖监测(CGM)的结果进行个体化的调整。建议在专业医师指导下进行胰岛素剂量调整。调整顺序是先调空腹血糖,再调餐后血糖。如果发生低血糖,先纠正低血糖。根据饮食成分(碳水化合物计数法)及三餐前血糖水平分别调整三餐前胰岛素剂量,根据空腹血糖水平调整基础胰岛素用量,每 3~5 天调整 1 次,根据血糖水平每次调整的增量为 10%~20%,直至血糖达标。

需要注意:①如为短效 + 中效胰岛素方案,餐前可能因为短效胰岛素的拖尾效应引起低血糖;②如为超短效 + 中效胰岛素方案,餐前可能因为超短效胰岛素已经几乎没有活性,引起餐前血糖明显升高;③如为短效胰岛素应餐前 15~30 分钟注射;④夜间注意低血糖的发生。

47. 什么是持续皮下胰岛素输注?

持续皮下胰岛素输注(CSII),也称胰岛素泵治疗,即采用程序控制的胰岛素输入装置,通过持续皮下输注的胰岛素给药方式,能最大程度地模拟人体生理性胰岛素分泌,从而更好地控制血糖。与每日多次胰岛素注射相比,CSII 治疗可以有效降低血糖水平,缩短血糖降至目标范围的时间,同时减少低血糖发生的风险,改善血糖波动。

目前市面上的胰岛素泵由泵控制系统、机械泵系统、储药器和输注管路组成。在工作状态下机械泵系统接收控制系统的指令驱动储药器后端的活塞,将胰岛素通过输液管道输入皮下。根据机械泵主体与身体的连接方式,即是否存在暴露在外的输注管路,分为经典的有管路泵和新型的无管路贴片泵(简称贴片泵)(图 5-5)。贴片泵与有管路泵的最大区别在于泵体直接贴敷佩戴在身上,通过无线蓝牙技术与便携式控制器连接来控制胰岛素输注剂量及时间。

有管路泵			
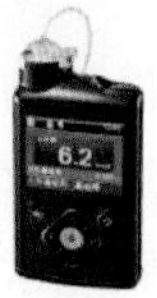 美敦力泵	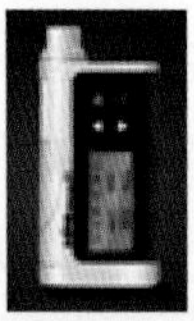 丹纳泵	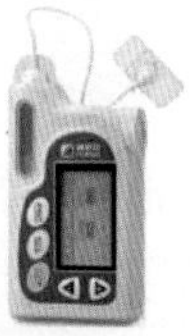 福尼亚泵	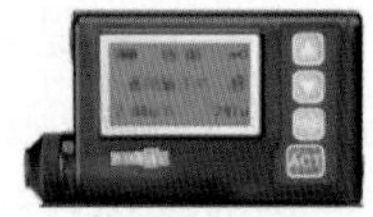 优泵
贴片泵		自动胰岛素输注系统	
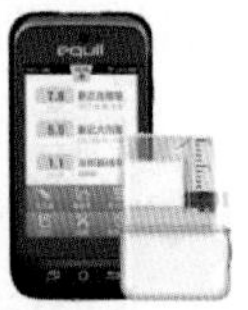 微泰泵	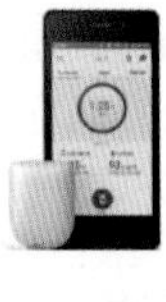 omnipod	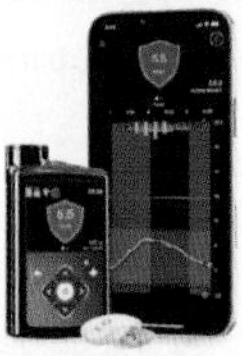 美敦力自动胰岛素输注泵	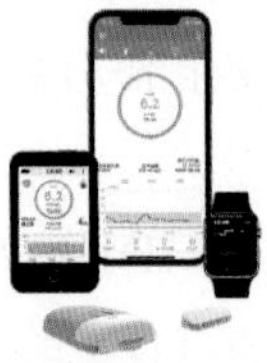 移宇自动胰岛素输注泵

图 5-5 不同种类胰岛素泵图片

CSII 的输注剂量分为基础率输注和大剂量输注两部分,分别对应使用 MDI 时的基础胰岛素和餐时胰岛素。基础率和大剂量调整的灵活性使得 CSII 可最大程度的模拟人体胰岛素的生理分泌。"基础率"为持续小剂量胰岛素输注,模拟人体在非进食情况下的基础胰岛素分泌,主要对抗的是因升糖激素作用以及食物中的蛋白质、脂肪缓慢消化吸收而升高的血糖。"大剂量"为短时间内输注的一个胰岛素剂量波,模拟进餐后由于食物消化吸收刺激体内产生的胰岛素释放高峰。不同品牌、型号的胰岛素泵在输注精度、功能模式上具有不同的特点,目前市面上常用的胰岛素泵的特点汇总见附表5-1。

部分胰岛素泵可以与 CGM 整合,接收 CGM 传入的血糖数值,称为"传感器增强型胰岛素泵(sensor augmented pump,SAP)"。随后,逐渐发展出具有低血糖暂停功能、低血糖阈值前暂停功能的 SAP,即在 CGM 捕捉到低血糖后(低血糖暂停 SAP)或在 CGM 预测会出现低血糖时(低血糖阈值前暂停 SAP),SAP 会自动暂停基础率的输注,直到血糖恢复至安全范围。SAP 的出现是后期闭环胰岛素系统发展的基础。

闭环胰岛素泵系统(closed-loop pump),又称自动胰岛素输注系统(automated insulin delivery,AID)或"人工胰腺"(artificial pancreas,AP),在 SAP 基础上增加了血糖控制算法实现胰岛素泵剂量调整的自动化。基于实时 CGM 血糖数据,借助内置血糖控制算法计算所需胰岛素剂量,通过蓝牙等方式远程控制胰岛素泵实现胰岛素剂量智能调节,使血糖控制更加智能化。现有的闭环胰岛素泵包括单激素混合闭环式(手动输注餐时胰岛素)、单激素完全闭环式(完全基于血糖信息控制胰岛素)和多激素(胰岛素 + 胰高血糖素等其他激素)混合或完全闭环泵。目前广泛用于临床的类型为单激素混合闭环式,即调节模式为控制算法装置调节胰岛素基础率输注,进餐时仍需要估算碳水化合物摄入量,人工给予餐时大剂量;全闭环泵(仿生胰腺)2023 年 5 月于美国 FDA 上市,餐时仅需要给予进餐指令,无需计算碳水化合物摄入量;双激素(胰岛素和胰高血糖素)自动胰岛素输送系统正在研发中,胰高血糖素的加入可进一步减少低血糖发生,尤其是在运动、夜间等低血糖高发场景。除了商业化产品,还有少数 1 型糖尿病患者使用"DIY"人工胰腺,也称为开源系统人工胰腺,即用户驱动的、算法开源的闭环胰岛素传输系统。

48. 持续皮下胰岛素输注有哪些优势?

(1)平稳控制血糖,减少血糖波动:患者可根据目前血糖、运动以及进餐结构和时间情况,灵活地调整餐前大剂量模式、基础输注量以及分段基础率,更好地模拟生理分泌,有效地控制黎明现象和餐后高血糖等,减少血糖波动,降低 HbA1c 水平。

(2)减少低血糖风险:胰岛素泵可灵活设置分段基础剂量,最大程度地满足患者个体化需求,夜间和运动时可以调整基础率,降低低血糖发生的风险,特别是夜间和运动低血糖。

(3)减少胰岛素吸收的变异:胰岛素泵使用变异度较小的速效或短效胰岛素制剂,单一品种胰岛素在同一位置微量多次输注,不易产生胰岛素池,吸收稳定,进一步降低了胰岛素吸收的变异度。

(4)更少的体重增加:胰岛素泵可以减少胰岛素用量,避免过大剂量使用胰岛素导致的体重增加。

(5)提升患者满意度:有研究表明,糖尿病患者认为使用胰岛素泵能保留多种生活方式,生活质量比多次皮下注射治疗更高。使用带 CGM 功能的泵疗法后,显著降低低血糖恐慌,提高成人患者及儿童患者家长的治疗满意度,能够减轻患者心理负担,改善生活质量。

(6) 提高患者的治疗依从性:减少多次皮下注射胰岛素给糖尿病患者带来的痛苦和不便;增加患者进食、运动的自由度;提高患者自我血糖管理能力;减轻患者心理负担。

49. 持续皮下胰岛素输注的适用人群和不适用人群有哪些?

持续皮下胰岛素输注(胰岛素泵治疗)原则上适用于所有需要应用强化胰岛素治疗的糖尿病患者。

(1) 短期胰岛素泵治疗的适用人群。

1) 伴有明显高血糖症状,或合并轻度酮症的糖尿病患者。

2) 需要使用胰岛素强化治疗的妊娠期糖尿病或妊娠合并糖尿病。

3) 糖尿病患者合并应激状态,特别是以肠外营养或鼻饲给予营养支持时。

4) 糖尿病患者的围手术期血糖控制。

(2) 长期胰岛素泵治疗的适用人群:适用于有较强的良好控制血糖意愿并具有很好的糖尿病自我管理能力的个体。对于胰岛素依赖的糖尿病患者,如 1 型糖尿病、胰岛功能衰竭的2 型糖尿病以及胰源性糖尿病,使用胰岛素泵治疗可获得更多收益。特别是出现以下情况时,可以优先考虑胰岛素泵治疗。

1) 血糖波动大,虽采用多次胰岛素皮下注射方案,血糖仍无法得到平稳控制者。

2) 黎明现象严重导致血糖总体控制不佳者。

3) 频发低血糖,尤其是夜间低血糖、无感知低血糖和严重低血糖者。

4) 作息时间不规律、不能按时就餐或运动强度大,具有较高低血糖风险的患者。

5) 存在胃轻瘫等胃肠自主神经病变导致进食时间长的患者。

6) 不愿接受胰岛素每日多次注射,要求提高生活质量者。

(3) 胰岛素泵治疗的不适用人群:胰岛素泵为一种胰岛素给药方式,并无绝对的不适用人群。但由于胰岛素泵作为医疗器械仍需要人工操作,当存在以下情况时,暂不推荐使用胰岛素泵治疗。

1) 患者本人或照顾人均无法接受胰岛素泵管理的相关教育培训。

2) 不愿意进行规律自我血糖监测。

3) 由于目前我国大部分地区胰岛素泵耗材均未纳入医保报销,需要考虑患者家庭是否能承担后续更换耗材的费用。不能按时更换耗材者不推荐使用。

4) 本人不愿意佩戴或可能损坏胰岛素泵体。

50. 新型胰岛素制剂有哪些?

作为控制血糖最有效的药物之一,胰岛素在糖尿病降糖治疗中占有重要的地位,目前新型胰岛素制剂层出不穷。

超速效门冬胰岛素 Fiasp 及超速效赖脯胰岛素 URLi 或 LY900014 相继被研发问世。超速效门冬胰岛素 Fiasp,在门冬胰岛素的基础上添加维生素 B_3(烟酰胺)及 L- 精氨酸,提高了其吸收速率及稳定性。超速效赖脯胰岛素 URLi 或 LY900014,在赖脯胰岛素的基础上添加了曲前列环素柠檬酸盐。与速效胰岛素类似物相比,超速效胰岛素类似物起效更快,作用时间更短,能更好地控制餐后血糖峰值,并减少餐后低血糖的发生风险,甚至可在餐后 20 分钟内注射。EMA 已批准超速效门冬胰岛素用于≥1 岁的糖尿病患者,FDA 已批准其用于≥2 岁的糖尿病患者。超速效赖脯胰岛素被 EMA 批准用于≥1 岁的糖尿病患者。目前均尚未在我国上市。

现有长效胰岛素类似物日制剂在疗效和安全性方面已取得了长足的进展。新一代的基础胰岛素周制剂如 Icodec、可结晶片段融合胰岛素、聚乙二醇聚合物连接胰岛素等的问世能实现 1 周 1 次注射给药的治疗方式,若胰岛素周制剂进入临床,将显著减少患者每日胰岛素注射负担,增加治疗依从性和持久性。

与现有的皮下快速作用胰岛素类似物相比,美国 FDA 批准的吸入人胰岛素具有更快速起效和更快速活性下降的特点,而且与餐后葡萄糖变化的生理时间更为同步。这可以减少餐后低血糖的发生,血糖控制与现有的皮下快速作用胰岛素类似物相似,体重增加更少。因此,吸入人胰岛素提供了更容易接受的胰岛素使用方式、更少的体重增加、更低的低血糖风险和更大的适应患者不同生活方式的可能性。尤其适合害怕频繁注射、不愿意或不能坚持胰岛素治疗的糖尿病患者。

吸入性胰岛素最常见的不良反应为咳嗽、咽喉痛,多发生在治疗初期,频率及严重程度随治疗时间延长而减轻。吸入性胰岛素不建议吸烟、哮喘以及慢性阻塞性肺疾病(COPD)患者使用,FDA 已对已经上市的吸入性胰岛素 Afrezza 进行过黑框警示,在哮喘和 COPD 患者中使用可引起急性支气管痉挛,同时长期的肺部安全问题需要进行更多的研究。

推荐阅读文献

[1] HIRSCH IB,JUNEJA R,BEALS JM,et al. The evolution of insulin and how it informs therapy and treatment choices[J]. Endocr Rev,2020,41(5):733-755.

[2] DANNE T,PHILLIP M,BUCKINGHAM BA,et al. ISPAD clinical practice consensus guidelines 2018:insulin treatment in children and adolescents with diabetes[J]. Pediatr Diabetes,2018,19(Suppl 27):115-135.

[3] 中华医学会儿科学分会内分泌遗传代谢学组,中华儿科杂志编辑委员会.中国儿童 1 型糖尿病标准化诊断与治疗专家共识(2020 版)[J].中华儿科杂志,2020,58(6):447-454.

[4] GOUGH SC,HARRIS S,WOO V,et al. Insulin degludec:overview of a novel ultra long-acting basal insulin[J]. Diabetes Obes Metab,2013,15(4):301-309.

[5] CLEMENTS JN,THREATT T,WARD E,et al. Clinical pharmacokinetics and pharmacodynamics of insulin glargine 300 U/ml[J]. Clin Pharmacokinet,2017,56(5):449-458.

[6] HAAHR H, FITA EG, HEISE T. A review of insulin degludec/insulin aspart: pharmacokinetic and pharmacodynamic properties and their implications in clinical use[J]. Clin Pharmacokinet, 2017, 56(4): 339-354.

[7] HOLT RIG, DEVRIES JH, HESS-FISCHL A, et al. The management of type 1 diabetes in adults. A consensus report by the American Diabetes Association(ADA) and the European Association for the Study of Diabetes(EASD)[J]. Diabetes Care, 2021, 44(11): 2589-2625.

[8] MATHIEU C, GILLARD P, BENHALIMA K. Insulin analogues in type 1 diabetes mellitus: getting better all the time[J]. Nat Rev Endocrinol, 2017, 13(7): 385-399.

[9] 中华医学会糖尿病学分会. 中国 1 型糖尿病胰岛素治疗指南 [J]. 中华糖尿病杂志, 2016, 8(10): 591-597.

[10] 邱丽玲, 翁建平, 郑雪瑛, 等. 胰岛素泵治疗的 1 型糖尿病合并妊娠患者孕期胰岛素剂量分析 [J]. 中华医学杂志, 2017, 97(8): 577-580.

[11] ADOLFSSON P, HARTVIG NV, KAAS A, et al. Increased time in range and fewer missed bolus injections after introduction of a smart connected insulin pen[J]. Diabetes Technol Ther, 2020, 22(10): 709-718.

[12] 中华糖尿病杂志指南与共识编写委员会. 中国糖尿病药物注射技术指南(2016 年版)[J]. 中华糖尿病杂志, 2017, 9(2): 79-105.

[13] MISRA S, MATHIEU C. Are newer insulin analogues better for people with type 1 diabetes?[J]. Diabet Med, 2020, 37(4): 522-531.

[14] BODE BW, JOHNSON JA, HYVELED L, et al. Improved postprandial glycemic control with faster-acting insulin aspart in patients with type 1 diabetes using continuous subcutaneous insulin infusion[J]. Diabetes Technol Ther, 2017, 19(1): 25-33.

[15] 1 型糖尿病合并妊娠多学科综合管理专家组. 1 型糖尿病合并妊娠多学科综合管理专家共识 [J]. 中华糖尿病杂志, 2020, 12(08): 576-584.

[16] 中华医学会糖尿病学分会. 中国 2 型糖尿病防治指南(2020 年版)[J]. 中华糖尿病杂志, 2021, 13(4): 315-409.

[17] 中华医学会糖尿病学分会, 中国医师协会内分泌代谢科医师分会, 中华医学会内分泌学分会, 等. 中国 1 型糖尿病诊治指南(2021 版)[J]. 中华糖尿病杂志, 2022, 14(11): 1143-1250.

[18] 中华医学会内分泌学分会, 中华医学会糖尿病学分会, 中国医师协会内分泌代谢科医师分会. 中国胰岛素泵治疗指南(2021 年版)[J]. 中华内分泌代谢杂志, 2021, 37(8): 679-701.

[19] 中华医学会糖尿病学分会. 中国血糖监测临床应用指南(2021 年版)[J], 中华糖尿病杂志, 2021, 13(10): 936-948.

[20] 郭晓惠, 中国胰岛素泵治疗护理管理规范 [M]. 天津: 天津科学技术出版社, 2017.

[21] 王温, 曾祥鹏, 胡良皞, 等. 人工胰腺的研究现状和进展 [J]. 中华胰腺病杂志, 2018, 18(5): 359-361.

[22]《2 型糖尿病短期胰岛素强化治疗专家共识》编写委员会 .2 型糖尿病短期胰岛素强化治疗专家共识(2021 年版)[J].中华糖尿病杂志,2022,14(1):21-31.

[23] 中华医学会《中华全科医师杂志》编辑委员会,《基层 2 型糖尿病胰岛素应用专家共识》编写专家组 .基层 2 型糖尿病胰岛素应用专家共识 [J].中华全科医师杂志,2021,20(7):726-736.

[24] 中华医学会内分泌学分会 .预混胰岛素临床应用专家共识(2016 年版)[J].药品评价,2016,13(9):5-11.

第六章 糖尿病饮食相关基础知识

51. 什么是糖尿病饮食?

糖尿病饮食并非某种固定的饮食模式。以控制血糖、稳定代谢水平为目标的饮食模式统称为糖尿病饮食,包括但不限于低血糖生成指数/低血糖负荷饮食、低碳水化合物饮食、地中海饮食、限能量饮食等。它是以健康饮食原则为基础,将碳水化合物、脂肪、蛋白质三大营养素按照适当的比例分配,以达到稳定代谢水平的治疗饮食。

目前尚无最理想的糖尿病饮食模式,推荐采取以平衡膳食为指导的糖尿病饮食模式,即在保证宏量营养素(碳水化合物、蛋白质和脂肪)供能比适宜的前提下,根据代谢目标、营养状况、合并症或并发症、饮食习惯、宗教信仰、文化背景等因素进行个体化推荐。

糖尿病饮食的要点在于管理,而非过度控制。通过饮食管理,在促进健康饮食习惯,维持健康体重,保证营养摄入充足的前提下,还能达到血糖、血脂、血压理想控制目标,预防或延缓并发症的发生。

52. 糖尿病饮食的基本原则有哪些?

糖尿病饮食的基本原则包括饮食总量控制、就餐习惯相对固定、饮食结构合理及特殊时期的调整。

(1)总量控制:控制每日的总热量(饮食总量),适量控制碳水化合物的摄入量,减少胆固醇、饱和脂肪酸和总脂肪的摄入量,增加膳食纤维的摄入,减少高盐(高钠)食物摄入量,保证饮水量。

(2)就餐习惯相对固定:每日的餐次、进餐量和进餐时间相对固定,即一天当中,每一餐或每次加餐的时间尽可能固定,避免过度加餐,固定睡前的加餐量。同时,控制进餐速度,细嚼慢咽。

(3)饮食结构合理:粗细搭配,全谷物、杂豆类占主食摄入量的1/3。多吃蔬菜,水果适量。提倡选择低血糖生成指数主食或水果,种类、颜色要多样。常吃鱼、禽类,蛋类、畜肉类适量,限制加工肉类摄入。每日300~500ml液态奶或相当量奶制品,重视大豆及其制品的摄入。实现食物多样化,每日至少摄入12种食物,每周至少25种食物。调整进餐顺序,养成最先吃蔬菜、最后吃主食的习惯。

(4)特殊时期的调整:儿童青少年时期,应以生长发育为首要目标,在满足生长发育所需营养的前期下,使血糖及其他代谢指标控制在达到或接近正常水平。发生低血糖时,要按照低血糖处理原则应对,避免进食过量导致低血糖后的高血糖。糖尿病肾病者在医师的指导下执行优质低蛋白饮食。生病影响食欲和进食总量时,需相应调整口服降糖药或胰岛素的剂量。

53. 食物是如何升高血糖的?

餐后血糖变化与进食种类和分量密切相关。食物被吸收时,血糖即开始升高。小肠是食物的主要吸收场所,因此,食物进入小肠的速度及其被吸收的速率决定了餐后血糖的升高速度和幅度。食物的排空速度越快、吸收速率越快,餐后血糖则升高得越快、幅度越高。

食物中三大产能营养素(碳水化合物、蛋白质和脂肪)是升高餐后血糖的主要膳食因素。

(1) 碳水化合物:排空速度最快,90%~100% 转化成葡萄糖,在进餐 5~15 分钟即可升高血糖,餐后 1~2 小时升高的血糖主要是由碳水化合物造成的。

(2) 蛋白质:排空需 2~3 小时,35%~60% 转化成葡萄糖,转化速度较慢。进食大量蛋白质后,血糖在 90~100 分钟开始升高,3 小时达峰,维持 3~5 小时甚至更长时间。

(3) 脂肪:排空需 5~6 小时,10%~15% 转化成葡萄糖,转化速度最慢。脂肪的餐后血糖效应较缓慢,但持续时间较长,可影响餐后 6~12 小时的血糖甚至更长时间。

由此可见,碳水化合物对血糖的影响最大,升糖速度最快,幅度最高;蛋白质和脂肪对血糖的影响相对较小,升糖速度较慢(图 6-1)。

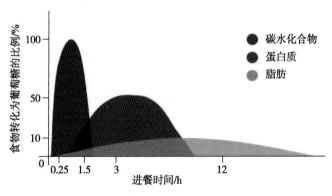

图 6-1 三大营养素对餐后血糖的影响

一般情况下,日常饮食为含有碳水化合物、蛋白质和脂肪的混合性食物,排空时间为 4~6 小时。以平衡膳食为指导的糖尿病饮食模式中,碳水化合物为主要供能物质(供能比为 45%~60%),因此,餐后 2 小时左右的血糖波动最大。

54. 什么是食物的血糖生成指数?

血糖生成指数(glycemic index,GI)是用于衡量食物升高餐后血糖能力的一项指标,指含有 50g 可利用碳水化合物的食物与 50g 葡萄糖或相当量的白面包的餐后 2 小时血糖应答的百分比值,反映了食物与葡萄糖相比升高血糖的速度和能力。

GI=(含有 50g 可利用碳水化合物的食物的餐后 2 小时血糖应答 /50g 葡萄糖或相当量的白面包的餐后 2 小时血糖应答)×100。

通常把葡萄糖或白面包的 GI 定为 100。GI<55 为低 GI 食物,55≤GI≤70 为中 GI 食物,GI>70 为高 GI 食物。食物的 GI 越高,升糖能力越强。常见食物 GI 值见附录 1。

与高 GI 食物相比,低 GI 食物在一天内引起的血糖波动更小(图 6-2)。食物的 GI 与多种因素有关,如食物中的纤维含量、脂肪含量、淀粉颗粒的性质、食物的物理性状、蔬菜水果的成熟度及烹饪加工方法等。一般来说,膳食纤维含量较多、脂肪含量较高、颗粒较粗、不成熟的蔬菜水果、烹饪时间较短的食物,其 GI 更低。

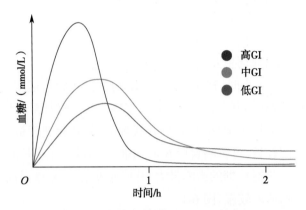

图 6-2　不同 GI 食物的餐后血糖波动

低 GI 饮食可以改善糖尿病患者的餐后高血糖及 HbA1c,因此,建议糖尿病患者尽可能多地选择低 GI 食物。值得注意的是,GI 并非选择食物的绝对或唯一标准。例如,冰激凌的 GI 比米饭低,其原因是冰激凌中的脂肪含量比米饭高,导致胃排空速度比米饭慢,餐后血糖升高速度更缓慢,但这并不代表冰激凌比米饭更健康。市面上不少碳水化合物含量较低但高脂的食品属于低 GI 类别,例如炸鸡、肥肉、动物内脏等。由此可见,低 GI 并不代表更健康。因此,除了 GI 之外,还需要根据营养成分合理选择食物。

55. 什么是食物的血糖负荷?

上文所述的 GI 是衡量不同种类的食物升高血糖能力的指标,但仅反映碳水化合物的"质"(升糖能力),并不代表实际摄入碳水化合物的"量"(摄入量)。将碳水化合物的"质"与"量"结合,才能更准确地预测餐后血糖水平。因此,采用血糖负荷(glycemic load,GL)来估计食物的种类和摄入量对餐后血糖的影响会更加准确。

(1) GL 的定义与计算方法:GL 是指单位重量的食物中可利用的碳水化合物的实际数量(单位为 g)与血糖生成指数(GI)的乘积 [GL=GI× 碳水化合物的重量(g)/100]。通常定义 GL≤10 为低 GL 食物,10<GL<20 为中 GL 食物,GL≥20 为高 GL 食物。GL 值越高提示食用相应重量的食物后,餐后血糖越高。以西瓜为例,GI 为 72,含糖量为 6.8g/100g(可食用部分),则 100g 西瓜的 GL=72×6.8/100=4.9,200g 西瓜的 GL 则为 9.8,属于低 GL。

(2) 低 GI/GL 饮食的应用:高 GI/GL 饮食显著增加健康人群患 2 型糖尿病的风险。相比高 GI/GL 饮食,低 GI/GL 饮食控制空腹血糖、餐后血糖和 HbA1c 更有效,同时不增加低血糖事件发生率。然而,由于 GI 易受到食物的物理状况和加工方式等多种因素的影响,导致 GI 的测定和 GL 的计算受到影响,目前低 GI/GL 饮食的推广及实践并不理想。影响餐后血糖最重要的因素还是碳水化合物摄入量,因此宜在定量碳水化合物的基础上应用 GI 和 / 或 GL 指导食物的选择。

56. 对于糖尿病患者,为何特别强调碳水化合物的识别?

碳水化合物的含量、种类和分配是影响餐后血糖的决定性因素之一。其中,碳水化合物的含量是最重要的因素。

(1) 餐后血糖水平与碳水化合物的摄入量呈显著正相关。如前所述,食物中的碳水化合物中 90%~100% 转变成为葡萄糖,转变速度很快,并且迅速进入血液中。这也表明,餐后 1~2 小时升高的血糖值主要是由所进食的碳水化合物转变成为葡萄糖,并进入血液中所造成的。因此,认识碳水化合物类食物并掌握碳水化合物摄入量是进行餐后血糖管理的重要措施。

(2) 正餐中碳水化合物摄入量引起的血糖变化与餐前胰岛素剂量显著相关。因此,使用胰岛素治疗的糖尿病患者应学会根据碳水化合物摄入量来调整餐前胰岛素剂量。对于使用固定胰岛素剂量的患者来说,保持每天的碳水化合物摄入量相同是非常重要的。而对于使用自我调整胰岛素剂量的患者来说,应学会并掌握根据饮食碳水化合物摄入量来计算餐时胰岛素剂量。

57. 什么是碳水化合物计数法? 它的作用是什么?

碳水化合物计数法是一种辅助血糖管理的饮食工具,它能帮助糖尿病患者有效改善血糖控制、增加饮食灵活性、减少血糖波动(特别是低血糖发生率)及减少胰岛素用量等。

碳水计数法分为基础法和高级法。基础法的目的是让患者了解哪些食物含有碳水化合物,并学会每日在相同的餐次吃相同数量的碳水化合物。本教程主要讲述高级法。高级法适用于使用强化胰岛素治疗和胰岛素泵治疗的患者,目的是让患者学会在餐前将要使用的速效或短效胰岛素的剂量与所摄入的碳水化合物的数量相匹配,同时考虑空腹或餐前血糖水平,以达到控制餐后血糖的效果。

通过高级法计算餐前大剂量胰岛素,需要使用两个系数:碳水化合物系数(ICR)和胰岛素敏感系数(ISF)。

(1) ICR 是指每个单位的速效或短效胰岛素对应多少克碳水化合物,用于计算饮食中碳水化合物所需的胰岛素剂量,其大小与胰岛素敏感性有关。对胰岛素较敏感者,则 1 个单位(U)的胰岛素覆盖的碳水化合物数量就较大。若某患者的 ICR 为 10,则表示该患者每注射 1U 的速效或短效胰岛素能覆盖 10g 碳水化合物,并能在餐后 3~4 小时内将血糖降至目标范围内。

(2) ISF 是指 1U 速效或短效胰岛素能够使血糖降低的数量,用于计算能将血糖降至餐前目标范围所需要的校正或补充胰岛素剂量。假设某患者的 ISF 为 3,则表示该患者每注射 1U 速效或短效胰岛素后,血糖能够降低 3mmol/L。

总体而言,碳水化合物摄入量越多,餐前血糖越高,胰岛素的需求则越大。

58. 蛋白质和脂肪是如何影响血糖的?

使用胰岛素治疗(尤其是使用强化胰岛素和胰岛素泵)的糖尿病患者除学会并使用碳水化合物计数法来计算餐时胰岛素剂量,还需充分考虑蛋白质和脂肪的胰岛素需求。蛋白质和脂肪的血糖应答有以下特点。

(1) 与碳水化合物的血糖效应不同的是,蛋白质和脂肪可带来迟发性血糖升高。有研究发现单独进食 ≥75g 蛋白质可造成明显的餐后血糖波动(90~100 分钟开始升高,3 小时达峰,3~5 小时未降至正常),单独进食 ≥40g 脂肪会使胰岛素需求增加 30%~35%。另外,一项纳入 10 名 1 型糖尿病受试者的随机对照交叉研究显示,在碳水化合物摄入相同的情况下,相比低蛋白低脂饮食(蛋白质 5g,脂肪 5g),在进餐 5 小时内,高蛋白质高脂饮食(蛋白质 60g,脂肪 40g)增加了近 2 倍的胰岛素剂量。

(2) 上述的碳水化合物计数法不能计算蛋白质和脂肪所需的胰岛素剂量,尽管目前已有部分研究提出了对于高脂、高蛋白饮食需要追加的胰岛素剂量计算公式,但尚未达成共识。因此,糖尿病患者仍须坚持严格控制总能量摄入、满足基本饮食要素等糖尿病饮食原则,以避免不必要的餐后血糖波动。

推荐阅读文献

[1] American Diabetes Association. 5. Facilitating behavior change and wellbeing to improve health outcomes：Standards of medical care in diabetes2021[J]. Diabetes Care,2021,44(Suppl 1)：S53S72.

[2] EVERT AB,DENNISON M,GARDNER CD,et al. Nutrition therapy for adults with diabetes or prediabetes：a consensus report[J]. Diabetes Care,2019,42(5):731754.

[3] 中国医疗保健国际交流促进会营养与代谢管理分会,中国营养学会临床营养分会,中华医学会糖尿病学分会,等.中国糖尿病医学营养治疗指南(2022 版)[J].中华糖尿病杂志,2022,14(9):881-933.

[4] 中华医学会糖尿病学分会,中国医师协会内分泌代谢科医师分会,中华医学会内分泌学分会,等.中国 1 型糖尿病诊治指南(2021 版)[J].中华糖尿病杂志,2022,14(11):1143-1250.

[5] 中国营养学会.中国居民膳食指南(2022)[M].北京:人民卫生出版社,2022.

[6] 中华人民共和国国家卫生和计划生育委员会.WS/T 429—2013 成人糖尿病患者膳食指导[S].北京:中华人民共和国国家卫生和计划生育委员会,2013.

[7]《儿童青少年糖尿病营养治疗专家共识(2018 版)》编写委员会.儿童青少年糖尿病营养治疗专家共识(2018 版)[J].中华糖尿病杂志,2018,10(9):569-577.

第七章 运动相关基础知识

59. 什么是运动?

根据世界卫生组织的定义,任何由骨骼肌系统消耗能量所产生的身体动作都称为身体活动。运动则是一种带有计划性、重复性、目的性与系统性的身体活动,其目的在于改善或维持体适能。因此,二者的联系与区别有如下方面。

(1) 运动是身体活动的一种形式。

(2) 运动是有提前计划的,比如跑步 5 公里、打篮球 1 小时;身体活动为随意、随时的。

(3) 运动是有目的性的,比如要达到一定的运动心率、一定的运动量等。

(4) 运动是重复的,比如训练肱二头肌肌力时的反复抗阻屈肘。

(5) 运动是系统性的,比如跑步,同时配合跑步前热身、跑步后拉伸,必要时还配合下肢力量及核心力量训练等。

60. 科学运动对糖尿病患者有哪些益处?

(1) 改善心肺功能,降低心脑血管疾病死亡风险。

1) 1 型糖尿病患者较正常人群具有较高的心脑血管事件风险。规律有氧运动可增加线粒体密度,提高胰岛素敏感性,增强氧化酶活性,改善血管的顺应性和反应性。

2) 提高肺功能和免疫功能,增加心输出量,增强血管弹性,促进血液循环,可预防长期高血糖刺激而引起的血管弹性下降、微循环障碍及心脑疾病等其他并发症。

3) 有利于控制血糖,促进新陈代谢,减少糖尿病相关并发症的发生,提高生活质量。研究证明,中到大量有氧运动具有改善糖尿病患者的心脑血管疾病和减少死亡风险的远期获益。

(2) 减少血糖波动和延缓糖尿病并发症的发生:低血糖症是糖尿病管理当中时常遇到的一种情况。因此,量维持血糖稳态是疾病管理中的目标之一。运动形式、运动维持时间等对血糖的影响是可以预测的,正确地应用监测、营养、调整胰岛素等策略能够减少低血糖风险。

(3) 减少跌倒等意外事件的发生。

1) 柔韧性和平衡性运动对老年糖尿病患者很重要。糖基化终产物有可能导致关节周围软组织纤维化,从而使得关节活动度下降。正常老化会导致糖基化终产物积聚,而高血糖使其聚积加速。拉伸练习可增加关节活动度和柔韧性,但不影响血糖控制。

2) 平衡练习可以通过改善平衡和步态,降低跌倒风险,对于已经出现周围神经病变的患者亦有助于预防跌倒。综合型运动干预(抗阻和平衡训练,如太极拳、八段锦)可使跌倒风险下降 28%~29%。

（4）改善心境：运动不仅仅是一项技术，更是一种生活方式和文化，且运动文化具有显著的区域性特点。运动本身及其运动文化的特性对参与者的心理、情绪方面有着正面影响。糖尿病患者容易合并抑郁等精神心理疾患，运动可舒缓情绪，降低抑郁风险。

61. 运动改善血糖的机制是什么？

运动可改善胰岛素敏感性、改善神经功能损伤、改善血糖波动和降低心血管死亡风险，其机制与改善能量代谢密切相关。

（1）运动改善能量代谢。

1）运动时可使肌肉收缩，从而消耗能量。运动时的能量消耗可能比静息状态增加 2~3 倍，甚至高达百倍。同时肌肉收缩促使血流循环量增加，流速增快，毛细血管扩张，单位时间到达肌肉组织的胰岛素量相对增加，使葡萄糖利用和分解增强。

2）运动时可使周围组织胰岛素的敏感性提高，增强肌肉和肝脏胰岛素介导的葡萄糖利用，增加外周葡萄糖清除率。葡萄糖进入细胞并被利用有赖于细胞膜上葡萄糖转运体-4（GLUT-4），有规律的中等强度有氧运动，可增加 2 型糖尿病患者肌细胞内 *GLUT-4* 基因转录，增加肌细胞 GLUT-4 含量。因此，运动强度越大，对碳水化合物的需求更大；运动时间越长，对游离脂肪酸的动员更多。

（2）运动对血糖改善的即刻效果。

1）无论运动强度或运动类型如何，两者在餐后进行均能更大地消耗能量，降低餐后血糖水平。

2）有规律的运动可使糖尿病患者每日高血糖时间减少 0.5%~0.7%（以糖化血红蛋白测定为准），增加胞内 GLUT-4 的载负量，增强胰岛素作用和增加肌容积，改善胰岛素抵抗和提高肌肉摄取葡萄糖能力。

（3）运动对血糖改善的长期效果：骨骼肌是胰岛素依赖葡萄糖摄取的主要部位。坚持运动训练可通过增加胰岛素刺激的葡萄糖处理和抑制肝糖原的产生，改善血糖，增加外周胰岛素敏感性，改善全身胰岛素反应，减少胰岛素抵抗。

62. 糖尿病患者运动的适应证和禁忌证有哪些？

作为糖尿病治疗的基础手段之一，运动治疗有其适应证和禁忌证。在选择运动治疗时要注意这一点。

（1）适应证：所有病情稳定的糖尿病患者，包括青少年、老年人及孕妇，在排除禁忌证后，均应参加多种形式的体育活动和运动锻炼，包括有氧运动、抗阻运动、柔韧性训练和平衡性训练。

（2）禁忌证

1）合并各种急性感染者。

2）血糖 >15mmol/L 合并血酮升高（≥1.5mmol/L）者。

3）近24小时发生过2级低血糖（血糖 <3.0mmol/L）或需要他人帮助的严重低血糖事件者。

4）未控制的高血压（收缩压 >140mmHg，舒张压 >90mmHg）、未经治疗的自主神经病变、周围神经病变以及足溃疡或夏科氏足病史者。

5）长病程 1 型糖尿病或糖化血红蛋白水平远高于控制目标的患者，禁止剧烈运动，包括举重和竞技性耐力项目。

6）不稳定的增殖期视网膜病变或严重的非增殖期糖尿病性视网膜病患者，禁止进行有氧或抗阻运动。

63. 运动前需要做哪些评估？

患者在开始运动前，必须评估自身运动能力与整体健康状况，尤其是心功能水平，以制订合适的运动方案，并最大限度减少运动中可能发生的风险。

（1）全面身体检查：每一位患者在了解能否进行运动锻炼时必须与内分泌科医师联系，并在康复科医师指导下进行。运动前建议做次全面的检查，包括血糖、糖化血红蛋白、血压、心电图、眼底、肾功能、心功能和神经系统检查，排除运动中可能发生的隐患。同时可利用身体活动准备问卷（PAR Q+）进行初步评估（表 7-1）。

表 7-1　身体活动准备问卷（PAR Q+）

内容	是	否
您的医师有没有说过您有心脏病？		
您经常感到胸部疼痛吗？		
您经常感到头晕或严重头晕吗？		
医师有没有说过您的血压过高？		
医师有没有告诉过您存在骨或关节的问题，如关节炎因运动而加重，或者运动可能会导致其加重？		
为什么您想参加某个运动项目最后没有实现，这里是否存在没有提到身体原因？		
在过去的 6 个月里您怀孕了吗？		
您是否存在腰部不适，如慢性疼痛或麻木？		
您目前是否正在服用药物？		
您目前存在任何残疾或传染病吗？		

注意：若患者对以上所有问题的回答都是"否"，可大致表明患者均可参加身体活动和有氧运动，但是这也并不能保证其对运动有一个绝对正常反应。若对以上任何 1 个问题的回答是肯定的，在参加身体活动和有氧运动之前，可能需要得到医师书面同意或运动处方。若以上情况回答"是"请写出具体内容。

（2）评估血糖水平：血糖对于糖尿病患者的运动策略选择具有重要影响。在运动前必须评估患者血糖情况，根据患者运动开始前不同血糖水平给予不同运动建议（表 7-2）。

表 7-2　不同血糖水平的运动建议策略选择

运动前血糖 /（mmol/L）	运动建议策略
<5	·运动前摄入 10~20g 葡萄糖 ·延迟运动，直到血糖超过 5mmol/L，密切监测血糖

运动前血糖/(mmol/L)	运动建议策略
5~6.9	• 有氧运动前摄入 10g 葡萄糖 • 可以进行无氧运动和高强度间歇训练
7~10	• 可以进行有氧运动 • 可以进行无氧运动和高强度间歇训练,但血糖可能升高
10.1~15	• 可以进行有氧运动 • 可以进行无氧运动,但血糖可能升高
>15	• 如果高血糖无法解释(与最近的饮食无关),检查血酮 • 如果血酮轻度升高(<1.5mmol/L),短时间内(30min)仅能低强度运动,运动前调整胰岛素剂量 • 血酮不高(<0.6mmol/L)或尿酮低于 + 可进行轻至中等强度有氧运动。运动过程中监测血糖明确是否进一步升高。剧烈运动开始时必须谨慎,因为会加剧高血糖

(3) 评估个人既往运动习惯、能力及意愿:制订运动处方前先评估既往运动习惯(或爱好)、运动能力、参与运动意愿等。

1) 运动能力评估主要包括最大心率、最大耗氧量测试、心肺耐力等指标。有条件的患者,或者在身体活动准备问卷中有回答"是"的患者,建议在运动前通过心肺运动试验、分级运动测试等方式评估运动能力。在条件受限时,可以通过心功能指数评估(30 秒下蹲起立测试)、3 分钟台阶测试等建议方法初步了解患者的心功能。

2) 运动中的靶心率是指在运动中需要达到的目标心率,它是评估运动强度的重要指标。比如中等强度的有氧运动,靶心率一般在最大心率的 55%~70% 之间。

64. 什么是运动处方?

运动处方是指针对个人的身体状况、身体锻炼经历和心肺运动器官的功能水平等情况,采用"处方"形式对其运动的方式、强度、频率及时间 4 个方面进行规定。运动处方需先选择运动方式,再确定强度,最后确定运动时间和频率。

(1) 运动方式:根据运动供能的方式不同,可分为有氧运动、无氧运动和混合运动三类。根据运动形式的不同,又可分为有氧运动、抗阻运动、柔韧性训练、高强度间歇训练等。不同的分类形式之间可有交叉。

1) 有氧运动:一般是躯干、四肢等多个大肌肉群参与的持续性运动,是以有氧代谢为主要供能途径,主要锻炼循环系统和呼吸系统,可以使心跳和呼吸加速较长时间,又称为心肺耐力训练。常见形式有快走、慢跑、骑车、跳舞和游泳等。

2) 抗阻运动:主要是肌肉对抗阻力的重复运动,具有保持和增强肌肉力量、体积和耐力的作用。抗阻运动以无氧代谢供能为主,其中的间歇也包含有氧代谢供能成分。一般以"多量少次"为原则,每次间隔时间大于 24 小时,不超过 48 小时。使用的阻力可包括自身或外物等,运动形式有俯卧撑、深蹲、举哑铃、拉弹力带、卧推等。

3）柔韧性训练：主要是保持或增加关节的活动范围和灵活性。可使躯体或四肢伸展、屈曲和旋转，锻炼关节活动范围和灵活性，让身体保持一定的柔韧性，可以使运动拥有更多的维度和自由度。运动形式包括芭蕾、瑜伽、普拉提等。对循环、呼吸和肌肉的负荷小，能量消耗低，对预防跌倒和外伤、对抗年龄增长导致的关节活动范围降低有一定帮助，同时可帮助缓解运动后的肌肉酸胀等不适。

4）高强度间歇训练（high-intensity interval training，HIIT）：是混合运动的一种，一般在短时间剧烈运动和休息之间交替进行。休息可为静态休息，亦可为低强度运动。HIIT 可提高患者的有氧能力，且在运动过程中血糖波动相对较小，因此近年来在糖尿病运动中受到越来越多的关注与推荐。

（2）运动强度：不同的运动形式，其强度的定义不同（表 7-3）。

1）有氧运动：根据指南建议，糖尿病患者有氧运动至少要维持中等强度水平；对于从未有过运动习惯的人及心血管疾病高危患者，鼓励从短时间的低强度运动开始，并根据耐受程度逐渐增加运动强度和时间。

表 7-3　各种运动的强度分类

强度	最大耗氧量占比 VO$_{2max}$/%	运动中心率达最大心率 百分比 /%	运动自评量表 （6~20 分）
非常轻	<20	<35	<10
轻度	20~39	35~54	10~11
中度	40~59	55~69	12~13
高强度	60~84	70~89	14~16
非常强	>85	>90	17~18
极限	100	100	19~20

注：最大心率=220-年龄。运动自评量表：根据主观运动感觉进行打分。6~7 分，极其轻松；8~9 分，很轻松；10~11 分，轻松；12~13 分，有点困难；14~16 分，困难；17~18 分，非常困难；19~20 分，精疲力竭。

2）抗阻运动：抗阻运动的强度一般用 RM 表示。1RM 表示这个强度的训练最多只能完成 1 次。中等强度训练一般是 15RM，剧烈训练强度一般为 6~8RM（不超过 6~8 次抗阻重复训练）。糖尿病患者的抗阻运动推荐训练强度为中等，或强度控制在（50%~75%）×1RM。在抗阻训练过程中，同样建议进行心率监测以保证运动安全。

（3）运动时间及频率：每次运动建议持续的时长与选择的运动方式、人群、是否有运动基础及血糖水平相关。

1）成人患者建议每周进行 150 分钟以上的中等强度运动，或者 75 分钟以上高强度运动。如果是中等强度运动，每天 20~45 分钟，每周坚持 5~7 天，间歇期不超过 2 天。每天运动时间可分次累计，但每次持续时间应≥10 分钟。

2）青少年则建议每天进行 60 分钟以上的中等强度运动。

65. 运动对血糖有哪些影响?

不同运动对血糖的影响存在显著的个体差异性,影响血糖的因素包括运动的持续时间、强度、初始时血糖值、胰岛素和胰高血糖素浓度及其他循环即时水平等。运动形式、运动时长、运动时机的不同选择,都会对血糖产生不同的影响(图7-1)。

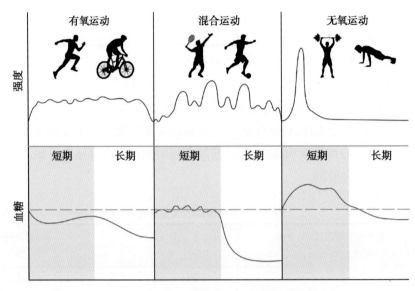

图 7-1　不同运动形式下血糖的变异表现

(1) 运动形式:一般有氧运动会降低血糖水平,运动后相对易发生低血糖事件;抗阻力训练短时间内会增加血糖,长期则可有效控制血糖;有氧结合抗阻运动可使血糖趋于平稳。

1) 有氧运动:对于血糖的控制是非常有效的方式,但其干预效应与运动强度、时间、频率及患者病情程度等因素有关。一般来说糖尿病患者在行有氧运动时血糖水平均下降,持续3~32周的有氧运动能提高血糖调控能力,并改善微循环功能和血流灌注水平。大多数患者低血糖事件发生在有氧运动开始后的45分钟左右。

2) 抗阻训练:运动中可出现血糖明显升高现象,但其长期坚持可有效调控患者的血糖水平,同时还能改善患者体质健康。其机制主要为抗阻运动能够有效增强肌肉功能,提高对葡萄糖的摄取和利用率,促使肌肉收缩,改善胰岛素抵抗,提高全身胰岛素敏感性,从而有效改善血糖水平,控制慢性并发症的发生及发展。

3) 混合运动,即有氧结合抗阻运动,对血糖调控效果最好,其效果优于单独有氧训练或抗阻训练。由高强度运动和低强度运动交替进行的HIIT可降低糖尿病患者的血糖水平,并显著降低运动后的低血糖事件发生率。小剂量HIIT可迅速改善血糖控制,诱导骨骼肌适应。

(2) 运动时长:低强度、长时间的运动(多为有氧运动)可以收到与高强度、短时间运动(多为无氧运动)同样的控制血糖效果。运动持续时间并不是越长越好,时间太长会增加患者身体负担,影响其依从性。尽量避免连续2天及以上不运动,否则已获得的运动获益将减少甚至丢失。

（3）运动时机：餐后运动可改善胰岛素抵抗。血糖达到峰值前 0.5 小时开始运动，可以使峰值血糖显著降低。餐后运动开始越晚，运动后发生低血糖风险越高；睡前运动易导致夜间严重低血糖。不建议糖尿病患者清晨空腹运动；有研究表明，与早晨空腹时运动相比，午后进行抗阻运动，高血糖的发生率明显降低，相对来说更安全。因此，我们鼓励患者根据自身的情况选择合适的时机进行全面的运动。

推荐阅读文献

[1] 胥祉涵,王世强,李丹,等.2022 年美国运动医学会《2 型糖尿病患者的运动/身体活动指南》解读及启示[J].中国全科医学,2022,25(25):3083-3088.

[2] 梁嘉琳,尚治新,严金霞,等.步行运动对 1 型糖尿病残余胰岛 β 细胞功能及血糖控制的影响[J].中华物理医学与康复杂志,2018,40(8):604-607.

[3] HOLT RIG,DEVRIES JH,HESS-FISCHL A,et al. The management of type 1 diabetes in adults. A consensus report by the American Diabetes Association(ADA)and the European Association for the Study of Diabetes(EASD)[J]. Điabetologia,2021,64(12):2609-2652.

[4] RIDDELL MC,GALLEN IW,SMART CE,et al. Exercise management in type 1 diabetes:a consensus statement.[J]. Lancet Diabetes Endocrinol,2017,5(5):377-390.

[5] 中华医学会糖尿病学分会,中国医师协会内分泌代谢科医师分会,中华医学会内分泌学分会,等.中国 1 型糖尿病诊治指南(2021 版)[J].中华糖尿病杂志,2022,14(11):1143-1250.

[6] 冯苏文,赵春艳,许方蕾.糖尿病患者运动管理评价指标的研究进展[J].中华护理杂志,2021,(11):1741-1746.

[7] ZEBROWSKA A,HALL B,MASZCZYK A,et al. Brain-derived neurotrophic factor,insulin like growth factor-1 and inflammatory cytokine responses to continuous and intermittent exercise in patients with type 1 diabetes[J]. Diabetes Res Clin Pract,2018,144：126-136.

[8] SCOTT SN,COCKS M,ANDREWS RC,et al. High-intensity interval training improves aerobic capacity without a detrimental decline in blood glucose in people with type 1 diabetes[J]. J Clin Endocrinol Metab,2019,04(2):604-612.

[9] FARINHA JB,RAMIS TR,VIEIRA AF,et al. Glycemic,inflammatory and oxidative stress responses to different high-intensity training protocols in type 1 diabetes:a randomized clinical trial[J]. J Diabetes Complication,2018,32(12):1124-1132.

[10] BREDIN S,GLEDHILL N,JAMNIK VK,et al. PAR-Q+ and ePARmed-X+:new risk stratification and physical activity clearance strategy for physicians and patients alike[J]. Can Fam Physician,2013,59(3):273-277.

[11] MCCARTHY M,ILKOWITZ J,ZHENG Y,et al. Exercise and self-management in adults with

type 1 diabetes. Curr Cardiol Rep,2022,24(7):861-868.

[12] TRACY EL,BERG CA,KENT DE GREY RG,et al. The benefits of daily exercise on blood glucose levels and affect among adults with type 1 diabetes. J Behav Med,2020,43(6):1056-1061.

[13] GARCÍA-HERMOSO A,EZZATVAR Y,HUERTA-URIBE N,et al. Effects of exercise training on glycaemic control in youths with type 1 diabetes:a systematic review and meta-analysis of randomised controlled trials. Eur J Sport Sci,2022,23(6):1056-1067.

[14] ROMERO-CASTILLO R,PABÓN-CARRASCO M,JIMÉNEZ-PICÓN N,et al. Effects of nursing diabetes self-management education on glycemic control and self-care in type 1 diabetes:study protocol. Int J Environ Res Public Health,2022,19(9):5079.

[15] DAI H,CHEN Q,HUANG H,et al. The role of nurses in taking care of children with type 1 diabetes. Altern Ther Health Med,2022,28(1):107-113.

第八章 糖尿病急性并发症相关基础知识

66. 糖尿病的急性并发症有哪些?

糖尿病急性并发症包括低血糖、糖尿病酮症酸中毒(DKA)、高渗高血糖综合征(HHS)和糖尿病乳酸酸中毒。

低血糖是一组多种病因引起的以静脉血浆葡萄糖浓度过低,以交感神经兴奋和脑细胞缺氧为主要特点的综合征。

DKA 是由胰岛素不足和升糖激素不适当升高引起的糖、脂肪和蛋白质代谢严重紊乱综合征,临床以高血糖、高血酮和代谢性酸中毒为主要特征。

HHS 是以严重高血糖、高血浆渗透压、脱水为特征,因体内胰岛素相对缺乏引起的急性代谢紊乱症候群。患者可有不同程度的意识障碍,部分患者可伴酮症。

糖尿病乳酸酸中毒是糖尿病的一种较少见的急性并发症,是在糖尿病的基础上,由于各种原因引起机体乳酸产生过多和 / 或清除减少,导致乳酸在体内大量蓄积引起的代谢性酸中毒。

67. 如何诊断低血糖症?

低血糖症是一组由多种病因引起的血浆葡萄糖水平降低,并足以引起相应症状和体征的临床综合征,而当血浆葡萄糖浓度升高后,症状和体征也随之消失。

低血糖症的诊断标准:糖尿病患者血糖 <3.9mmol/L。

根据目前已有指南和共识,低血糖症可分为三级(表 8-1)。

表 8-1 低血糖症分级及临床表现

低血糖分级	临床表现	处理
1 级	血糖 <3.9mmol/L,且≥3.0mmol/L,可出现自主神经症状,意识清楚	可自行处理
2 级	血糖 <3.0mmol/L,可出现自主神经症状和神经性低血糖症状,意识清楚	可自行处理
3 级	没有特定血糖界限,出现意识障碍,伴有昏迷或抽搐等	需他人协助

注:5~6 岁以下 1 型糖尿病儿童很少被归类 1 级低血糖,因为他们通常都无法独立完成自我救治。

68. 低血糖对糖尿病患者有哪些危害?

低血糖对糖尿病患者的危害巨大,严重者可危及生命。主要表现如下。

（1）增加血糖波动：低血糖后机体的反馈调节以及纠正低血糖时摄入的糖类可导致反跳性高血糖（索莫吉反应），从而增加糖尿病并发症风险，导致患者生活质量下降，医疗花费增加。

（2）增加血小板的聚集：增加糖尿病血管并发症的发生和发展。

（3）诱发严重的心血管事件：低血糖症可以刺激交感神经，导致心律失常、心率增快、心肌耗氧量增加，增加心血管事件（如心绞痛、心肌梗死、心律失常、脑卒中）的发生率及冠心病患者的全因死亡率。

（4）导致认知功能下降：对于长病程的患者或老年患者，反复发生严重低血糖会导致糖尿病患者的认知功能下降甚至痴呆。

（5）造成严重脑损害：急性严重低血糖症可导致精神错乱、抽搐惊厥、昏迷甚至死亡，持续6小时以上的严重低血糖症常可能导致大脑不可逆的损伤。

（6）造成死亡：由于年龄大、病程长等原因，患者常伴有自主神经功能紊乱等，可出现无症状性低血糖，患者在不知不觉中进入昏迷，导致延误抢救，并造成大脑不可逆损害甚至死亡。

69. 为什么糖尿病患者容易发生低血糖？

正常人发生血糖降低时，通过血糖对抗调节机制，使胰岛素分泌减少或完全停止，同时升糖激素分泌增加。因此，正常人一般不会发生低血糖，或仅轻微低血糖并在短时间内自行纠正。而糖尿病患者容易出现低血糖的原因如下。

（1）糖尿病患者存在胰岛素的绝对或相对不足，因此促进餐后血糖向糖原转化存储的胰岛素不足，从而在饥饿或低血糖时，可供动员的肝糖原不足。

（2）糖尿病患者常伴有自主神经功能障碍，影响机体对低血糖的感知和反馈调节能力。

（3）糖尿病患者在使用外源性胰岛素和／或胰岛素促泌剂治疗时，会使葡萄糖的利用增加，这也是发生低血糖的常见原因。

（4）1型糖尿病患者对于低血糖的第一、第二防御机制减弱，是其更容易发生低血糖的原因。

1）1型糖尿病依赖外源性胰岛素治疗，外源性胰岛素注射后，首先通过毛细血管进入血液循环，在肝脏的浓度小，肝糖原储备少，因此更易发生低血糖。

2）1型糖尿病患者α细胞同样存在功能受损，不能正常分泌胰高血糖素，在低血糖时无法完成血糖对抗调节。

70. 低血糖时的生理调控机制是什么？

人体通过神经、体液调节机制维持血糖的稳定。低血糖时，机体重要的反应调节机制是体内胰岛素分泌减少，而升糖激素如肾上腺素、胰高血糖素、皮质醇等分泌增加，肝糖原输出增加，糖利用减少，以保持血糖稳定（表8-2）。

表 8-2　低血糖时正常生理调控机制

反应	血糖阈值 /(mmol/L)	生理作用	在拮抗低血糖中的作用
↓胰岛素	4.4~4.7	↑肝肾葡萄糖生成 ↓肌肉葡萄糖利用	主要的血糖调节因子,低血糖的第一道防线
↑胰高血糖素	3.6~3.9	↑肝肾葡萄糖生成	主要的升糖因子,低血糖的第二道防线
↑肾上腺素	3.6~3.9	↑肝肾葡萄糖生成 ↓肌肉葡萄糖利用	参与,当胰高血糖素缺乏时其作用变得重要,低血糖的第三道防线
↑皮质醇和生长激素	3.6~3.9	↑肝肾葡萄糖生成 ↓肌肉葡萄糖利用	参与,但并不是关键
低血糖症状	2.8~3.1	↑摄入外源性葡萄糖	促进摄食等行为防御低血糖
↓认知能力	<2.8	—	减弱了摄食等行为防御低血糖

如上表所示,当低血糖发生时,降低胰岛素分泌是防止低血糖的第一道防线;当血糖下降低于生理范围时,胰岛素的反向调节激素——升糖激素分泌增加,α 细胞分泌的胰高血糖素的增高是防止低血糖的第二道防线;当胰高血糖素分泌不足以纠正低血糖时,肾上腺素分泌增加,作为防止低血糖的第三道防线。1 型糖尿病患者第一、第二防御机制减弱,2 型糖尿病患者早期第一、第二防御机制是正常的。当这些防御因素不能有效纠正低血糖时,机体会出现低血糖症状和体征。

71. 糖尿病酮症酸中毒是如何发生的?

糖尿病酮症酸中毒(DKA)是由于血循环中胰岛素绝对或相对不足,以及升糖激素(如皮质醇、生长激素、胰高血糖素等)不适当升高引起的。当体内胰岛素缺乏时,血液中的葡萄糖不能被转移至细胞内代谢产生能量,机体只能消耗脂肪产生能量,从而产生代谢产物酮体(包含乙酰乙酸、β- 羟丁酸及丙酮)。而酮体呈酸性,堆积会导致酸血症,进而发生 DKA(图 8-1)。在病情未发展至酸中毒阶段时,称为糖尿病酮症。

72. 如何诊断糖尿病酮症酸中毒?

糖尿病患者符合以下诊断标准即可诊断为 DKA:①高血糖(血糖 >11.1mmol/L);②酮体阳性(血 β- 羟丁酸≥3mmol/L 或尿酮≥++);③静脉血 pH<7.3 或血清 HCO_3^-<15mmol/L。出现高血糖、同时酮体超过检测参考范围上限值,但未达到 DKA 诊断标准的糖尿病患者则诊断为糖尿病酮症。

73. 什么是血糖正常的糖尿病酮症酸中毒?

血糖正常的糖尿病酮症酸中毒(euglycaemic diabetic ketoacidosis,euDKA)指的是血糖 <11.1mmol/L 情况下发生的 DKA。

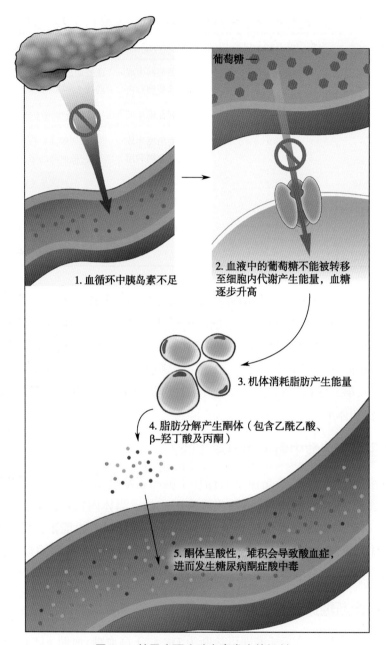

图 8-1　糖尿病酮症酸中毒发生的机制

诊断标准：血糖 <11.1mmol/L，酮体阳性（血 β- 羟丁酸 ≥3mmol/L 或尿酮 ≥++），酸中毒（静脉血 pH<7.3 或血清 HCO_3^-<15mmol/L）。

通常发生于以下人群：糖尿病患者使用钠 - 葡萄糖协同转运蛋白 2 抑制剂（SGLT2i），非糖尿病患者处于饥饿、低热量饮食、妊娠期等状态，存在过度饮酒、可卡因滥用等情况，或合并糖原贮积症、慢性肝病、手术等病史。

euDKA 发生的潜在机制：①碳水化合物摄入减少、糖原储存减少（糖原贮积症、肝病、过度饮酒）等导致肝糖的输出减少,血糖下降;②SGLT2i 利尿并增加尿糖,导致血糖下降和血容量不足,使胰岛素分泌减少,胰高血糖素和酮体重吸收增加;③妊娠期,胎盘葡萄糖转运体增加及血糖生理性稀释,导致血糖降低,而妊娠期间黄体酮、胎盘胰岛素酶等可引起胰岛素抵抗、抑制胰岛素分泌;④使用胰岛素使得糖异生减少、细胞外葡萄糖利用增加;⑤手术患者术前通常需禁食禁水,若未给予恰当的肠外能量支持,会使患者处于饥饿伴脱水状态,术后的应激引起升糖激素的增加。最终导致血糖下降,胰高血糖素 / 胰岛素比值增加,促进脂肪动员分解产生过量酮体供能,消耗体内储备碱,最终引起代谢性酸中毒。

74. 高渗高血糖综合征是如何发生的?

机体胰岛素相对缺乏促进肝糖输出(通过糖原分解和糖异生)、抑制骨骼肌利用葡萄糖,导致患者血糖的升高。感染、外伤、脑血管意外等诱因可抑制胰岛素的分泌,升高皮质醇、儿茶酚胺和胰高血糖素等升糖激素水平,加剧胰岛素抵抗,导致血糖升高更加明显,进而出现渗透性利尿,大量水和电解质流失,渗透压升高。而口渴中枢不敏感导致摄入水量不足,进一步加重机体脱水。此外由于血钠的丢失少于失水,致血钠明显增高,从而导致高渗高血糖综合征。

75. 如何诊断高渗高血糖综合征?

高渗高血糖综合征的实验室诊断参考标准:①血糖≥33.3mmol/L;②有效血浆渗透压≥320mOsm/L;③血清 HCO_3^-≥18mmol/L 或动脉血 pH≥7.30;④尿糖呈强阳性,而血酮体及尿酮阴性或为弱阳性;⑤阴离子间隙 <12mmol/L。

76. 糖尿病乳酸酸中毒是如何发生的?

乳酸是葡萄糖无氧酵解的代谢终产物。葡萄糖在细胞内降解为丙酮酸,无氧条件下经乳酸脱氢酶的作用生成乳酸,一般在皮肤、脑细胞、骨骼肌、红细胞等部位产生。乳酸摄取利用的代谢部位主要在肝脏和肾脏,特殊情况下肌肉也可以代谢乳酸。如果乳酸产生过多或者代谢减少,在血液中大量堆积,就会导致人体乳酸酸中毒。糖尿病引起乳酸酸中毒有以下几种途径:

(1)糖尿病患者血糖控制不佳,血液中的糖化血红蛋白水平上升,血红蛋白携氧能力降低,局部组织缺氧。

(2)不合理地使用双胍类药物。双胍类药物可增加葡萄糖的无氧酵解,抑制肝脏对乳酸的摄取,抑制糖异生,使肝脏内丙酮酸、乳酸不能转化为葡萄糖。

(3)机体在肺部感染、心力衰竭、腹泻、脱水、休克等各种病因作用下,组织灌注不足导致组织缺血、缺氧,有氧代谢受阻,为适应机体对能量的需求,葡萄糖无氧酵解加速,产生大量的乳酸。

(4)肝肾功能不全:导致乳酸产生过多或排泄减少。

(5) 酗酒、一氧化碳中毒及水杨酸、儿茶酚胺等药物过量使用。

77. 如何诊断糖尿病乳酸酸中毒?

糖尿病患者,临床表现为呕吐、恶心,血液中乳酸 >5mmol/L,动脉血 pH<7.3,阴离子间隙 >18mmol/L,且能排除高渗性昏迷、DKA、尿毒症等急性并发症,即可诊断为糖尿病乳酸酸中毒。

78. 糖尿病酮症酸中毒、高渗高血糖综合征及糖尿病乳酸酸中毒的关联和区别是什么?

三者均为 1 型糖尿病的急性并发症。

(1) DKA,高渗高血糖综合征均是由于胰岛素缺乏、升糖激素不适当增加所致,可表现为高血糖、"多饮多尿、体重下降"症状加重、脱水,甚至进行性意识障碍。

(2) 糖尿病乳酸酸中毒是在糖尿病的基础上,因各种原因导致机体乳酸产生过多和 / 或清除减少,大量乳酸在体内蓄积引起的代谢性酸中毒。DKA 和乳酸酸中毒均有严重脱水和酸中毒的临床表现,两者均可出现神志改变,甚至昏迷。

(3) 需注意的是 DKA、高渗高血糖综合征可导致乳酸酸中毒。

(4) 三者在治疗方面均需补液和胰岛素控制血糖。

三者的区别如下:

(1) 三者的诱因、诊断标准(血糖、血酮、血浆渗透压、乳酸、尿酮体、血钠、血 pH、血清碳酸氢钠等)不同(表 8-3)。

(2) 三者的临床表现不完全相同。

1) DKA

① 糖尿病症状加重,烦渴、尿量增加、疲倦乏力等,无明显多食。

② 消化系统症状:食欲缺乏、恶心呕吐、腹痛。

③ 呼吸系统表现:呼吸深而快,有烂苹果味(丙酮),由于呼吸中枢麻痹和肌无力,呼吸渐浅而缓慢。

④ 脱水。

⑤ 神志状态:个体差异较大,早期头晕、头痛、精神萎靡,逐渐出现嗜睡、迟钝、睫反射消失至昏迷。

2) 高渗高血糖综合征

① 起病较慢,早期呈现糖尿病原有症状逐渐加重,患者在发病前几天或前几周常有多尿、多饮等高血糖症状逐渐加重的表现,血糖与血浆渗透压逐渐升高。

② 脱水,表现为晚期少尿,甚至无尿,失水极严重状,体重通常明显下降,眼球松软。有时体温可达 40℃以上,可能为中枢性高热,伴心悸、心动过速、呼吸加速。

③ 神志方面,表情迟钝,进行性嗜睡,数日后渐入昏迷状态,中枢抑制。神经系统症状与 DKA 伴昏迷不同,除感觉神经受抑制而神情淡漠、迟钝僵木外,运动神经受累较多。

3）糖尿病乳酸酸中毒：患者除原有疾病的临床表现外，还会表现出脱水和代谢性酸中毒的症状。轻症患者会出现恶心、肌无力、头昏、食欲下降、嗜睡等症状；中度和重度患者会出现呕吐、腹痛、头痛、严重疲劳、口唇发绀、潮式呼吸、意识障碍、脱水、血压和体温下降、瞳孔扩大、休克等症状。与 DKA 区别是呼吸无烂苹果味。

表 8-3　糖尿病急性并发症的区别

临床特点	DKA	高渗高血糖综合征	乳酸酸中毒
糖尿病类型	多见于 1 型糖尿病(年轻)	多见于 2 型糖尿病(老年多见)、死亡率较高	均可见，患者年龄偏大，罕见，死亡率高
诱因	中断胰岛素治疗、胰岛素用量不足、感染	使用利尿剂、糖皮质激素药物、饮水不足等	服用双胍类药物、酗酒、合并器官功能障碍、发生感染
血糖	常 ≥ 11.1mmol/L 且 <33.3mmol/L	常 ≥ 33.3mmol/L，可达 66.6mmol/L	可正常或升高，<13.9mmol/L
血酮	血中酮体 ≥ 3	轻度增高或正常	正常
血浆渗透压	正常	升高(320~430mOsm/L)	正常
乳酸	正常	正常	>5.0mmol/L
尿酮体	强阳性	弱阳性或阴性	弱阳性或阴性
血钠	正常或较低	升高或正常	正常
血 pH	<7.3	>7.3	<7.3
血清碳酸氢钠	<15mmol/L	≥ 18mmol/L	<15mmol/L
主要临床表现	糖尿病症状加重，多饮多尿、脱水、疲倦乏力等，但无明显多食；代谢性酸中毒症状：消化道和呼吸系统症状；神志改变	多饮多尿、脱水、神志改变，神经系统症状与 DKA 伴昏迷不同，除感觉神经受抑制而神情淡漠、迟钝僵木外，运动神经受累较多	患者除原有疾病的临床表现外，还会表现出脱水和代谢性酸中毒的症状

注：DKA，糖尿病酮症酸中毒。

推荐阅读文献

[1] 中华医学会糖尿病学分会. 中国 2 型糖尿病防治指南(2020 年版)[J]. 国际内分泌代谢杂志，2021,41(05):482-548.

[2] 中华医学会糖尿病学分会，中国医师协会内分泌代谢科医师分会，中华医学会内分泌学分会，等. 中国 1 型糖尿病诊治指南(2021 版)[J]. 中华糖尿病杂志,2022,14(11):1143-1250.

［3］ 中华医学会糖尿病学分会.中国高血糖危象诊断与治疗指南［J］.中华糖尿病杂志,2013,5 (8):449-461.

［4］ DHATARIYA KK,GLASER NS,CODNER E,et al. Diabetic ketoacidosis［J］. Nat Rev Dis Primers,2020,6(1):40.

［5］ UMPIERREZ G,KORYTKOWSKI M. Diabetic emergencies-ketoacidosis,hyperglycaemic hyperosmolar state and hypoglycaemia［J］. Nat Rev Endocrinol,2016,12(4):222-232.

［6］ PASQUEL FJ,UMPIERREZ GE. Hyperosmolar hyperglycemic state:a historic review of the clinical presentation,diagnosis,and treatment［J］. Diabetes Care,2014,37(11):3124-3131.

［7］ 林健,周智广.糖尿病乳酸酸中毒的诊断治疗及进展［J］.临床内科杂志,2017,34(3): 159-161.

第九章　糖尿病慢性并发症及合并症相关基础知识

79. 糖尿病慢性并发症有哪些?

糖尿病的慢性并发症累及全身各重要器官,发病机制复杂,可能与遗传、性别、年龄、糖尿病病程、胰岛素抵抗、高血糖及氧化应激等多方面因素影响有关;主要包括大血管和微血管病变。

(1)大血管病变:表现为大动脉的粥样硬化,累及主动脉、冠状动脉、脑动脉、肾动脉和肢体外周动脉等,引起冠心病、缺血性脑血管病变、肾动脉硬化及周围动脉粥样硬化。

(2)微血管病变:主要累及视网膜、肾脏、神经和心肌组织,尤其以糖尿病肾病和视网膜病变最为常见。

80. 糖尿病慢性并发症的发生机制是什么?

糖尿病慢性并发症的发生机制有很多,其中比较公认的包括多元醇途径、糖基化终末产物堆积、蛋白酶C(PKC)激活、己糖胺通路活性增加以及氧化应激水平升高等。高血糖导致的血管损伤是各种糖尿病慢性并发症发生的基础。

(1)多元醇途径:大量研究表明,糖代谢多元醇途径中的醛糖还原酶活性增高导致代谢产物山梨醇在组织中堆积,加重细胞的氧化应激,与糖尿病慢性并发症的发生密切相关。

(2)糖基化终末产物堆积:随着糖尿病的进展,高血糖状态导致蛋白质上形成晚期糖基化终末产物(AGE)并不断堆积,即便高血糖纠正,这种代谢记忆也并不可逆,组织中的AGE未能恢复到正常水平,进一步促进糖尿病并发症的发展。AGE致血管损伤的机制包括改变胞内蛋白质功能、干扰胞外基质与基质相互作用以及诱导炎症因子和生长因子产生,引起血管的病理改变。

(3)PKC激活:导致血管损伤的机制主要通过二酯酰甘油(DAG)-PKC途径,可导致糖尿病血管组织中多种细胞和功能异常,包括血管通透性、细胞外基质合成、平滑肌收缩、基因表达、细胞生长、分化和新生血管形成改变等。

(4)己糖胺通路活性增加:高血糖可导致各种组织中己糖胺通路活性增加,进而通过改变基因表达和蛋白质功能促进糖尿病并发症的发生。己糖胺旁路也可介导高血糖和游离脂肪酸诱导的胰岛素抵抗。

(5)氧化应激水平升高:糖尿病患者长期高血糖引起体内氧化应激水平升高,与糖尿病并发症的发生发展密切相关。高血糖可通过多种机制引起氧化应激,并且是多元醇通路、AGE形成、PKC活性和己糖胺通路的共同途径,导致血管内皮损伤,引起糖尿病血管病变。

81. 糖尿病慢性并发症的危险因素有哪些?

糖尿病的慢性并发症危险因素包括年龄、糖尿病病程、血糖控制情况、血压、血脂、吸烟、肥胖和遗传因素等。

(1) 年龄:随着年龄增长,糖尿病慢性并发症发生率及严重程度逐渐升高。

(2) 糖尿病病程:糖尿病病程是糖尿病慢性并发症最重要的危险因素。患病时间越久,越容易合并糖尿病并发症。

(3) 血糖控制情况:高血糖是糖尿病并发症的发生基础,血糖控制情况与糖尿病慢性并发症的发生率直接相关。

(4) 血压:糖尿病患者易合并高血压,高血压与血管硬化密切相关,糖尿病合并高血压更易发生糖尿病慢性并发症。

(5) 血脂:大规模糖尿病并发症流行病学研究均证实,血脂中低密度脂蛋白胆固醇(LDL-C)升高是糖尿病患者心血管疾病(CVD)和主要心血管不良事件的重要危险因素。

(6) 吸烟:可引起小动脉病变,加重糖尿病血管并发症的发生发展。

(7) 肥胖:肥胖患者常合并胰岛素抵抗,促进动脉血管壁脂质沉积和平滑肌增殖,导致动脉硬化。肥胖患者也常合并高脂血症和运动不足,这也是糖尿病血管病变和动脉硬化的原因之一。

(8) 遗传因素:研究表明糖尿病并发症的发生存在一定的遗传易感性,部分患者长期血糖控制不佳,但却无明显并发症。而有的患者血糖控制良好,但并发症较严重。

82. 1型和2型糖尿病的慢性并发症有哪些异同?

所有糖尿病并发症均可以发生于1型糖尿病和2型糖尿病。但由于两种糖尿病发病机制和临床特点不同,因而慢性并发症表现有所不同,主要体现在并发症类型及并发症筛查的时间有所不同。

(1) 1型糖尿病患者主要表现为胰岛素缺乏,长期高血糖更易发生微血管病变,即糖尿病肾病、视网膜病变和神经病变。1型糖尿病患者一般在起病5年后会发生糖尿病肾病,其中终末期肾病是主要死因。1型糖尿病患者视网膜病变发生率高于2型糖尿病,大部分1型糖尿病患者合并糖尿病视网膜病变。

(2) 2型糖尿病主要以胰岛素抵抗为主,同时容易合并高血压、血脂紊乱等心血管疾病的重要危险因素,更容易发生心、脑、肾血管动脉硬化性病变等大血管病变,主要死因是心、脑血管疾病。

(3) 1型糖尿病的慢性并发症与糖尿病病程有明确相关性。而2型糖尿病因为糖尿病相关症状不明显,可能出现相关并发症才诊断,所以在确诊时即应该进行慢性并发症筛查。

83. 糖尿病慢性并发症的筛查时机是何时?

(1) 2 型糖尿病在确诊时就需要进行相关慢性并发症的筛查,以后每年至少筛查一次,出现并发症的患者需要增加检查次数。

(2) 1 型糖尿病则需要根据病程、年龄,决定是否进行慢性并发症筛查(表 9-1)。

表 9-1　1 型糖尿病慢性并发症筛查项目及频率

疾病	筛查时间
糖尿病肾病	病程 3~5 年,年龄≥10 岁或青春期开始后应进行尿白蛋白筛查;成人病程≥5 年,进行尿白蛋白和肾小球滤过率的筛查
糖尿病视网膜病变	病程 3~5 年,年龄≥10 岁或青春期开始后进行散瞳后的全面眼底筛查;成人病程≥5 年进行首次眼底筛查;以后每年复查一次,出现眼底病变则增加复查次数 计划妊娠或妊娠的患者立即进行眼底筛查,并在孕期每 3 个月及产后 1 年进行复查
神经病变	病程≥5 年,年龄≥10 岁或青春期开始后应进行初次糖尿病周围神经病变评估,随后至少每年筛查 1 次
糖尿病足	病程≥5 年,年龄≥10 岁或青春期开始后,应每年进行全面的足部检查
大血管病变	成人确诊后,至少每年评估心血管疾病的风险因素,包括详细询问病史、全面健康体检、1~2 年做心电图,但目前没有统一筛查糖尿病大血管病变的标准

84. 慢性并发症的筛查手段有哪些?

(1) 糖尿病肾病筛查方法:常用检查项目有尿常规、24 小时尿蛋白检查、尿白蛋白肌酐比值(ACR)、肾功能等。明确糖尿病肾病的诊断也可通过肾脏穿刺病理活检。

(2) 糖尿病视网膜病变筛查方法:一般眼科检查即视力、视野、眼压检查,眼底镜、裂隙灯显微镜、眼底照相,荧光眼底血管造影,人工智能眼底筛查技术,光学相干断层成像(OCT)检查等。

(3) 糖尿病神经病变筛查方法(图 9-1):糖尿病神经病变常见的有远端多发神经病变和自主神经病变。远端多发神经病变常用的筛查方法有踝反射、振动觉、压力觉、针刺痛觉及温度觉等 5 项检查;糖尿病心血管自主神经病变检查方法有卧立位检查方法、24 小时动态血压监测、心率变异性(HRV)监测;胃肠道自主神经病变检查方法有上消化道内镜和食管24 小时动态 pH 监测、胃排空闪烁扫描、胃电图、胃排空呼气试验;泌尿生殖系统自主神经病变检查方法有性激素水平测定、尿动力学检查、超声检查;排汗功能障碍检查有定量泌汗轴突反射检测和皮肤交感反应、Sudoscan 电导分析仪、神经贴片。

85. 如何预防糖尿病慢性并发症?

糖尿病并发症的发生严重影响患者生活质量,因此我们需要定期筛查,综合防治来有效预防并发症,尤其是心血管并发症的发生。主要措施有"一控、二戒、三动、四查"。

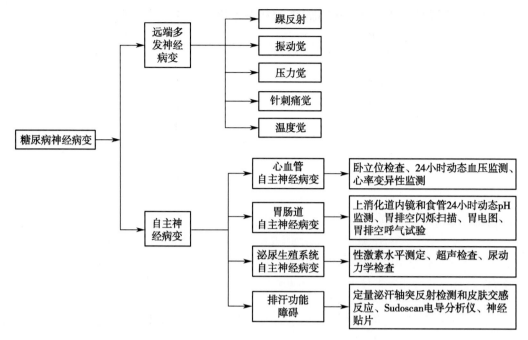

图 9-1 糖尿病神经病变筛查方法

（1）一控：控血糖、控血脂、控血压。

1）控血糖：血糖平稳达标，减少波动，控制高血糖，避免低血糖的发生。

2）控血脂：LDL-C<2.60mmol/L，甘油三酯（TG）<1.70mmol/L，高密度脂蛋白胆固醇（HDL-C）>1.04mmol/L（男）或 >1.30mmol/L（女）。

3）控血压：一般患者血压 <130/80mmHg；糖尿病孕妇可将血压控制在≤135/85mmHg；老年或伴有严重冠心病的患者血压可放宽 <140/90mmHg。

（2）二戒：戒烟，限制饮酒。控制酒精摄入量（女性≤1 个酒精单位 /d，男性≤2 个酒精单位 /d）。1 个酒精单位为 15g 酒精，即啤酒（酒精度 4%）450ml、葡萄酒（酒精度 12%）150ml、白酒（酒精度 38%）50ml 或高度白酒（酒精度 52%）30ml。

三动：规律运动。糖尿病患者需要坚持规律运动，建议有氧运动和抗阻运动联合进行，每周进行 150 分钟以上的中等强度运动。

四查：定期筛查。定期筛查慢性并发症，做到早发现、早治疗。强调定期随访对于早期发现、诊断及预防并发症发生发展的重要性。

86. 针对 1 型糖尿病患者，需要重点对哪些自身免疫性疾病进行筛查？

1 型糖尿病容易伴随其他自身免疫性疾病，如桥本甲状腺炎（Hashimoto thyroiditis）、毒性弥漫性甲状腺肿（又称 Graves 病）、乳糜泻、原发性慢性肾上腺皮质功能减退症（又称 Addison 病）、自身免疫性胃炎（AIG）、白癜风等，其中常见的是自身免疫性甲状腺疾病（AITD）和乳糜泻。定期筛查可帮助患者尽早发现这些疾病。

（1）自身免疫性甲状腺疾病：主要筛查指标是甲状腺过氧化物酶抗体（TPOAb）、促甲状腺激素（TSH）、血清游离甲状腺素（FT$_4$）。如检测正常且无甲状腺功能异常相关临床表现、无甲状腺肿大，可每隔 1~2 年重复检测上述指标。如 TPOAb 阳性、甲状腺肿大或甲状腺功能异常，增加检查次数并及时干预治疗。

（2）乳糜泻：筛查指标有乳糜泻血清特异性抗体——抗组织转谷氨酰胺酶抗体（tTG-IgA）或抗肌内膜抗体。

推荐阅读文献

［1］中华医学会糖尿病学分会.中国 2 型糖尿病防治指南（2020 年版）［J］.中华糖尿病杂志，2021，4（13）：315409.

［2］中华医学会糖尿病学分会，中华医学会感染病学分会，中华医学会组织修复与再生分会.中国糖尿病足防治指南（2019 版）（Ⅱ）［J］.中华糖尿病杂志，2019，11（3）：161-189.

［3］中华医学会糖尿病学分会视网膜病变学组.糖尿病视网膜病变防治专家共识［J］.中华糖尿病杂志，2018，10（4）：241247.

［4］中华医学会糖尿病学分会微血管并发症学组.糖尿病肾病防治专家共识（2014 年版）［J］.中华糖尿病杂志，2014，6（11）：792801.

［5］中华医学会糖尿病学分会.中国 1 型糖尿病诊治指南（2021 版）［J］.中华糖尿病杂志，2022，14（11）：1143-1250.

第十章 1型糖尿病与心理

87. 1型糖尿病患者可能面临哪些社会问题?

1型糖尿病患者面临的社会问题主要包括就学、婚恋以及工作等问题。

(1) 入园被拒:由于社会大众对1型糖尿病了解较少,幼儿园老师在面对这种疾病时不知所措,在了解1型糖尿病患儿有低血糖等风险时,拒绝孩子入园。

(2) 在校无法保护好隐私:无论在小学、中学还是大学,1型糖尿病患者在注射胰岛素和监测血糖时,都缺乏隐私保护手段,很多1型糖尿病学生只能选择躲在厕所或蚊帐内注射胰岛素。为了减少麻烦,他们还会减少血糖监测的频次,这也给疾病监测带来了困难。

(3) 胰岛素保存困难:未开封的胰岛素最佳保存温度是2~8℃,适合放在冰箱的冷藏层保存,已经开封的胰岛素则可以在常温下(25℃左右)安全地保存4~6周。住校的1型糖尿病患者存在没有冰箱存放胰岛素的现实问题,无法安全、方便地保存胰岛素。

(4) 恋爱、结婚困难。从医学角度来说,1型糖尿病的起病受环境、自身免疫和易感基因等多种因素影响,总体而言遗传概率仍低,但大众普遍误认为1型糖尿病为遗传性疾病,担心1型糖尿病患者会将疾病遗传给下一代。另外,从社会角度而言,治疗1型糖尿病需要一定的经济支出,这对家庭是一种额外的负担。因此,1型糖尿病患者在恋爱或结婚时容易遭遇困难。

(5) 工作受阻:在应聘工作时,如果1型糖尿病患者公开自己的病情,可能会被用人单位拒绝,甚至在工作过程中,若被发现患有1型糖尿病,会面临被裁员的风险。

(6) 饮食生活方式的改变:大多数1型糖尿病患者和照顾者由于未掌握足够的糖尿病自我管理知识和技能,在饮食方面过度限制,完全远离甜食、零食、甚至水果,这无论对儿童还是成人都是个很大的挑战,不利于患者采用积极的心态来管理疾病。除了饮食习惯的改变,患者或照顾者对于运动带来的低血糖等血糖波动的恐惧心理,可能导致患者放弃一些运动爱好。

88. 1型糖尿病患者可能出现哪些心理问题?

由于1型糖尿病的诊断与治疗给患者带来了生活方式及饮食行为的改变,患者会表现出各种不适应的情绪行为反应,如对整体的自我价值感发生变化,出现恐惧、低自尊、人际敏感、回避社交、自我评价低等情况。常见的社会心理问题有以下情况。

(1) 焦虑与抑郁:1型糖尿病常与焦虑、抑郁共病,糖尿病患者的焦虑、抑郁发生率是非糖尿病人群的2~3倍。抑郁与1型糖尿病发生的年龄、性别及病程有关。儿童青少年时期是焦虑、抑郁高发的年龄阶段。8~16岁的1型糖尿病患者中抑郁的比例可达15%~18%。

(2) 认知功能损伤:1型糖尿病可导致患者尤其是儿童青少年患者的认知功能损害,主要表现为智力、记忆力、注意力及执行能力等认知功能受损。

（3）行为和品行障碍：约有5%的5~15岁1型糖尿病患者表现出临床意义上的品行障碍，品行障碍在儿童中通常表现为对立违抗障碍，男性远多于女性。

（4）不依从：大多数患者的不依从表现为不按时监测血糖和不进行科学饮食管理，不依从进行胰岛素注射的患者相对较少。

89. 1型糖尿病患者家属可能出现哪些心理问题？

面对1型糖尿病的诊断，家属一般会经历一个从否认到接受的过程，即会经历否认、悲伤、应对压力与困难到接受适应的过程。患者家属常见的社会心理问题包括以下情况：

（1）焦虑与抑郁：诊断为1型糖尿病本身就是一个重大的应激事件，且由于疾病治疗所要求的日常血糖监测、胰岛素注射与饮食管理等给家属带来的巨大压力，这些都有可能导致家属出现抑郁与焦虑情绪。患者血糖控制不良时又会加重家属的压力，导致焦虑与抑郁情绪加重。焦虑抑郁的发生也存在性别的差异，一般来说，患者母亲比父亲更容易出现。

（2）创伤后应激障碍（PTSD）：由于1型糖尿病患者以儿童青少年为多，儿童青少年患糖尿病对于其家庭成员尤其是父母亲来说是一种重大的心理应激，他们会出现明显的心理痛苦，表现出PTSD的症状，且父母的自身心理痛苦水平受到患者病情和情绪的影响。一项家庭成员研究发现约有24%的母亲和22%的父亲在孩子被诊断为1型糖尿病的6周内表现出了PTSD的症状。

90. 社会心理问题与血糖管理的关系是什么？

多项研究表明长期压力过大、情绪不良会影响个体的神经内分泌系统功能。对于糖尿病患者来说，明显的焦虑抑郁情绪或长期处于应激状态可导致其升糖激素水平升高，高血糖发生概率增加。家庭环境与糖尿病控制管理之间也存在明显的关系，生活在不开放和少表达家庭中的患者更易出现血糖控制不良。因此，如果患者长期血糖控制不良，应考虑是否存在社会心理问题。研究发现，伴有焦虑抑郁情绪的1型糖尿病患者血糖水平明显升高。而对于儿童青少年患者而言，对糖尿病管理不依从的情况较为多见，不依从也会导致血糖控制不良，因此对于长期血糖控制不良的患者尤其是儿童青少年患者，应明确其是否有不依从的情况。同时，多项研究发现长期血糖控制不良的患者面临的血糖管理压力更大，也更容易出现焦虑抑郁情绪。

推荐阅读文献

[1] HOOD KK, RAUSCH JR, DOLAN LM. Depressive symptoms predict change in glycemic control in adolescents with type 1 diabetes: rates, magnitude, and moderators of change[J]. Pediatr Diabetes, 2011, 12(8): 718-723.

［2］ HE J，LI S，LIU F，et al. Glycemic control is related to cognitive dysfunction in Chinese children with type 1 diabetes mellitus［J］. Journal of Diabetes，2018，10（12）：948-957.

［3］ SMART CE，PURSEY K，HART M，et al. Screening and identification of disordered eating in people with type 1 diabetes：a systematic review［J］. Journal of Diabetes and its Complications，2020，34（4）：107522.

［4］ HERZER M，HOOD KK. Anxiety symptoms in adolescents with type 1 diabetes：association with blood glucose monitoring and glycemic control［J］. J Pediatr Psychol，2010，35（4）：415-425.

第十一章 其他治疗技术相关基础知识

91. 非胰岛素类降糖药物有哪些类别？

非胰岛素类降糖药物包含以下类别：双胍类、磺脲类、格列奈类、噻唑烷二酮类（TZD）、α-糖苷酶抑制剂、胰淀素类似物、二肽基肽酶-4抑制剂（DPP-4i）、钠-葡萄糖协同转运蛋白2抑制剂（SGLT-2i）、胰高血糖素样肽-1受体激动剂（GLP-1RA）、过氧化物酶体增殖物激活受体（PPARs）全激动剂、葡萄糖激酶全激活剂（GKA）。各类的特点总结见表11-1。

表 11-1　各类非胰岛素类降糖药物特点

药物种类	作用机制	降糖效力	代表药物	常见不良反应
双胍类	减少肝脏葡萄糖的输出和改善外周胰岛素抵抗	降低空腹血糖，兼顾餐后血糖	二甲双胍	胃肠道反应
DPP-4i	抑制DPP-4而减少GLP-1在体内的失活，使内源性GLP-1的水平升高，GLP-1以葡萄糖浓度依赖的方式增强胰岛素分泌，抑制胰高血糖素分泌	降低餐后血糖为主	西格列汀 沙格列汀 利格列汀 维格列汀 阿格列汀	利格列汀有增加心力衰竭的风险
胰淀素类似物	抑制胰高血糖素分泌、延缓胃排空及增加饱腹感	降低餐后血糖	普兰林肽	胃肠道反应，增加注射次数
SGLT-2i	抑制肾脏肾小管中负责从尿液重吸收葡萄糖的SGLT-2，降低肾糖阈，促进尿葡萄糖排泄	降低餐后血糖为主，兼顾空腹血糖	恩格列净 达格列净 卡格列净 艾托格列净 索格列净	泌尿系统和生殖系统感染，血容量不足，罕见DKA
GLP-1RA	促进胰岛素分泌（葡萄糖浓度依赖的方式），抑制胰高血糖素分泌，延缓胃排空，抑制食欲	降低餐后血糖	利拉鲁肽 艾塞那肽 利司那肽 度拉糖肽 司美格鲁肽 洛塞那肽	轻中度胃肠道反应
磺脲类	刺激胰岛β细胞分泌胰岛素	降低餐后血糖为主，兼顾空腹血糖	格列齐特 格列美脲 格列喹酮	低血糖和体重增加
格列奈类	刺激胰岛素的早时相分泌	降低餐后血糖	瑞格列奈 那格列奈 米格列奈	低血糖和体重增加

药物种类	作用机制	降糖效力	代表药物	常见不良反应
α-糖苷酶抑制剂	延缓碳水化合物在小肠上部的吸收	降低餐后血糖	阿卡波糖 伏格列波糖 米格列醇	胃肠道反应
TZD	增加胰岛素敏感性	兼顾空腹和餐后血糖	罗格列酮 吡格列酮	体重增加和水肿;增加骨折和心力衰竭风险
PPARs 全激动剂	增加胰岛素敏感性,综合调控糖、脂、蛋白及能量代谢	兼顾空腹和餐后血糖	西格列他钠	水肿和体重增加
GKA	改善葡萄糖刺激的胰岛素和 GLP-1 分泌	兼顾空腹和餐后血糖	多格列艾汀	转氨酶、甘油三酯、尿酸升高

注:DPP-4,二肽基肽酶 -4;DPP-4i,二肽基肽酶 -4 抑制剂;GLP-1,胰高血糖素样肽 -1;SGLT-2,钠 - 葡萄糖协同转运蛋白 2;SGLT-2i,钠 - 葡萄糖协同转运蛋白 2 抑制剂;DKA,糖尿病酮症酸中毒;GLP-1RA,胰高血糖素样肽 -1 受体激动剂;TZD,噻唑烷二酮类;PPARs 全激动剂,过氧化物酶体增殖物激活受体全激动剂;GKA,葡萄糖激酶全激活剂。

92. 1 型糖尿病患者可以酌情使用哪些非胰岛素类降糖药物?

1 型糖尿病辅助治疗药物证据有限,而且在儿童青少年 1 型糖尿病患者中存在着使用年龄的限制。非胰岛素类药物在我国尚未批准应用于 1 型糖尿病,在临床上不作为常规推荐。若确有必要,应在以胰岛素为基础的治疗上,综合考虑患者的临床特征,并在患者和 / 或和监护人知情同意下,个体化使用相关药物(表 11-2)。

表 11-2　1 型糖尿病患者可酌情使用的辅助降糖药物

药物种类	是否批准应用于 T1DM	酌情使用条件
普兰林肽	FDA 批准	尚未在我国上市
达格列净[①] 索格列净	否 欧盟与日本批准	BMI ≥25kg/m² 且胰岛素控制不佳,≥18 岁
二甲双胍	否	BMI ≥25kg/m²,≥10 岁
GLP-1RA	否	肥胖
DPP-4i	否	血糖波动大,胰岛功能有一定保留,≥18 岁
阿卡波糖	否	餐后血糖波动大,非消瘦体型,≥18 岁

注:①欧盟于 2019 年批准达格列净用于 BMI ≥27kg/m² 且胰岛素控制不佳的 T1DM 患者,2021 年已撤回该适应证。T1DM,1 型糖尿病;GLP-1RA,胰高血糖素样肽 -1 受体激动剂;DPP-4i,二肽基肽酶 -4 抑制剂;BMI,体重指数。

93. 什么是胰腺(岛)移植?

胰腺(岛)移植是一种完全或部分恢复生理性胰岛素分泌的治疗方法。胰腺移植是将供者的胰腺整体移植给受试者,分为同期胰肾联合移植(SPK)、肾移植后胰腺移植(PAK)

和单纯胰腺移植(PTA)3 种类型。胰岛移植则是将胰腺中的胰岛经体外提取和纯化后通过门静脉移植到肝脏或其他部位的一种手术,可以替代糖尿病患者功能缺乏的胰岛,改善糖代谢(图 11-1)。胰岛移植则包括胰岛肾脏同期联合移植、肾移植后胰岛移植和单纯胰岛移植。

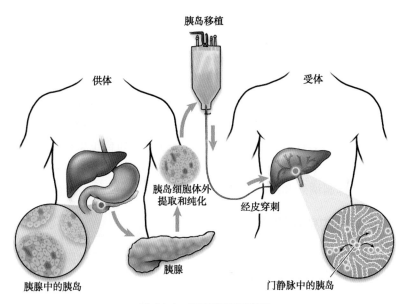

图 11-1　胰岛移植示意图

94. 什么情况下适合做胰腺(岛)移植?

(1) 胰腺移植:胰腺移植手术的分类及特点见表 11-3。

表 11-3　胰腺移植手术分类及特点

项目	同期胰肾联合移植(SPK)	肾移植后胰腺移植(PAK)	单纯胰腺移植(PTA)
适合人群	终末期肾病,或即将进展为终末期肾病,且准备接受肾移植的 T1DM 患者	已行肾移植术的 T1DM 患者	胰岛素强化治疗效果不佳,反复发生急性并发症(3 级低血糖、DKA),同时肾功能正常的患者;各种原因所致不能使用外源性胰岛素的患者
特点	占胰腺移植80% 左右,是最常见的移植方式。1 年存活率以及移植物长期存活率最高	移植物发挥作用时间短,存活率较低,但肾脏移植物存活率高	改善血糖水平,提升潜在的糖尿病肾病患者的长期获益;因终身需要使用免疫抑制剂,部分患者肾功能存在下降的风险
面临的挑战	外科血管并发症和急性排斥反应		

(2) 胰岛移植:胰岛移植具有创伤小、术后并发症发生风险较低的优点,目前临床上用于胰岛移植较成熟的来源为同种异体胰岛。胰岛移植治疗 1 型糖尿病的适应证:①年龄

18~65 岁,病程≥5 年;②血清 C 肽 <100pmol/L;③胰岛素强化治疗后血糖控制欠佳;④低血糖感知受损,移植前 1 年中出现严重低血糖≥1 次;⑤因糖尿病肾病行肾移植时间≥3 个月,目前采用免疫抑制治疗,肾功能稳定。

95. 接受胰腺(岛)移植后的患者情况如何?

获益:接受胰岛移植 5 年后,50%~70% 的患者不需要胰岛素治疗,长期获益主要包括微血管并发症及严重低血糖发生率降低,长期存活率和生活质量提高。有报道显示,胰岛移植后 10 年的累积生存率高达 100%,20 年后累积生存率也超过 80%。

风险:急性排斥反应和慢性排斥反应,是术后引起移植胰岛功能丧失的主要原因。胰腺移植由于创伤性大,术后发生外科血管并发症的风险高。常见术后并发症包括血栓形成、移植胰腺炎、移植局部感染、吻合口瘘和急性排斥反应等。胰岛移植更接近生理状态下的胰岛素代谢途径,较胰腺移植具有安全、简单、不良反应轻等优点。接受胰腺(岛)移植治疗的患者需要长期使用免疫抑制诱导和维持治疗。

96. 1 型糖尿病的免疫治疗是什么?

1 型糖尿病最理想的治疗方法是针对病因的免疫治疗,通过阻断自身免疫攻击,达到延缓或阻止 1 型糖尿病发生发展和保护胰岛功能的目的。免疫治疗包括抗原特异性治疗、非抗原特异性免疫调节药物和细胞治疗。抗 CD3 的单克隆抗体、抗胸腺细胞球蛋白、肿瘤坏死因子(TNF)阻断剂、抗 CD20 单克隆抗体、抗白细胞介素 1、阿巴西普、阿法西普等 7 种不同的非抗原特异性免疫调节剂均在至少 1 项的 2 期临床试验中证实了具有减缓自身免疫进程,保护胰岛 β 细胞功能的作用。目前暂无研究证实抗原特异性的免疫调节方法在 1 型糖尿病中有效,但针对胰岛 β 细胞抗原表位的特异性免疫调节方法正在探索中。

97. 1 型糖尿病的细胞治疗是什么?

1 型糖尿病的细胞治疗包括调节性 T 细胞(Treg)治疗和干细胞治疗。有研究显示,使用自体 Treg 体外扩增后回输治疗 1 型糖尿病,半年内 20% 的治疗组患者可脱离胰岛素治疗,治疗组的 C 肽值显著高于对照组。但是 Bluestone 等为期 2 年的随访观察发现,Treg 治疗不能改善 C 肽分泌和停止外源性胰岛素的使用。干细胞是一类具有自我复制和多向分化潜能的原始细胞,可以通过体外诱导干细胞分化成为胰岛 β 细胞,再回输干细胞增加胰岛 β 细胞。干细胞疗法尚处于临床应用前的研究和观察阶段,但多项临床研究已经证实,干细胞治疗可以改善 1 型糖尿病患者的胰岛 β 细胞功能,减少外源性胰岛素的剂量。

干细胞疗法主要包括:①造血干细胞(HSCs)疗法;②间充质干细胞(MSCs)疗法;③诱导性多能干细胞疗法(iPSCs)。目前部分 HSCs 和 MSCs 治疗 1 型糖尿病已经完成了临床 1 期或 2 期研究。

干细胞治疗代表了 1 型糖尿病的潜在治疗方法,但其疗效受多种因素影响,包括:①干细胞的类型;②干细胞的注射量;③治疗途径和频率;④ 1 型糖尿病的临床背景(年龄、病程、并发症);⑤患者的代谢特征(残余的胰岛 β 细胞功能,血糖控制水平,HbA1c 水平);⑥自身免疫状态等。个案报道显示关于 1 型糖尿病患者在接受 VX-880 干细胞来源完全分化的胰岛细胞替代疗法后,内源性胰岛素分泌明显恢复,每日胰岛素用量降低了 91%,这充分展示了人多能干细胞来源的胰岛细胞在 1 型糖尿病治疗中的巨大潜力。

目前干细胞治疗 1 型糖尿病尚缺乏规范的临床治疗方案,对于长期有效性和安全性的评价,仍须进行大规模的临床研究。

98. 1 型糖尿病可以被预防吗?

1 型糖尿病的预防包括一级预防、二级预防和三级预防。一级和二级预防的目标是防止或延缓高危人群发生自身免疫紊乱及糖尿病。目前的研究主要集中在饮食、感染、肠道菌群方面,迄今尚无有效的预防措施。遗传风险评分、1 型糖尿病家族史联合胰岛自身抗体检测,有助于识别大多数亚临床 1 型糖尿病人群,从而启动预防措施。研究显示,抗 CD₃ 单抗延迟了临床 1 型糖尿病的发病 2 年余,2022 年 11 月 17 日 FDA 已经批准其用于延缓高危的成人和 8 岁及以上儿童 2 期 1 型糖尿病患者进展为 3 期 1 型糖尿病,但目前药物尚未在我国获批。三级预防的目标是保护残留的胰岛 β 细胞,延缓急慢性并发症的发生。强化胰岛素降糖可预防糖尿病微血管并发症的发生,胰岛 β 细胞替代疗法和免疫治疗为 1 型糖尿病的治疗带来希望。截至目前,已有多项针对新发 1 型糖尿病患者的免疫学治疗研究,体现了免疫治疗应用于 1 型糖尿病的广阔前景,但其远期效果和安全性还有待更大样本和更长期的研究。

推荐阅读文献

[1] SUN SY,GAO Y,LIU GJ,et al. Efficacy and safety of stem cell therapy for T1DM:an updated systematic review and meta-analysis[J]. J Diabetes Res,2020,2020:5740923.

[2] MALMEGRIM KC,DE AZEVEDO JT,ARRUDA LC,et al. Immunological balance is associated with clinical outcome after autologous hematopoietic stem cell transplantation in type 1 diabetes[J]. Front Immunol,2017,8:167.

[3] VAN MEGEN KM,VAN 'T WOUT ET,FORMAN SJ,et al. A future for autologous hematopoietic stem cell transplantation in type 1 diabetes[J]. Front Immunol,2018,9:690.

[4] HEROLD KC,BUNDY BN,LONG SA,et al. An anti-CD3 antibody,teplizumab,in relatives at risk for type 1 diabetes[J]. N Engl J Med,2019,381(7):603-613.

[5] DAYAN CM,BESSER R,ORAM RA,et al. Preventing type 1 diabetes in childhood [J]. Science,2021,373(6554):506-510.

［6］ GRUESSNER AC,GRUESSNER RW. Long-term outcome after pancreas transplantation：a registry analysis［J］. Curr Opin Organ Transplant. 2016,21（4）：377-385.

［7］ BOGGI U,VISTOLI F,AMORESE G,et al. Long-term（5 years）efficacy and safety of pancreas transplantation alone in type 1 diabetic patients［J］. Transplantation,2012,93（8）：842-846.

［8］ RICKELS MR,ROBERTSON RP. Pancreatic islet transplantation in humans：recent progress and future directions［J］. Endocr Rev,2019,40（2）：631-668.

方 法 篇

第十二章 血糖监测及结果解读方法

99. 如何规范操作快速血糖仪?

（1）洗手：用肥皂和温水将手洗干净，并用清洁的纸巾或棉球擦干双手。

（2）用物准备：准备血糖仪、采血针头、血糖试纸、75% 酒精、棉签，确认用物在有效期内，有序摆放。

（3）核对时间：确认为空腹、餐后 2 小时或其他符合要求的时间点。

（4）选择采血部位：评估手指状况，选择指尖两侧皮肤较薄处采血，无名指指腹两侧取血最好，因为其两侧血管丰富，而神经末梢分布较少，在这个部位采血痛感较弱而且出血充分，不会因为出血量不足而影响结果。

（5）安装试纸：打开试纸瓶，取出一片试纸插入血糖仪自动开机，或开机插入试纸。

（6）消毒皮肤：用棉签蘸取 75% 的酒精，消毒预采血部位，待干。

（7）采血：取采血针，去掉针帽，将预采血部位所在手臂自然下垂以获得足量血液，切勿过度挤压采血部位获得足够血量。在已消毒部位垂直进针，用干净棉签擦去第一滴血。

（8）吸血：确认血糖仪已准备就绪（血糖仪上显示血滴形状），将试纸条吸血槽对准血滴吸取足量血液，用干棉签按压采血部位止血。

（9）结果解读：等待血糖仪显示结果，记录血糖值并判定是否达标。如果测试结果可疑，建议重新检测一次。若仍有疑问或检测结果达到或超过"危急值"时，及时咨询医护人员。

（10）用物处置：用过的试纸、棉签及采血针规范丢弃。采血针放入锐器盒（可使用加盖的硬壳容器等不会被针头刺穿的容器替代），棉签及试纸放入黄色垃圾袋。

（11）注意事项：①保持血糖仪清洁，电池工作状态正常，避开强磁场环境；②试纸一定要按标准操作规程储存、使用，暂时不用的试纸必须迅速装在试纸瓶内并盖好瓶盖，以防试纸变质；③新买的血糖仪、启用新的试纸条及血糖仪更换电池后，需要用随血糖仪所带的模拟液或质控液进行仪器检测；④当血糖仪结果与临床情况不符，或怀疑血糖仪不准确时，可及时联系制造商进行校准检测。

100. 如何规范操作持续葡萄糖监测仪?

（1）洗手：在流动水下清洁双手。

（2）用物准备：准备 75% 酒精、棉签、传感器组件包、传感器敷贴器、扫描仪或装有配套软件的智能手机，确认一次性用物在有效期内，包装完好，有序摆放。

（3）正确选择佩戴部位：可以选择的部位有上臂背侧、腹部和臀部，避免选择易碰撞、有破损、瘢痕、妊娠纹，毛发过多或有脂肪增生的部位。

（4）消毒皮肤：用棉签蘸取 75% 的酒精，以安装部位为中心螺旋式消毒 2 次，自然待干。

（5）准备传感器：核对传感器代码，代码必须与传感器组件包和传感器敷贴器上的代码一致，如有破损或已打开，则不能使用。撕开传感器组件包装膜，放在坚硬的平面上，拧开传感器敷贴器的盖子。将传感器组件包和传感器敷贴器上的黑色标记 / 缺口对齐，用力按下传感器敷贴器，直到按不动。

（6）置入传感器：将传感器敷贴器从传感器组件包中提起，放在已消毒的安装部位，用力按下传感器敷贴器，一根细小的柔性探头即置入皮下，移开传感器敷贴器，确保传感器粘贴牢固，必要时可以用敷贴或弹力绷带固定。

（7）激活 / 连接传感器：扫描式动态血糖监测仪用扫描仪或安装了配套软件的智能手机贴近传感器激活。实时动态血糖监测仪打开相应的软件根据提示输入连接码连接传感器。1 小时后可查看血糖数据。

（8）检测血糖：扫描式动态血糖监测仪打开扫描仪或配套软件，贴近传感器即可获得当前血糖值。实时动态血糖监测仪用智能手机打开相应的软件就会实时显示当前血糖值。

（9）结果解读：判断血糖值是否达标。若检测结果可疑，建议重新检测一次或采指血测量，若仍有疑问或检测结果达到或超过 "危急值" 时，及时咨询医护人员。

（10）注意事项：①敷贴部位距离胰岛素注射部位至少 2.5cm；②佩戴期间不能进行核磁共振、X 线、CT 等影像学检查；③扫描式动态血糖监测仪须每 8 小时扫描一次，避免出现断图现象；④洗澡时水温不能过高，洗澡后用毛巾或纸巾按压擦干传感器，游泳时水深不能超过 1m。

101. 如何解读持续葡萄糖监测图谱？

持续葡萄糖监测图谱（AGP）反映的是短时间的血糖控制情况，在解读 AGP 结果时应重点分析血糖的变化趋势和规律，而不是分析某个时间点的绝对血糖值。

患者在持续葡萄糖监测期间应尽量保持每日一致的生活方式（包括进餐、运动、睡眠等），避免佩戴不适当、食物或药物等干扰因素的影响。

2017 年版《中国持续葡萄糖监测临床应用指南》推荐采用 "三步法" 读图。

（1）对于 3 天的监测结果，建议第一步分析夜间血糖，第二步看餐前血糖，第三步看餐后血糖。每个步骤先观察低血糖，再分析高血糖，并与患者沟通饮食、运动、睡眠等情况，结合治疗方案找到血糖异常的具体原因，指导调整治疗方案和生活方式。

（2）对于 7~14 天的监测结果，建议第一步看达标时间，第二步看血糖波动，第三步看低血糖风险。治疗方面建议先减少低血糖风险，再改善血糖波动，最后达到血糖整体达标。

具体操作步骤如下。

1）评估数据充分性：查看收集数据的时长。

2）看达标情况：查看中位数曲线和葡萄糖在目标范围内时间（TIR）。

3）看血糖波动

①日内血糖波动：查看 AGP 中位数曲线的起伏情况，起伏越大，说明日内血糖波动越大。

② 日间血糖波动:查看 AGP 四分位数区间(IQR)和十分位数区间(IDR)的宽度。IQR 如果波动大或超出目标范围,需要调整药物治疗方案。IDR 如果波动大或超出目标范围,建议调整生活方式及提高治疗依从性。

4)看低血糖风险:查看图谱上的葡萄糖低于目标范围时间(TBR)范围以及低血糖发生的时间段。注意调整低血糖发生前 1~2 小时的生活方式及治疗方案。

5)看高血糖:查看图谱上的葡萄糖高于目标范围时间(TAR)范围以及高血糖发生的时间段。注意调整高血糖发生前 1~2 小时的生活方式及治疗方案。

102. 如何根据持续葡萄糖监测图谱调整胰岛素剂量?

胰岛素剂量调整原则为先控制低血糖,再处理高血糖。每一步应先处理夜间血糖,再处理餐前血糖,然后处理餐后血糖,分析患者发生低 / 高血糖原因,采取措施调整血糖。

(1)控制低血糖:对于糖尿病患者来说,血糖在 4.0~4.9mmol/L 时,须警惕低血糖,必要时测指尖血糖加以验证;血糖 <3.9mmol/L 为低血糖;血糖 <3.0mmol/L 时,紧急采取临床措施。根据患者出现低血糖的时间,采取不同的调整方案。

1)若 AGP 上显示夜间容易出现低血糖,对于使用每日 3 次餐时胰岛素加 1 次基础胰岛素治疗方案的患者,应减少基础胰岛素的剂量;对于使用胰岛素泵治疗的患者,应从血糖下降前 1 小时开始降低基础率来预防夜间低血糖的发生,同时可以通过睡前加餐来预防低血糖的发生。

2)若 AGP 上显示餐前容易出现低血糖,应考虑餐前基础胰岛素剂量过多、饮食中蛋白质或脂肪比例过低等原因,早餐前低血糖还应考虑夜间基础率的影响。可以通过降低餐前基础率和 / 或增加饮食中蛋白质和脂肪比例或两餐之间加餐等措施来预防餐前低血糖的发生。

3)若 AGP 上显示餐后容易出现低血糖,应考虑餐前大剂量过多、进食食物中碳水化合物比例过低或餐后运动量过大等因素,可以通过降低餐前大剂量和 / 或增加饮食中碳水化合物的比例和 / 或调整运动量预防餐后低血糖的发生。

(2)控制高血糖:当血糖在 10~13.9mmol/L 时,提示血糖升高;血糖 >13.9mmol/L 时,紧急采取临床措施。根据患者出现高血糖的时间,采取不同的调整方案。

1)若 AGP 上显示夜间容易出现高血糖,对于使用每日 3 次餐时胰岛素加 1 次基础胰岛素治疗方案的患者,应增加基础胰岛素的剂量;对于使用胰岛素泵治疗的患者,应从血糖升高前 1 小时开始增加基础率来控制夜间高血糖的发生。

2)若 AGP 上显示餐前容易出现高血糖,应考虑餐前基础胰岛素剂量过少、饮食中蛋白质或脂肪比例过多、两餐之间加餐过多等影响因素。可以通过增加餐前基础率和 / 或减少饮食中蛋白质和脂肪比例和 / 或增加运动量等措施来控制餐前高血糖的发生。

3)若 AGP 上显示餐后容易出现高血糖(图 12-1),应考虑餐前大剂量过少、进食食物中碳水化合物比例过高等因素的影响,可以通过增加餐前大剂量和 / 或减少饮食物中碳水化合物的比例和 / 或增加餐后运动量来控制餐后高血糖的发生。

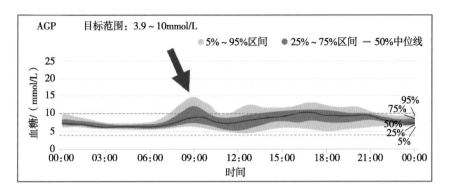

图 12-1 早餐后高血糖

红箭头指示餐后高血糖。

103. 案例分析 1：持续葡萄糖监测图谱解读

唐某,32 岁,目前使用每日多针胰岛素强化治疗方案,为了解目前的血糖情况,使用动态血糖监测仪监测血糖。图 12-2 为佩戴 14 天后的 AGP,请进行分析解读。

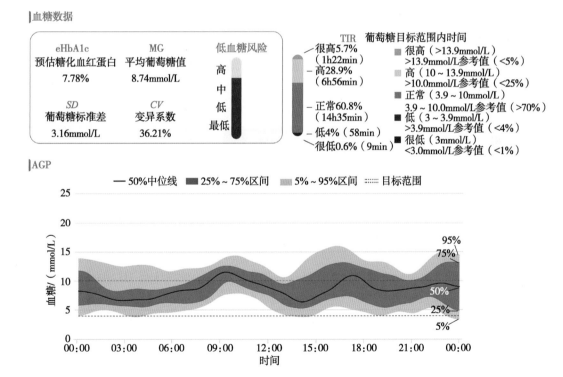

图 12-2 患者 AGP 实例

知识点

（1）AGP 主要指标及临床意义。

（2）AGP 解读"三步法"。

临床实践

第一步：评估数据充分性。

每日葡萄糖曲线显示患者持续葡萄糖监测系统佩戴了 15 天，有效数据充分。

第二步：看达标情况。

中位数曲线在白天有些时间段超过了 10mmol/L，TIR 为 60.8%（参考值 >70%），血糖整体不达标。

第三步：看血糖波动。

（1）日内血糖波动：中位数曲线的起伏较大，早餐后血糖、午餐后 2 小时到晚餐前血糖快速升高，且峰值较高。

（2）日间血糖波动。

1）25%~75% 区间宽度：12：00—次日 2：00 时间段区域较宽，血糖波动大，可能和用药、饮食等情况相关。

2）5%~95% 区间宽度：全天 24 小时区域都比较宽，体现出比较大的血糖波动，可能与饮食时多时少、运动不规律、进食消夜、睡觉时间不规律等相关。

第四步：看低血糖风险。报告中提供的 TBR 为 4.6%，AGP 在 23：00 到凌晨 4 点及中餐后出现过低血糖模式，可以评估该患者有低血糖的风险。注意低血糖发生前 1~2 小时的生活方式及治疗方案。

第五步：看高血糖。AGP 中发现全天高血糖模式，结合报告中提供的 TAR 为 34.6%，可以评估该患者出现高血糖的风险高。

推荐阅读文献

[1] 中华医学会糖尿病学分会 . 中国血糖监测临床应用指南（2021 年版）[J]. 中华糖尿病杂志，2021，13（10）：936-948.

[2] 中华医学会检验医学分会，国家卫生和计划生育委员会临床检验中心 . 便携式血糖仪临床操作和质量管理规范中国专家共识 [J]. 中华医学杂志，2016，96（36）：2864-2867.

[3] 吕晴颜，沈春花 . 辅理善瞬感扫描式血糖仪在临床应用中的护理体会 [J]. 中外医学研究，2018，16（28）：113-114.

[4] 陈莉明，周健 . 中国扫描式葡萄糖监测技术临床应用专家共识 [J]. 中华糖尿病杂志，2018，10（11）：697-700.

[5] 刘颖姝，高政南 . 动态葡萄糖图谱的临床解读 [J]. 中华糖尿病杂志，2019（06）：383-386.

[6] 贾伟平，陈莉明 . 中国持续葡萄糖监测临床应用指南（2017 年版）[J]. 中华糖尿病杂志，2017，9（11）：667-675.

[7] DANNE T，NIMRI R，BATTELINO T，et al. International Consensus on use of continuous glucose monitoring[J]. Diabetes Care，2017，40（12）：1631-1640.

第十三章　胰岛素治疗输注技术

104. 如何教患者正确识别不同胰岛素制剂?

不同的胰岛素制剂具有不同的名称、性状,正确识别不同的胰岛素制剂可以采用以下几个方法。

(1) 通过胰岛素包装盒和胰岛素瓶身上的药品名称识别,这是最准确的识别方法。每种胰岛素制剂都具有"化学名"和"商品名"两种名称。看到胰岛素药品名称时须逐字辨认,注意有无 R 或 N、有无数字及"特充""笔芯"字样等。①看化学名称:化学名即胰岛素制剂本身的成分信息,如"甘精胰岛素""重组人胰岛素"等,具有相同化学名称的胰岛素制剂即为同一种胰岛素。②看商品名称:商品名为胰岛素生产厂家给每种胰岛素商品赋予的名称,同一种胰岛素若为不同厂家所生产,会有不一样的商品名。例如,"长秀霖"是 A 厂家生产的"甘精胰岛素","来得时"是 B 厂家生产的"甘精胰岛素",虽然具有不同的商品名,但化学名均为"甘精胰岛素",因此实际上是同一种胰岛素制剂。③看有无数字:名称后有数字的,则为预混胰岛素,药品名称中的数字代表了短效胰岛素所占的比例,如重组人胰岛素 30R,代表重组人胰岛素占 30%,中效胰岛素占 70%;赖脯胰岛素 50,代表赖脯胰岛素和中效胰岛素各占 50%。④看名称后缀:胰岛素商品名后通常会说明该胰岛素是"笔芯"或"特充/预填充"。特充/预填充是一次性胰岛素笔,注射内含胰岛素药液,用完后可以直接丢弃。而胰岛素笔芯需要配备专门的胰岛素笔,不同厂家的胰岛素笔不同,不可以混用,用完后可以再购买笔芯替代,无须重复买笔,相比于特充笔更加经济。如门冬胰岛素 30 特充和门冬胰岛素 30 笔芯其成分、含量都相同,门冬胰岛素 30 特充是笔和芯的套装,一次性使用,而门冬胰岛素 30 笔芯需配合诺和笔使用,笔芯用完可以更换(图 13-1)。

(2) 通过胰岛素外观、注射时间识别:这是一种较粗略的识别方式。若看到胰岛素外观为无色透明澄清的溶液,则为速效胰岛素、短效胰岛素、长效胰岛素类似物及德谷门冬双胰岛素,使用前无须摇匀;若看到胰岛素外观为白色混悬液,则为中效胰岛素或预混胰岛素,使用前须摇匀(图 13-2)。速效胰岛素或预混胰岛素类似物应在餐前即刻注射;短效或预混胰岛素在餐前 20~30 分钟注射;中效胰岛素、长效胰岛素及其类似物可在每天固定时间注射,通过注射时间有助于患者粗略识别可能的种类。

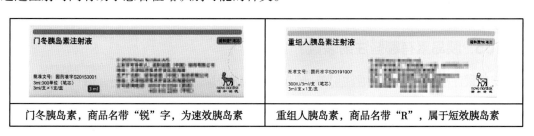

| 门冬胰岛素,商品名带"锐"字,为速效胰岛素 | 重组人胰岛素,商品名带"R",属于短效胰岛素 |

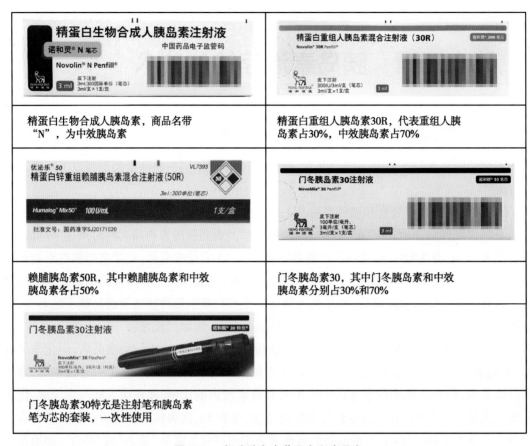

图 13-1　部分胰岛素药品名和商品名

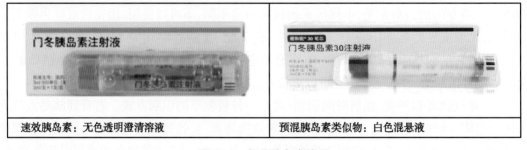

图 13-2　部分胰岛素外观

　　虽然为了避免识别错误,许多胰岛素厂商将胰岛素笔制作成不同颜色,但不建议患者根据胰岛素笔的颜色或品牌来识别判断胰岛素种类。推荐糖尿病患者携带处方或者胰岛素外包装、使用过的胰岛素瓶身或胰岛素说明书(或照片)等在正规医院或药店购买胰岛素。

105. 胰岛素有哪些注射装置?

　　胰岛素注射装置包括普通注射器、胰岛素专用注射器、胰岛素注射笔、无针注射器、胰岛素泵及其他胰岛素注射装置(图 13-3)。

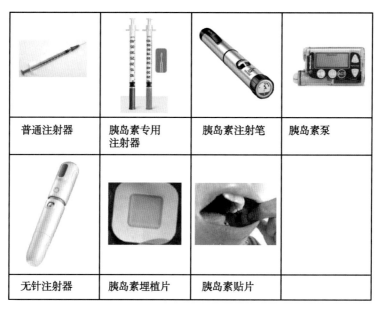

图 13-3 各种胰岛素注射装置

（1）普通注射器：普通注射器是最早被用来注射胰岛素的工具，普通注射器的刻度单位是毫升（ml），最小单位是 0.1ml。若用普通注射器抽取 0.1ml 普通胰岛素，换算后等于 4U 胰岛素，由于大部分患者每次需要注射的胰岛素剂量并不是 4 的倍数，因此用普通注射器注射胰岛素时不但要经过换算来确定需要抽取多少药液，而且很难精确控制实际注射的胰岛素剂量。

（2）胰岛素专用注射器：胰岛素专用注射器抽取的胰岛素剂量较普通注射器更精确，但仍存在一些缺点，如每次注射前需抽取胰岛素、携带和注射不方便、注射剂量的准确性不足等。

（3）胰岛素注射笔：胰岛素注射笔的外形和钢笔差不多，可分为胰岛素预填充注射笔和笔芯可更换的胰岛素注射笔。前者为一次性注射装置，无需更换笔芯，用完后废弃；后者由注射笔和胰岛素笔芯构成，胰岛素笔芯用完需更换新的，而注射笔可重复使用。胰岛素注射笔不仅便于携带，而且使用方便，不仅免去了烦琐的胰岛素抽取过程，而且注射笔上标有剂量刻度，能更轻松、更精确地调节胰岛素注射剂量（儿童注射笔可精确到 0.1U），所用的注射笔用针头也非常细小，大大减少了注射疼痛感。胰岛素注射笔的出现很好地解决了普通注射器和胰岛素专用注射器给患者带来的不便。目前临床上常用的胰岛素注射笔有诺和笔、优伴笔、秀霖笔、联邦笔、得时笔等。

（4）胰岛素泵：胰岛素泵又称持续皮下胰岛素输注（CSII），将短效或超短效胰岛素放置于储药器内，通过导管分别与针头和泵连接，将针头置于腹部皮下组织，使用可调程序的微型电子计算机控制胰岛素输注，模拟生理胰岛素的持续基础分泌和进餐时的脉冲式释放，输注时间通过调整程序来控制。胰岛素泵是所有胰岛素治疗方案中最能模拟胰岛生理性分泌模式的方案。关于胰岛素泵的组成及应用详见第五章问题 47。

（5）无针注射器：无针注射器又称胰岛素高压注射器，是一种利用高压将胰岛素迅速注入皮下的装置，无需针头，对于惧怕针头而又必须注射胰岛素的患者是较好的选择。但这种装置价格昂贵，拆洗安装过程较复杂，且瘦弱的患者往往会造成皮肤青肿，临床上尚未广泛使用。

（6）其他胰岛素注射装置

1）胰岛素埋植片：将满足1型糖尿病患者一定基本需要量的胰岛素制成1个小丸，埋植于皮下组织中，可以稳定释放胰岛素数天或更长时间，可以重复埋植，残余聚合物能缓慢降解。此种方法尚在研究中。

2）内置胰岛素套管针：又称皮下注射器。这种装置是经过简单修饰过的针或套管，置于患者皮下组织，可保留1周以上，患者只需用乙醇清洁套管的注射孔，就可将需要的胰岛素注入，置管的最佳部位是腹部，此种方法国内亦未见使用。

106. 如何规范注射胰岛素？

规范注射胰岛素操作步骤如下（图13-4）。

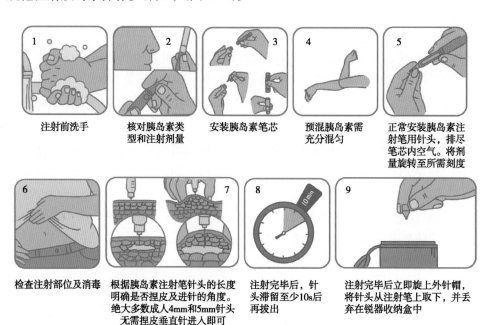

图 13-4　规范胰岛素注射标准 9 步骤（引自《中国糖尿病药物注射指南（2016）版》）

操作步骤中注意事项如下：

（1）核对胰岛素和笔芯：包括核对胰岛素剂型；检查笔芯有无破损或漏液，检查笔芯中的药液性状，并确认在有效期内；确保胰岛素笔内有足够量的胰岛素，若不足，应及时更换新笔芯（未开封的瓶装胰岛素或胰岛素笔芯应提前 30 分钟取出，在室温下回暖）。

（2）安装胰岛素笔芯：胰岛素笔与胰岛素笔芯必须匹配，具体操作步骤参照各胰岛素厂家说明书。

1）旋开笔帽,拧开笔芯架。

2）将笔芯装入笔芯架,拧紧。

3）装上笔用针头,备用活塞杆复位。

4）将胰岛素充分混匀。在使用云雾状胰岛素(NPH)之前,应将胰岛素充分混匀。将胰岛素笔平放在手心中,水平滚动10次,然后用双手夹住胰岛素笔,通过肘关节和前臂的上下摆动,上下翻动10次,使瓶内药液充分混匀,直至胰岛素转变成均匀的云雾状白色液体。

(3) 正确安装胰岛素笔用针头:排尽笔芯内空气,切记使用前及更换笔芯后均应排尽笔芯内空气。排气步骤:注射前,将剂量调节旋钮拨至2U,针尖向上直立,手指轻弹笔芯架数次,使空气聚集在上部后,按压注射键,直至一滴胰岛素从针头溢出,即表示活塞杆已与笔芯完全接触,且笔芯内的空气已排尽。将剂量旋钮旋至所需刻度。

(4) 判断是否需要捏起皮肤,选择合适的注射手法及进针角度。快速进针,缓慢注射药物。

(5) 其他注意事项

1）针头停留在皮内至少10秒。

2）不可在皮下脂肪增生、炎症、水肿、溃疡或感染处注射。

3）针头应一次性使用,否则增加脂肪增生、疼痛和出血的发生风险。

4）处理废弃针头或者注射器的最佳方法是将注射器或注射笔用针头套上外针帽后放入专用废弃容器内再丢弃。若无专用废弃容器,也可使用加盖的硬壳容器等不会被针头刺穿的容器替代。

107. 注射胰岛素有哪些注意事项?

注射胰岛素前应注意:

(1) 核对胰岛素剂型并确保胰岛素笔有足够的胰岛素注射剂量。

(2) 从2~8℃冰箱中取出的未开封的胰岛素,需在室温下放置20~30分钟,待胰岛素的温度恢复到室温,安装摇匀后使用。

(3) 中效胰岛素、长效胰岛素及预混胰岛素应注意注射前充分混匀。可在室温下5秒内双手水平滚动胰岛素笔芯10次,然后10秒内上下翻转10次。避免剧烈摇晃,以免降低给药准确性。滚动和翻转后,肉眼检查确认是否混匀,如笔芯中仍有晶状物存在,则重复操作。

(4) 注射前应排气。如注射器内有气泡,可轻敲注射器针筒使气泡积聚到药液表面,再推到内塞排出气泡。

(5) 每次注射前检查注射部位,判断并避开出现疼痛、皮肤凹陷、皮肤硬结、出血、瘀斑、感染的部位。如果发现皮肤硬结,应确认硬结部位及大小,避开硬结注射。

注射胰岛素时应注意:

(1) 注射时间选择:短效胰岛素或预混胰岛素类似物应在餐前即刻注射;短效或预混胰

岛素在餐前 20~30 分钟注射;中效胰岛素、长效胰岛素及其类似物可在每天固定时间注射。

(2) 注射部位选择:应避免在出现疼痛、凹陷、硬结、出血、瘀斑、感染的部位注射;应注意有规律的轮换注射部位,每次注射点应与上次注射点至少相距 1cm,避免在 1 个月内重复使用同一注射点。

(3) 注射方式选择:注射时应确保皮下注射将胰岛素注射到组织,避免注射到肌肉内。使用较短(4mm 或 5mm)的针头时,大部分患者无需捏起皮肤,并可 90° 进针;使用较长(≥6mm)的针头时,需要捏皮和 / 或 45° 进针以降低肌内注射至肌肉的风险。

(4) 为避免漏液情况发生,在完全按下拇指按钮后,应在拔出针头前至少停留 10 秒后再拔出,剂量较大时,有必要超过 10 秒。

(5) 针头应一针一换,不重复使用。重复使用针头有以下几个问题:①针头易变钝、弯曲、发生堵塞等,增加注射疼痛感,甚至发生断针留于皮下组织等情况;②空气或其他污染物进入笔芯,容易导致注射部位感染;③针头中残留的药液会影响注射剂量的准确性。

注射胰岛素后应注意:

(1) 注射完后,应将针头套上内针帽,旋下针头后规范丢弃。有条件的可将针头丢入锐器盒,以防交叉感染。

(2) 关注血糖波动情况,如果出现血糖控制不理想,应及时分析原因,必要时调整胰岛素注射剂量。

108. 胰岛素如何正确储存?

未开封的胰岛素应储藏在 2~8℃ 的环境中,避免冷冻和阳光直射,防止反复震荡。已开封的胰岛素可室温保存,并应尽量减少药液开启后的存放时间。一般建议初次胰岛素使用后在室温下储存不超过 30 天;德谷胰岛素在低于 30℃ 环境中储存不超过 56 天;地特胰岛素和甘精胰岛素 U300 不超过 42 天。

旅途中储存胰岛素应注意:

(1) 储存条件:胰岛素应放在隔热保温的旅行袋或保温瓶中。到炎热地区旅行,应尽快将胰岛素存放在冰箱冷藏室中,部分冰箱冷藏室壁温度过低,会使胰岛素结冰从而失去效用,建议存放时将胰岛素放置于冰箱门附近,远离冰箱内壁。

(2) 避免空气进入:注射胰岛素时注意避免空气进入胰岛素瓶内。

(3) 禁止托运胰岛素:旅行途中,建议将备用的胰岛素放入保温袋随身携带,不应托运。特别是乘坐飞机旅行时,处于高空中的行李舱温度可降至 0℃ 以下,易使胰岛素变性。

(4) 避免过高温度与冷冻:高温和冰冻条件均可使胰岛素变性失效,因此需避免阳光直射和靠近热源,避免冰冻。

(5) 避免剧烈震荡:剧烈震荡可引起胰岛素分子结构破坏而丧失生物活性。

109. 使用胰岛素泵前应该教会患者哪些内容?

胰岛素泵需要使用者正确的操作使用,因此在建议患者采用胰岛素泵治疗前,应充分重视并给予患者(照顾人)相应的自我管理教育,提供胰岛素泵操作培训。

(1) 胰岛素泵治疗的目的、工作原理和注意事项,降低使用者的焦虑情绪。

(2) 如何使用与胰岛素泵匹配的储药器和输液管,做好用泵前的物品准备,比如速效胰岛素类似物或短效人胰岛素、储药器、输注管路、助针器、泵套、酒精、棉签、胶布等。

(3) 胰岛素泵相关知识,如胰岛素准备、胰岛素泵和耗材准备、基础率设定、输注管路置入、胰岛素泵使用过程中的护理等。

(4) 熟悉程序和输液管操作流程,遵循所选用胰岛素泵的说明书进行操作。

(5) 掌握胰岛素泵报警处理流程,常见报警类型包括电池相关问题、低剩余液量、无输注报警、静电等。有两种情况无法报警:胰岛素失活和胰岛素泄漏。如发生低血糖,必须先予纠正。

(6) 记录基础输注率和餐前大剂量数值,方便及时根据血糖监测情况调整胰岛素剂量。

(7) 定期接受胰岛素泵工作状态随访,定期到医院与医务人员共同讨论血糖监测的结果和调整胰岛素剂量,将使用过程中的疑问及时反馈,尽可能使血糖控制达标,并降低低血糖及严重高血糖的风险。

(8) 注意个人卫生与皮肤清洁。注意观察置入部位,若发现置入部位皮肤出现感染或炎症等问题,胰岛素未能有效吸收,应及时就医。

(9) 每天自检输液管系统 1~2 次,及时发现故障以便降低高血糖的发生风险。

(10) 胰岛素需提前从冰箱取出,取出胰岛素后应在常温下放置 30~60 分钟才能使用。

110. 如何规范置入胰岛素泵?

医护人员给患者置入胰岛素泵,一般依照下列步骤:

(1) 患者沟通:安装胰岛素泵前,护士应与患者及家属充分沟通,阐明使用胰岛素泵治疗的目的及注意事项,签署知情同意书。

(2) 置入部位选择

1) 胰岛素泵置入部位首选腹部脐周 3cm 以外皮肤,其次可依次选择上臂、大腿外侧、后腰、臀部等部位皮肤,避开腹中线、瘢痕、胰岛素注射硬结、腰带位置、妊娠纹和脐周 2~3cm以内,妊娠中晚期的患者尽量不选腹部。

2) 根据可操作性、神经及主要血管之间的距离、皮下组织的状况,对人体胰岛素注射部位给予评分,评分越高注射部位越好(图 13-5)。

3) 胰岛素泵置入部位应距离上一次置入部位 2~3cm 以上;对于使用动态血糖监测的患者,置入部位应距离探头 7.5cm 以上;如患者有手术需求,应当尽量避开手术部位。

(3) 胰岛素泵的安装:胰岛素泵的安装应严格遵循说明书进行。

1) 导管式胰岛素泵的安装:

① 准备胰岛素、胰岛素泵和耗材:应选择速效胰岛素类似物或短效人胰岛素,浓度为U100(100U/ml);胰岛素提前从冰箱取出,在常温下放置 30~60 分钟;准备胰岛素泵、储药器、输注管路、助针器、胰岛素泵袋、酒精、棉签、透明敷料、胶布,使用与胰岛素泵匹配的储

药器和输液管等。使用传感器增强型胰岛素泵可同时准备葡萄糖探头进行实时动态血糖监测。

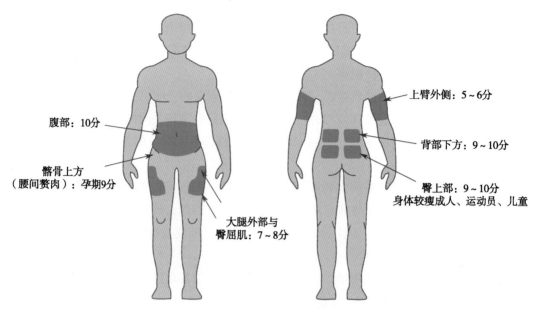

腹部：10分

髂骨上方
（腰间赘肉）：孕期9分

大腿外部与
臀屈肌：7~8分

上臂外侧：5~6分

背部下方：9~10分

臀上部：9~10分
身体较瘦成人、运动员、儿童

图 13-5　置入部位评估

② 组装储药器、泵和电池。

③ 检测胰岛素泵是否可以正常运行，电池电量是否充足。

④ 设置胰岛素泵基础率：从 0 点开始设置，可设置 24~48 个段，双人核对并记录。

⑤ 清洁，洗手。

⑥ 抽取胰岛素填充储药器并排出气泡：连接胰岛素和储药器，拉动针栓，向储药器内缓慢抽取胰岛素，抽药完毕后排空储药器内的空气。

⑦ 连接输液管路：将抽完药的储药器与输注管路连接，确保无漏液。

⑧ 排气：按胰岛素泵操作键，进行充盈或管路排气，使胰岛素充满输注管路，确保管路中没有空气。

⑨ 选取胰岛素泵置入部位：选择合适的置入部位，距离上一次管路置入距离 2cm 以上，常用的轮换方法有"M/W"与"钟面法"（图 13-6），胰岛素泵注射部位应经常轮换，建议 3~5 天轮换 1 次，如有硬结或疼痛，应及时变换注射部位。

⑩ 局部消毒：用 75% 酒精以注射部位为中心，螺旋式消毒 3 遍，自然待干，消毒范围直径≥5cm。

⑪ 置皮下输入装置：将胰岛素泵输注管路针头置入皮下组织，可以手动置入或使用助针器置入，如果使用软针置入需拔除引导针。

⑫ 固定：抚平敷贴，必要时使用透明敷料和胶布加强固定。

⑬ 定量充盈：使用可分离的管路，需要根据说明书进行充盈。

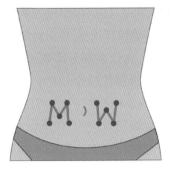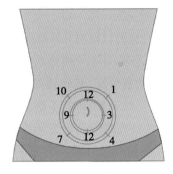

图 13-6 胰岛素泵置入部位轮换示意图（M/W 法、钟面法）

2）非导管式胰岛素泵的安装：

① 准备药品与材料：速效或短效胰岛素、胰岛素泵、控制器、泵电池、底板、储药器、留置针、助针器、酒精、棉签。

② 清洁，洗手。

③ 抽取胰岛素填充储药器并排出气泡：拉动储药器拉杆，并推到顶端，将胰岛素储药器连接，拉动拉杆抽取药液；将气泡弹至钢针口附近，轻推拉杆排气；将储药器从抽药器上取下。

④ 组装储药器、泵和电池。

⑤ 置入部位消毒：用 75% 酒精以注射部位为中心，螺旋式消毒 3 遍，自然待干，消毒范围直径≥5cm。

⑥ 贴底板：撕开衬纸，贴敷于消毒部位。

⑦ 置入留置针：旋松针帽，将留置针套件按压到助针器中，听到两次"咔哒"声提示安装成功；取下皮下留置针保护套，将助针器前段对准卡口后向下按压，按压底部白色按钮取下助针器，弹出留置针。

⑧ 设置便携式控制器：进入设置向导，首次使用需设置日期、时间，设置基础率、大剂量、报警值；在胰岛素泵菜单，输入胰岛素的序列号，连接胰岛素泵。

⑨ 将泵安装在底板上：按住推杆定位按钮，直至储药器针头上有液体滴出，将泵固定在底板上。

111. 使用胰岛素泵时应该注意哪些内容？

（1）定期观察泵的运行状况，包括泵质检、电池、药量等。

（2）定期地监测血糖，使用胰岛素泵并不代表血糖控制良好，血糖仍有可能波动，所以要定期监测血糖，根据血糖情况调整胰岛素输注量，包括调整基础率、餐前量等。

（3）坚持控制饮食和运动。即使使用了胰岛素泵，如果饮食、运动不加以控制，血糖仍然很容易波动。

112. 如何选择合适的胰岛素治疗方案？

（1）胰岛素治疗方案选择应个体化，方案的制订需要兼顾胰岛功能状态、血糖控制目标、血糖波动幅度与低血糖发生风险。对已合并心脑血管疾病或其他危险因素的糖尿病患者,在胰岛素治疗时应当确立合适的目标值并采取稳妥、安全的降糖治疗措施,尽量避免低血糖的发生。

（2）1 型糖尿病患者因自身胰岛素分泌绝对缺乏,完全或部分需要通过外源性胰岛素补充来模拟生理性胰岛素分泌,基础胰岛素加餐时胰岛素替代治疗（MDI 和 CSII）是 1 型糖尿病首选的治疗方案。对于 MDI 的 1 型糖尿病患者,如血糖控制不佳,可以考虑改用 CSII。

（3）使用≥1 种口服降糖药规范治疗 >3 个月,血糖仍未达标（HbA1c≥7.0%）的 2 型糖尿病患者,在继续当前口服降糖药方案的基础上,可联合皮下注射基础胰岛素;新诊断的 2 型糖尿病患者若空腹血糖 >11.1mmol/L 或 HbA1c>9.0% 或伴明显高血糖症状,也可起始基础胰岛素治疗。

（4）对于餐后血糖与餐前血糖相比增幅较大（>3mmol/L）、进餐较规律且每日 1~2 顿主餐碳水化合物较多的 2 型糖尿病患者,在生活方式干预及口服降糖药较大剂量治疗后仍 HbA1c≥7.0%,适合起始预混胰岛素每日 1~2 次注射方案。

（5）2 型糖尿病患者在起始胰岛素治疗后,经过充分的剂量调整,血糖仍未达标或反复发生低血糖时,可采用基础胰岛素联合每日 1~3 次餐时胰岛素、每日 2~3 次预混胰岛素类似物或 CSII 等方案治疗。

推荐阅读文献

[1] 中华糖尿病杂志指南与共识编写委员会 . 中国糖尿病药物注射技术指南（2016 年版）[J]. 中华糖尿病杂志,2017,9（2）:79-105.

[2] 中华医学会内分泌学分会,中华医学会糖尿病学分会,中国医师协会内分泌代谢科医师分会 . 中国胰岛素泵治疗指南（2021 年版）[J]. 中华内分泌代谢杂志,2021,37（8）:679-701.

[3] 中华医学会糖尿病学分会 . 中国 2 型糖尿病防治指南（2020 年版）[J]. 中华糖尿病杂志,2021,13（4）:315-409.

[4] 中华医学会糖尿病学分会,中国医师协会内分泌代谢科医师分会,中华医学会内分泌学分会,等 . 中国 1 型糖尿病诊治指南（2021 版）[J]. 中华糖尿病杂志,2022,14（11）:1143-1250.

[5] 中华医学会糖尿病学分会 . 中国 1 型糖尿病胰岛素治疗指南 [J]. 中华糖尿病杂志,2016,8（10）:591-597.

[6] 中华医学会糖尿病学分会 . 胰岛素注射相关皮下脂肪增生防治中国专家共识 [J]. 中华糖尿病杂志,2021,13（12）:1115-1122.

[7] 中华医学会糖尿病学分会 . 中国血糖监测临床应用指南（2021 年版）[J]. 中华糖尿病杂志,2021 ;13（10）:936-948.

[8] 郭晓惠 . 中国胰岛素泵治疗护理管理规范 [M]. 天津:天津科学技术出版社,2017.

[9] 中华医学会儿科学分会内分泌遗传代谢学组,中华儿科杂志编辑委员会 . 中国儿童 1 型糖尿病标准化诊断与治疗专家共识（2020 版）[J]. 中华儿科杂志,2020,58（6）:447-454.

第十四章 胰岛素剂量调整方法

113. 胰岛素剂量调整的基本思路是什么？

临床工作中,所谓"调血糖",即根据血糖测定值,结合患者饮食、运动情况来调整胰岛素剂量及自我管理方式。总体上可遵循以下思路:①明确患者血糖是否达标;②了解患者胰岛素剂量是否合适;③了解患者异常血糖出现的原因;④寻找患者血糖谱的规律。

(1) 明确患者血糖是否达标:评估患者血糖是否达标,包含血糖整体情况和每日血糖谱的情况。

首先,从 HbA1c、TIR、TAR 及 TBR 等方面,结合患者的低血糖风险、自我管理能力、合并症及并发症情况,个体化评估患者血糖总体是否达标。一般成人糖尿病患者的控制目标是 HbA1c<7.0%,TIR>70% 且 TBR<4%,TAR<25%。根据低血糖风险的提高、并发症 / 合并症的严重程度、预期寿命的缩短,可将控制目标放宽至 HbA1c<7.5%。一般儿童糖尿病患者的控制目标是 HbA1c<7.5%,对于在使用持续葡萄糖监测、胰岛素泵的患儿,在不增加低血糖时间的前提下,建议将控制目标降低至 HbA1c<7.0%。1 型糖尿病患者的个体化控制目标具体见第 4 章问题 29。

HbA1c 大致可以反映出患者的平均血糖情况(表 14-1),但需要特别注意 HbA1c 无法反映血糖波动情况,若患者有频发低血糖,HbA1c 则会被低估。因此对于监测指血的患者,了解患者血糖谱(即每天不同时间点的血糖监测记录)至关重要。点血糖的目标值目标见第 4 章问题 30。

表 14-1 HbA1c 与平均血糖的对应关系

HbA1c/%	平均血糖 / (mmol/L)
5.5	6.2
6.0	7.0
6.5	7.8
7.0	8.6
7.5	9.4
8.0	10.2
8.5	11.0
9.0	11.8
9.5	12.6
10.0	13.4
10.5	14.1
…	…

注:参考公式为平均血糖 =1.59×HbA1c-2.59,决定系数 (r^2)=0.84。HbA1c,糖化血红蛋白。

（2）了解患者胰岛素剂量是否合适：正常人体每天大约会分泌 20~40U 胰岛素。由于皮下注射胰岛素会经过肝脏的首过效应，1 型糖尿病患者外源性使用的胰岛素剂量通常会多于人体的生理剂量。虽然胰岛素剂量的个体差异很大，但了解患者每日胰岛素剂量，可以协助医护人员发现患者自我管理存在的问题，特别是是否存在胰岛素注射方面的问题。

当每日胰岛素剂量 >2.0U/（kg·d）时，被认定存在"严重胰岛素抵抗"。在正确注射使用胰岛素的患者中，生理状态下通常不会超过该剂量。

1）成人 1 型糖尿病患者每日胰岛素总量通常在 0.5U/（kg·d）左右。

2）青春期前儿童由于生长激素、甲状腺素的作用，常需要 0.7~1.0U/（kg·d）。

3）青春期因性激素、情绪、学业压力等多种因素的影响，使胰岛素剂量大幅上升，超过 1.0U/（kg·d），甚至高达 2.0U/（kg·d）。

4）妊娠期，特别在妊娠中期，由于孕激素、雌激素分泌及皮下水肿，胰岛素需要量常在 1.0~2.0U/（kg·d），在娩出胎儿当日胰岛素剂量即会迅速下降。

5）蜜月期（第 3 章问题 27），胰岛素剂量 <0.3U/（kg·d），甚至在部分患者中可以完全停用。

不仅胰岛素总量在不同人群中有一定规律，基础胰岛素和餐前胰岛素的分配比例亦有一定规则可循（表 14-2）。

表 14-2　不同年龄患者所需胰岛素剂量分配　　　　　　　单位：%

患者群体	每日基础胰岛素总量占比	每日餐前胰岛素总量占比
成年人	40~50	50~60
青春期	30~40	60~70
青春期前	20~40	60~80

（3）了解患者异常血糖出现的原因：患者每日的作息、身体状态、情绪、环境等因素都会对血糖产生影响，患者及其监护人对于高、低血糖的处理，也有可能是血糖波动的原因。因此对于患者血糖谱中异常的高血糖、低血糖，以及紧接着低血糖后出现的高血糖，需要与患者及其监护人探讨异常血糖产生的可能原因及处理方式，及时发现自我管理方面可能存在的问题，以便于更有针对性地进行剂量调整。

常见的人为造成血糖峰谷交替的原因有且不限于以下方面：

1）"高血糖焦虑"：表现为因担心血糖高而不适当增加胰岛素剂量。部分患者对于血糖要求过于严苛，特别是对于新发的、佩戴动态血糖监测的患者，在还不了解自己胰岛素敏感系数的情况下，在不适当的血糖值频繁追加胰岛素，人为导致频发低血糖。

2）低血糖处理方式不正确：若患者在低血糖时首先采用慢速升糖碳水化合物（如奶油蛋糕、全脂牛奶、黑巧克力等），可能会造成血糖上升相对较慢，导致错误地进食过多而血糖后升，人为造成明显的血糖高峰。

3）"隐性加餐"：患儿在学校加餐后血糖升高明显，可能害怕家长责骂而否认加餐事实，即患儿家长常提及的"偷吃"。

以上常见问题均可通过积极地沟通得到明显改善,纠正错误的应对方式即可减少血糖波动。

（4）寻找患者血糖谱的规律:有效的日常记录是调整胰岛素剂量的前提条件。对于指血监测的患者,推荐将患者血糖情况以特定方式进行列表(表 14-3),亦有不少糖尿病管理的手机软件,以便于从整体的角度来观察患者的血糖波动特点,并且可以结合患者的事件记录来了解应调整胰岛素剂量还是改变患者的应对方式。对于应用持续葡萄糖监测系统的患者,则可通过其动态葡萄糖图谱和每日葡萄糖图谱了解其血糖特点(详见第 4 章问题 32 以及第 12 章问题 101、102)。

表 14-3　推荐的日常血糖记录表格举例　　　　单位:mmol/L

日期	0点	3点	早餐前	早餐后 2h	中餐前	中餐后 2h	晚餐前	晚餐后 2h	睡前
第 1 天	—	—	6.3	—	10.8	—	14.2[+1]	—	18.6[+1]
第 2 天	10.2		5.8		11.2	10.6	18.1[+2]	16.8[+1]	14.2
第 3 天	10.3	3.2 → 5.6	9.3	14.4[+1]	3.2[-2]	14.6			—

注:3.2 → 5.6 表示血糖由 3.2mmol/L 经处理后升至 5.6mmol/L;+1 表示追加 1U 胰岛素大剂量;-2 表示较平时中餐前大剂量或与碳水化合物匹配的餐前大剂量减少 2U;在出现异常高血糖或低血糖事件时,建议记录相应饮食或影响血糖的事件。

114. 胰岛素剂量调整应遵循的基本顺序是什么?

（1）总体原则为"先低后高",即先处理低血糖,再处理高血糖。由于低血糖会导致患者加餐以及低血糖后的高血糖反应,因此发生低血糖本身便常常会造成血糖波动、谷峰交替。在调整患者胰岛素剂量时,应先看哪个时间段比较容易发生低血糖,尽量避免产生低血糖的原因,而不建议只看高血糖便盲目增加胰岛素剂量。

（2）先调整夜间及空腹血糖,再调整日间血糖。夜间可变因素较少,不存在频繁进食、追加胰岛素、体力活动等情况的影响,并且夜间 0 点至 4 点一般是最易出现低血糖的时间段,降低夜间低血糖风险,改善空腹血糖,更有利于评估和调整日间血糖水平。因此,在调整胰岛素剂量时,应先调整基础胰岛素剂量以平稳夜间血糖,再调整餐前胰岛素剂量以平稳餐后血糖。

（3）先处理一般规律,再处理特殊情况。在患者血糖谱上,先寻找出现低、高血糖的规律性,例如在某一个时间段、在进行某种活动后、在进食某类食物后等,对能找出规律的血糖波动作出相应的剂量调整。但同时也需要了解,血糖的外界影响因素多达数十种,有些血糖波动并不能找到原因或规律。在这种情况下,则以教会患者正确的低、高血糖应对方式为目标,以避免出现严重低血糖和持续高血糖。

（4）积极减量,慎重加量。对于可疑因胰岛素剂量过大导致低血糖时,患者胰岛素减量应积极,避免低血糖的发生;对于考虑胰岛素剂量不够而导致血糖偏高时,加量需慎重、缓慢,避免矫枉过正而导致低血糖。

115. 如何计算饮食中碳水化合物所需的胰岛素剂量?

(1) 计算碳水化合物系数(insulin to carbohydrate ratio,ICR):ICR 大小与个体胰岛素敏感性有关。胰岛素敏感性因人而异,并且受时段、活动量和情绪压力的影响,因此,不同患者的 ICR 不同,同一名患者在一天不同时段的 ICR 也可能不同。本节介绍 3 种常用的 ICR 计算方法。

方法 1:"500 法则"或"450 法则"

使用速效胰岛素的患者:ICR=500/ 全天胰岛素用量。

使用短效胰岛素的患者:ICR=450/ 全天胰岛素用量。

全天胰岛素用量 = 基础胰岛素 + 三餐前大剂量胰岛素总量。

方法 2:经验法

以成年人 1:15、儿童 1:20 或 1:25 为起始值(儿童对胰岛素更为敏感),详细记录血糖监测结果、碳水化合物摄入量以及胰岛素的剂量等,可以为调整比值提供非常有用的信息。

方法 3:回顾法

某一餐的 ICR= 本餐碳水化合物摄入量 / 本餐餐前胰岛素剂量。

某一天的 ICR= 全天碳水化合物摄入量 / 全天餐前胰岛素总剂量。

数天的 ICR= 数天碳水化合物摄入总量 / 数天餐前胰岛素总剂量。

一周内早餐、午餐和晚餐进食相同数量的碳水化合物,并记录空腹、餐前及餐后 2 小时血糖,餐前及加餐的胰岛素剂量,正餐及加餐中的碳水化合物摄入量,就可以用所摄入的碳水化合物总数除以餐前及加餐的胰岛素剂量总数而得出 ICR。

注意:经验或计算所得的 ICR 仅是起始值,还需要根据具体情况进行微调。另外,只有在患者的血糖已基本稳定并控制在目标值以内时,所用的全天胰岛素总量才是准确可靠的。因此,对于血糖不稳定、胰岛素剂量波动大的患者,可使用 ICR 经验值作为起始值。

(2) 如何利用 ICR 计算餐前胰岛素大剂量?

餐前胰岛素大剂量 = 本餐的碳水化合物摄入量(g)÷ICR。

以下使用"500 法则"或"450 法则"计算法,采用情景案例展示利用 ICR 计算餐前胰岛素大剂量的步骤。

举例:田某,诊断为 1 型糖尿病 3 年,目前使用胰岛素泵(诺和锐)控制血糖,血糖控制满意。目前全天胰岛素用量为 40U。早餐打算进食白面包 100g,水煮鸡蛋 80g,纯牛奶 250ml,应注射多少剂量的胰岛素?

解答:

1)计算田某的 ICR=500/40=12.5。

2)查阅白面包的碳水化合物含量:49g/100g;鸡蛋 0.34g/100g(可忽略),牛奶 5g/100ml。因此早餐含碳水化合物约 61.5g。

3)早餐前速效胰岛素剂量 =61.5/12.5=4.9U ≈ 5U

注意:以上例子均假设胰岛素敏感性全天不变,但实际上每个人的胰岛素敏感性全天可能不同,也就是说,全天胰岛素总量仍然是40U,但三餐的碳水化合物系数不同,因此要在不同进餐时段调整胰岛素与碳水化合物的比值。

116. 如何计算纠正高血糖时的校正胰岛素剂量?

血糖高于目标水平时,可使用胰岛素敏感系数计算校正胰岛素剂量,即"追加胰岛素剂量",以将血糖降至目标水平。

(1) 计算胰岛素敏感系数(ISF):有1 800和1 500两种法则。

使用速效胰岛素的患者:ISF=(1 800/全天胰岛素用量)/18。

使用短效胰岛素的患者:ISF=(1 500/全天胰岛素用量)/18。

例如,某位糖尿病患者三餐前使用门冬胰岛素,睡前使用甘精胰岛素,全天胰岛素总剂量为35U,则ISF=(1 800/35)/18=2.9≈3,即该患者每注射1U门冬胰岛素可使血糖下降3mmol/L。需注意的是,由此方法计算获得的ISF仅仅是起始值,需根据血糖情况不断修改、调整。

(2) 利用ISF计算校正胰岛素剂量

胰岛素校正量=(实际血糖-目标血糖)/ISF

以下采用情景案例展示利用ISF计算校正胰岛素剂量的步骤。

举例1:小李,诊断为1型糖尿病5年,目前使用胰岛素泵(诺和锐)控制血糖,平日血糖控制满意。目前全天胰岛素用量为50U。餐前的目标血糖为7mmol/L,今日午餐前测得血糖15mmol/L,小李应如何纠正餐前高血糖?

解答:1)计算ISF=(1 800/50)/18=2。

2)校正胰岛素剂量=(15-7)/2=4U,即小李需注射4U门冬胰岛素以纠正餐前高血糖。

举例2:如果小李今天晚餐前测得血糖5mmol/L,他应如何避免出现餐后低血糖?

解答:以上计算小李的ISF为2,则小李的胰岛素追加量=(5-7)/2=-1U,即小李应少注射1U胰岛素以避免低血糖。

117. 如何计算高/低血糖时的餐前胰岛素总剂量?

餐前注射的胰岛素总剂量=饮食碳水化合物所需的胰岛素剂量+高/低血糖所需的校正胰岛素剂量。

举例:王女士诊断为1型糖尿病5年,目前使用胰岛素泵(诺和锐)控制血糖,血糖控制满意。目前全天胰岛素量为35U。晚餐前血糖为16.9mmol/L(目标血糖7mmol/L),晚餐准备进食米饭(大米80g),清炒土豆片(土豆50g),木耳炒鸡(木耳少量,鸡肉120g),白灼生菜(生菜250g)。晚餐前她应该注射多少胰岛素?

解答:利用ICR计算碳水化合物摄入量所需胰岛素剂量,利用ISF计算高血糖所需的校正胰岛素剂量。步骤如下。

(1) ICR=500/35≈14。

(2) 查阅中国食物成分表,经计算可得晚餐含碳水化合物71g,则饮食碳水化合物所需

的胰岛素剂量 =71/14 ≈ 5U。

(3) ISF=(1 800/35)/18 ≈ 3。

(4) 高血糖所需的胰岛素校正量 =(16.9-7)/3 ≈ 3U。

(5) 餐前注射的胰岛素总剂量 = 饮食碳水化合物所需的胰岛素剂量 + 高 / 低血糖所需的校正胰岛素剂量 =5+3=8U。

值得注意的是,胰岛素剂量的调整因人而异,饮食及运动等生活方式、环境等多种因素均会影响血糖水平和胰岛素剂量,在使用碳水化合物计数法的同时,积极监测血糖才是正确调整胰岛素剂量的前提。

118. 如何设置初始胰岛素剂量?

在本章问题 113 中,我们已经了解了不同人群每日胰岛素剂量(TDD)的总体规律。在为患者设定初始胰岛素剂量时,先计算 TDD,再分配基础和餐时剂量。

(1) 计算 TDD。由于新起病患者在使用胰岛素后可能进入蜜月期或经历减量的过程,通常会以 TDD(U)= 体重(kg)×(0.3~0.5)来计算,对于儿童、老年、体型偏瘦或使用胰岛素泵的患者,低血糖风险高或胰岛素剂量通常偏小,系数的设定宜保守。

(2) 分配基础和餐时量。以不同人群的特点(表 14-2)来设置基础胰岛素剂量与餐时胰岛素剂量,例如成人患者以 50%×TDD 为基础胰岛素剂量,50%×TDD 为餐时胰岛素剂量,其中餐时按照每餐 1/3、1/3、1/3 或 40%、30%、30% 分配。

119. 案例分析 2：初始胰岛素剂量设定

小李,15 岁,男,身高 178cm,体重 70kg,初发 1 型糖尿病,现拟使用每日多针胰岛素强化治疗,应如何制订初始胰岛素方案?

知识点

(1) 初始胰岛素剂量设定。

(2) 胰岛素制剂分类。

临床实践

第一步:评估小李病程,所处阶段,体重指数(BMI)及营养状态等情况,以评价患者低血糖风险,决定设定系数。患者为青春期男童,初发 1 型糖尿病,BMI=22.1kg/m²,属于标准体型。经营养师评估,无营养风险,无需增重 / 减重。系数无需特别偏大或偏小,以 0.4U/(kg·d)起始。

第二步:估算全天胰岛素剂量。根据体重,计算全天胰岛素总量 =70kg×0.5U/(kg·d)=35U/d。

第三步:胰岛素剂量分配。对于青春期青少年,基础胰岛素占比 30%~40%。

基础胰岛素总剂量:35U×40%=14U。

餐时胰岛素总剂量:35U×60%=21U。

了解到小李家庭早餐以碳水化合物类食物为主,可分配稍多餐时大剂量至早餐,三餐分配可初步定为早餐前 8U,中餐前 6U,晚餐前 6U,皮下注射。

第四步:确定初始胰岛素剂型及方案。小李为走读生,三餐可在家吃饭。从三速一长方案开始,可选用维持时间较长的甘精 U300 或德谷胰岛素;三餐前选用无需等待的速效胰岛素。需要注意在国内德谷胰岛素和谷赖胰岛素在 18 岁以下儿童中尚无适应证,若使用需签署知情同意书。

考虑虽然甘精 U300 低血糖风险更小,所需剂量可能较普通长效胰岛素甘精 U100 大,但为避免低血糖,一般初用胰岛素时可在估算基础上稍减量使用。最终为小李制订初始方案:甘精 U300 12U,每日一次(基本固定一个时间),皮下注射;三餐前门冬胰岛素 8U、6U、6U 皮下注射。

120. 如何调整基础胰岛素剂量?

基础胰岛素主要覆盖患者夜间、空腹及白天餐前血糖(即上一餐餐后 2 小时之后的血糖)。这些时间段的血糖维持主要来源于肝糖原分解以及进食的蛋白质、脂肪的缓慢转化,其中空腹血糖以及晚餐前血糖容易受升糖激素影响,产生黎明现象和黄昏现象。

对于使用每日多针胰岛素注射的患者,基础胰岛素可以为长效胰岛素或中效胰岛素,每日注射 1~2 针。理想情况下,患者的血糖从睡前至凌晨再至清晨空腹状态,应逐渐稳步下降,从餐后 2 小时至下一餐餐前亦为逐渐下降的趋势。变化幅度不超过 1.7mmol/L(即 30mg/dl)。

以下介绍几种临床上常见的需要调整基础胰岛素的情况。

(1) 持续空腹高血糖。需要首先排除夜间低血糖的可能,加测 0 点、3 点的血糖,或推荐使用持续葡萄糖监测。在夜间无低血糖的状态下,每次增加基础胰岛素剂量 10%~20%,每次加量后建议观察 3 天左右,不要急于连续加量。

(2) 夜间低血糖,白天高血糖。由于人体本来在一天之内不同时段胰岛素需要量不同,我们白天由于进食、升糖激素的影响,常常胰岛素需要量多于夜间。对于在睡前注射一针长效胰岛素的患者而言,白天餐前血糖无法控制在理想范围内,但夜间容易低血糖的情况并不少见。可以采取将长效胰岛素分针(即改为早、晚各注射一次),将长效胰岛素改至早晨注射,或将餐前速效胰岛素改为短效胰岛素等方法进行调整。

(3) 餐前低血糖。白天胰岛素需要量小于夜间的情况较为少见,若餐后 2 小时内血糖良好,却在餐后 3~5 小时发生低血糖,提示餐前体内胰岛素的量超过了食物中由蛋白质、脂肪吸收转化而来的血糖。可以将长效胰岛素分针,或增加食物中蛋白质和脂肪的比例,或在餐前血糖开始下降时少量加餐。

121. 如何调整餐前胰岛素剂量?

餐后 2 小时血糖的主要来源为摄入碳水化合物的吸收转化。餐前胰岛素为短效胰岛素或(超)速效胰岛素制剂。无论是采用每日多针胰岛素注射,还是胰岛素泵注射的方法,餐前胰岛素主要控制餐后 2 小时(速效胰岛素)~4 小时(短效胰岛素)内的血糖。餐后血糖是否平稳取决于餐前胰岛素的作用时间与摄入食物升糖曲线是否匹配(图 14-1)。

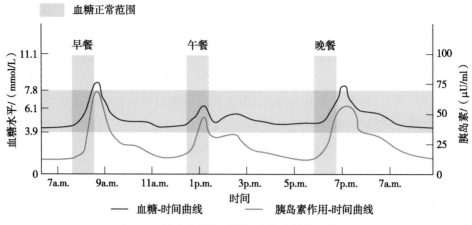

图 14-1　胰岛素作用时间与食物升糖效果的匹配

　　理想状态下,餐后 2 小时血糖较同餐前血糖有轻度上升,上升幅度遵循 30/60 原则,即上升超过 60mg/dl(3.3mmol/L)时,考虑增加餐前胰岛素剂量 10%~20%,或降低碳水化合物系数 10%~20%;上升低于 30mg/dl(1.7mmol/L),甚至低于餐前血糖时,考虑减少餐前胰岛素剂量 10%~20%,或提高碳水化合物系数 10%~20%。

　　除了调整餐前胰岛素剂量外,在使用每日多针的方案时,可能还会遇到需要调整餐前胰岛素注射时间的情况。

　　(1) 餐后 2 小时内血糖相对平稳,但 3~5 小时持续上升(图 14-2A)。这种情况较为常见,多见于餐前使用速效胰岛素的患者。由于速效胰岛素维持时间较短,餐后 3~5 小时主要依靠体内的基础胰岛素作用。若进食蛋白质、脂肪含量较丰富的混合餐,或个体对食物吸收较慢时,食物的升糖作用后延,导致餐后 3~5 小时血糖逐渐上升。最常用的应对措施为将餐前速效胰岛素调整为短效胰岛素以协助覆盖该段时间血糖(图 14-2B),或在餐后 1~2 小时追加少量速效胰岛素(0.5~2U 起始尝试)(图 14-2C)。

　　(2) 餐后 1 小时内低血糖(图 14-3)。患者常描述为"边吃边低",通常为胰岛素吸收过快,而食物吸收造成的血糖峰值偏后所致。在低血糖后由于食物吸收峰值的出现、处理低血糖时额外摄入的碳水化合物以及低血糖后的高血糖等多种因素的重叠,导致餐后 2 小时血糖高峰。常用的应对措施为延后餐时胰岛素注射的时间,或将餐时胰岛素注射在大腿或臀部等吸收较慢的部位。

　　(3) 餐后 1 小时内血糖高峰,餐后 2~3 小时低血糖(图 14-4)。需要考虑两个原因:①患者或监护人由于餐后 1 小时的血糖高峰,补充大剂量过多。应对措施为增加餐前大剂量,若餐后 1 小时内仍有血糖高峰,补充大剂量时宜更保守。②与场景(2)的产生原因相反,为食物吸收造成的血糖峰值在前,而胰岛素吸收较慢所致。多出现在使用短效胰岛素的患者中。常用应对方式为更换速效胰岛素,或提前注射胰岛素。

　　(4) 餐前血糖过高。当餐前血糖在 10~12mmol/L 以上时,餐前需要追加额外的大剂量以使餐后血糖能控制在理想范围内。若追加剂量加上常规餐前剂量的总量较大(超过

12~15U),或餐前血糖过高,可采取"等时",即先按照 ISF 追加一定量的大剂量,等待血糖开始下降后,再注入常规餐前大剂量并进餐。

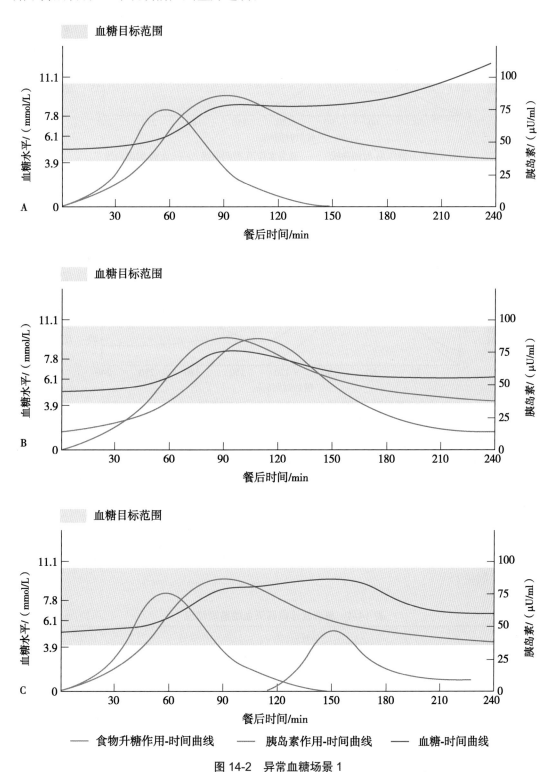

图 14-2　异常血糖场景 1

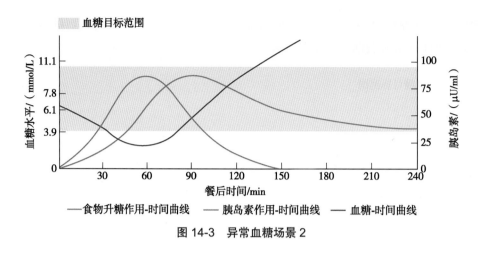

图 14-3　异常血糖场景 2

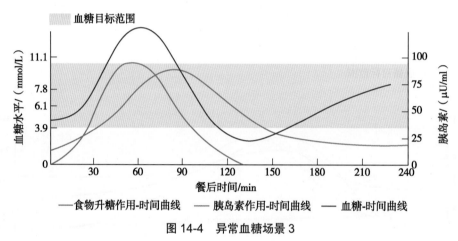

图 14-4　异常血糖场景 3

122. 案例分析 3：每日多次胰岛素注射剂量调整

小盟,9 岁,女童,确诊 1 型糖尿病 1 年余。目前使用地特胰岛素 7U,晚九点左右皮下注射,门冬胰岛素三餐前 4U 左右,皮下注射。平时监测血糖 3~6 次 /d。就诊前四天加强监测,血糖见表 14-4(第 3 天地特胰岛素注射量为 8U)。此次复查 HbA1c 8.8%。应如何调整该患儿胰岛素剂量?

表 14-4　患者就诊前四天血糖监测情况　　　　　　　　　　　　　　单位:mmol/L

时间	0 点	3 点	早餐前	早餐后2h	中餐前	中餐后2h	晚餐前	晚餐后2h	睡前
第一天	—	—	6.3	—	10.8	10.3	14.2[+1]	10.5	18.6[+2]
第二天	10.2	—	5.8	10.5	11.2	10.6	18.1[+1]	16.8[+1]	14.2[+1]
第三天	—	—	7.1	6.1	8.2	7.3	17.8[+2]	23.8[+4]	15.1[+1]
第四天	7.3	3.2 → 5.6	9.3	14.4	13.8[+1]	14.6[+2]	14.4[+1]	12.2	16.2[+1]

注:X^{+y} 中 +y 表示追加大剂量;$X \rightarrow Y$ 表示血糖由 X mmol/L 经处理后变化至 Y mmol/L。

知识点

(1) 调整胰岛素剂量的基本思路。

(2) 不同胰岛素的作用时间。

(3) ICR 和 ISF 的应用。

临床实践

第一步：了解小盟血糖控制、胰岛素注射情况、生活习惯。

(1) 血糖达标情况：从点血糖及 HbA1c 评估均提示血糖未达标。上学期间以监测空腹、中餐前、晚餐前、晚餐后 2 小时血糖、睡前血糖为主，小盟主要为晚餐后 2 小时及睡前血糖不达标居多。

(2) 胰岛素剂量及注射情况：小盟目前身高 138cm（高于平均值一个标准差），体重 33kg（高于平均值一个标准差），青春期未启动。胰岛素剂量约 0.58U/（kg·d），属于正常范围。未触及脂肪增生。

(3) 追加大剂量 / 低血糖处理：随机血糖在 14mmol/L 以上时会追加大剂量 1~2U/ 次。基本无追加后发生的低血糖事件。低血糖约 1 次 / 周，最低血糖 3.0mmol/L，能遵循低血糖处理"双 15 原则"并已知晓自身一般规律：补 10g 糖能使血糖上升 2~3mmol/L。

第二步：寻找小盟血糖谱规律。

对于使用指尖血监测的患者，可推荐应用手机软件进行血糖记录。设定理想血糖的目标范围后，软件中不达标血糖的颜色区分有助于寻找血糖规律（表 14-5）。

表 14-5　患者就诊前四天血糖监测数据手机软件情况　　单位：mmol/L

时间	0 点	3 点	早餐前	早餐后 2h	中餐前	中餐后 2h	晚餐前	晚餐后 2h	睡前
第一天	—	—	6.3	—	10.8	10.3	14.2^{+1}	10.5	18.6^{+2}
第二天	10.2	—	5.8	10.5	11.2	10.6	18.1^{+1}	16.8^{+1}	14.2^{+1}
第三天	—	—	7.1	6.1	8.2	7.3	17.8^{+2}	23.8^{+4}	15.1^{+1}
第四天	7.3	3.2 → 5.6	9.3	14.4	13.8^{+1}	14.6^{+2}	14.4^{+1}	12.2	16.2^{+1}

注：X^{+y} 中 +y 表示追加大剂量；$X → Y$ 表示血糖由 X mmol/L 经处理后变化至 Y mmol/L。

不难看出，小盟的高血糖通常发生在下午至晚上的时间。在第三天尝试增加长效剂量后，夜间出现了低血糖。虽然其中可能有第三天晚夜间多次追加大剂量的叠加影响，但仍提示小盟夜间的需要量偏小，而地特胰岛素由于作用时间偏短，并没能覆盖到小盟全天的血糖。

第三步：调整基础胰岛素剂量。

基于第二步的分析，单纯增加睡前地特胰岛素剂量无法兼顾夜间低血糖风险，考虑地特胰岛素在睡前注射一针不足以控制小盟的基础血糖。有三种方案可以尝试：①将地特胰岛素调整至早上注射一次；②改作用时间更长的甘精胰岛素；③将地特胰岛素调整至早、晚各注射一次。

每种方式都有效果好和效果不佳的个体，因此需要注意与患者（和监护人）充分沟通，选择更适合其生活方式的方案。同时强调监测血糖的重要性,并让患者理解在调整期间可能会经历血糖不稳定的过渡期。小盟的基础胰岛素调整过程见图 14-5。

时间	0点	3点	早餐前	早餐后2h	中餐前	中餐后2h	晚餐前	晚餐后2h	睡前	
第一天	—	—	6.3	—	10.8	10.3	14.2^{+1}	10.5	18.6^{+2}	
第二天	10.2	—	5.8	10.5	11.2	10.6	18.1^{+1}	16.8^{+1}	14.2^{+1}	
第三天	—	—	7.1	6.1	8.2	7.3	17.8^{+2}	23.8^{+4}	15.1^{+1}	地特8U q.n.
第四天	7.3	$3.2 \rightarrow 5.6$	9.3	14.4	13.8^{+1}	14.6^{+2}	14.4^{+1}	12.2	16.2^{+1}	地特4U q.n.
		地特5U q.n.								
第五天	8.2	7.3	10.4	10.1	9.2	7.6	10.2	8.2	10.2	地特2U q.n.
		地特7U q.n.								
第六天	7.2	6.3	8.5	7.3	7.2	5.4	7.7	5.3	7.2	
		地特8U q.n.								
第七天	6.5	8.3	11.3	14.4	10.2	7.7	6.6^{-1}	9.4	6.3	
		地特8U q.n.								
第八天	—	7.7	9.8	13.7	11.0	10.3	5.4^{-1}	6.5	5.4	
		地特5U q.n.								
第九天	—	—	12.2^{+1}	13.3	12.1^{+1}	9.5	7.7	9.2	8.1	地特3U q.n.
第十天	—		7.7	10.1	8.6	9.0	—	—	—	

图 14-5 小盟的基础胰岛素调整过程示意图

血糖单位:mmol/L

第四步:调整餐时胰岛素剂量。

从小盟血糖相对稳定的第五天起,可通过每日胰岛素总剂量 19~20U 来估算 ICR 和 ISF。

ICR=500/20=25,即 1U 门冬胰岛素可以对抗约 25g 碳水化合物。

ISF=100/20=5,即在不进餐的情况下,1U 门冬胰岛素在 2 小时后可使血糖降低约 5mmol/L。

对于血糖不稳定,每日胰岛素剂量波动 >20% 的患儿,也可使用 ICR=20 及 ISF=4 来进行起始的估算。

需要注意的是,无论用何种方法,均仅为初始剂量的估算。每一餐的 ICR 均有可能不同,不同时段的 ISF 也可能不同,需要通过血糖变化的情况,来验证是否相对准确。

餐前血糖 5~8mmol/L 时,餐后 2 小时血糖与餐前血糖的差值可以较好地反映当餐的 ICR 是否合适。小盟第九天晚餐进食碳水化合物 50g,注射胰岛素 3U,餐前血糖良好,餐后血糖升高幅度 <3.3mmol/L,可知小盟晚餐阶段 ICR ≈ 20。同理可以早、中餐时段的 ICR。

123. 如何设置与调整胰岛素泵基础率?

相对于每日多针胰岛素注射方案,胰岛素泵最大的优点之一便是可以将基础胰岛素以最短间隔 30 分钟进行分段,以满足人体不同时段的胰岛素需求。并且,在目前的大多数胰岛素泵中,能设置多套基础率以供不同状态下的使用,还可以设定临时基础率、临时停泵等功能。

对于从胰岛素注射笔转为胰岛素泵的患者,由于使用胰岛素泵时的剂量通常比用注射笔时的剂量要小,需要根据既往血糖控制情况以及目前身体情况来进行胰岛素剂量转换。

（1）既往血糖达标,低血糖频率低,TDD$_泵$=TDD$_笔$×85%。

（2）既往易发生低血糖或夜间可疑低血糖,或存在呕吐、腹泻等影响进食的因素,TDD$_泵$=TDD$_笔$×75%,并建议基础率分段。

（3）血糖持续较高不达标,或存在感染、手术等应激状态,TDD$_泵$=TDD$_笔$×(100%~120%)。

首次为 1 型糖尿病患者设定胰岛素泵基础率的方法中,较为常用的有二段法、三段法和六段法(表 14-6)。以计算的初始全天基础胰岛素总量(U)÷24 小时,得到初始每小时基础率 β U/h,根据不同的生理需求量在不同时间段以不同的系数来进行基础率分段。

（1）二段法适用于血糖波动较小、生活规律、尚保留有部分胰岛功能的患者。夜间低血糖风险较高者,主要以减少上半夜(22:00—03:00,或在睡前 1 小时开始减量)的基础率为主(二段法推荐一);黎明现象较明显者,主要以增加清晨及上午的基础率为主(二段法推荐二)。

（2）三段法适用于夜间需要量小,且有黎明现象的患者,即同时减小上半夜的基础率并增加清晨至上午的基础率。

（3）六段法适用于血糖波动较大,日常生活变化稍频繁,或已无内源性胰岛素分泌的患者,同时考虑了黎明现象、黄昏现象、夜间低血糖等问题。

表 14-6 常用胰岛素泵基础率初始分段方法推荐

时间	0a.m.	3a.m.	6a.m.	9a.m.	12p.m.	16p.m.	20p.m.	22p.m.
二段法推荐一	0.8β			03:00—22:00:1.1β				0.8β
二段法推荐二	0.9β	03:00—12:00:1.2β			0.9β			
三段法	0.8β	03:00—12:00:1.2β			12:00—22:00:1.0β			0.8β
六段法	0.6β	1.2β	1.0β	0.9β	1.1β		0.8β	

注:β= 全天基础胰岛素总量(U)÷24。

基础率剂量调整采取 30 原则,即餐前 / 睡前与前一餐餐后 2 小时相比、凌晨 3 点与 0 点相比、空腹与凌晨 3 点相比,血糖升高超过 30mg/dl(1.7mmol/L)则增加基础率,降低超过 30mg/dl(1.7mmol/L)则减少基础率,在变化前 1 小时调整 10%~20%(或 0.025~0.2U/h)。

佩戴胰岛素泵期间发生低血糖时,除进餐外,还应暂停胰岛素泵或降低当前基础率 50%。随后,查看低血糖发生原因,必要时减少次日该低血糖时间段前 1 小时基础率的 10%~30%。

124. 案例分析 4：胰岛素泵剂量设定

小新,21 岁,男,1 型糖尿病 6 年。使用每日多针胰岛素治疗方案(德谷胰岛素 22U 皮下注射,门冬胰岛素 8U 左右三餐前皮下注射)1 年余,下午运动后、夜间易出现低血糖,并且黎明现象难以控制,拟改为胰岛素泵治疗,应怎样设置胰岛素泵初始剂量?

知识点

（1）调整胰岛素剂量的基本思路。

（2）胰岛素泵初始基础率设定。

临床实践

第一步：了解目前小新血糖控制情况。

小新平时佩戴 CGM，TIR 76%，TBR（3.0~3.8mmol/L）3%，TBR（<3.0mmol/L）2%，TAR（10.0~13.9mmol/L）21%，TAR（>13.9mmol/L）5%，本次复查 HbA1c 6.8%。无严重低血糖病史。

可知小新平时总体血糖控制基本达标，着重需要处理的问题为 2 级低血糖过多。

第二步：了解胰岛素注射情况、生活习惯。

小新目前体重 74kg，每日胰岛素总量在 46~55U 浮动，为 0.6~0.7U/（kg·d），在正常范围内。由教育师评估胰岛素注射部位未察觉明显脂肪增生，胰岛素轮换部位，无不良注射习惯。

重点了解的生活习惯包括：①运动习惯，包括运动频率、种类、时长及运动前中后的进餐、胰岛素剂量调整方式；②低血糖处理方式；③血糖高峰时是否追加大剂量；④饮食习惯，是否有加餐等。

第三步：通过 CGM 报告，了解小新的血糖规律。

从小新的 AGP，每日葡萄糖图谱，以及小新的血糖日记，可以知晓小新的低血糖最低为 2.8mmol/L，出现在篮球比赛当天夜间及次日中餐前。CGM 佩戴 14 天中有 9 天黎明现象较为明显，空腹血糖大多在 7~11mmol/L，增加长效胰岛素剂量后，夜间及下午运动后多次发生 1 级低血糖。

第四步：设定胰岛素泵初始剂量。

小新近三天平均每日总剂量（长效 + 速效 + 追加大剂量）为 48U，总体血糖控制达标，夜间偏低，基础率总量采用目前基础胰岛素剂量的 80%，为 17U。三餐前大剂量与用笔时大致相同。

小新夜间易出现血糖偏低，而同时存在有黎明现象，无明显黄昏现象，因此可先采用 3 段法：17/24=0.7；03：00—12：00 1.2×0.7=0.85U/h，12：00—22：00 0.7U/h，22：00—03：00 0.6U/h。鉴于小新每周有篮球比赛的常规运动，且夜间更易出现低血糖，可设置另一套基础率在比赛日用。

125. 何时适合使用临时基础率？

临时基础率，即在当下设定的一段时间内，临时启用需要的基础率以取代原基础率，在设定的时间结束后将恢复之前设置的基础率，其后的基础率不受任何影响。根据泵型号的不同，临时基础率的设置时长在 30 分钟 ~24 小时。

临时基础率常用于短时临时活动或临时处理高、低血糖。下文对于生活中较常发生的适合使用临时基础率的场景做介绍。

（1）血糖偏低或低血糖。当发现血糖在 4.4mmol/L 以下，评估距离下次进餐的时间和低血糖风险，可设置临时基础率至当前基础率的 30%~50%，直至血糖升至安全范围或有条件进餐。若已出现低血糖,除按低血糖处理外,同时采用临时基础率至当前基础率的0%~50%,直至血糖升至安全范围。

(2)准备进行长时间运动。无论是进行有氧、无氧还是混合运动,在运动时间超过30分钟后都有可能出现血糖下降。特别是进行有氧运动时,若运动前血糖在5~7mmol/L,除补充必要的碳水化合物外,可考虑设置临时基础率至当前基础率的50%~80%,以避免运动过程中发生低血糖。运动对于血糖的影响可长达48小时,若当天运动超过1小时,夜间基础率可能需要普遍降低10%~20%以预防夜间低血糖。

(3)血糖偏高。在血糖持续高于13.9mmol/L以上时,除给予追加大剂量的方式,还可应用临时基础率以使血糖逐渐平稳下降。特别是当血糖在18~20mmol/L以上时,单纯追加大剂量可能因高血糖时胰岛素敏感性降低导致血糖下降不满意,或因单次剂量过大造成血糖下降过快,因此可设置临时基础率至当前基础率的120%~150%,直至血糖平稳降至10mmol/L以下。

(4)应对饮食变化。当出现无法按平时习惯进餐的情况时,若血糖同时处于正常低值(5mmol/L以下),为避免因体内胰岛素过多而无足够的葡萄糖来源造成低血糖,需要考虑设置临时基础率至当前基础率的50%~80%。相反,当外出聚餐时间较长,例如酒席、以蛋白质为主的自助餐、火锅等,会出现餐后3~4小时血糖仍在持续升高的情况,可设置进餐期间临时基础率至当前基础率的120%~150%,类似于使用双波/方波大剂量(见本章问题126)。

126. 如何应用胰岛素泵的不同波形?

胰岛素泵具有标准波、方波、双波三种餐前大剂量的输注模式(图14-6),适应不同类型的混合餐,以尽量减小餐中和餐后血糖波动。

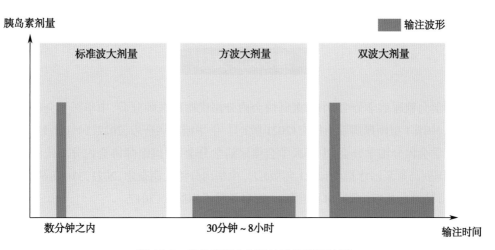

图14-6　胰岛素泵大剂量输注的不同波形

(1)标准波:也称常规波。不同胰岛素泵每单位大剂量的输注时间略有不同,一般在30秒左右注射1U。因此注射标准波时,根据不同的胰岛素泵自身的性能,在数分钟内注入大剂量。

在以下进餐场景时适用标准波：①高碳水化合物含量正餐；②低脂、低蛋白质、少纤维素的正餐；③零食、水果、加餐；④胃肠道吸收快。

（2）方波：餐前大剂量总量不变，在 30 分钟到 8 小时内均匀输注一个餐前大剂量。可自行设置持续输注的时间。

方波一般用于需要更长时间吸收的食物或延迟吸收，通过延长输注胰岛素时间来适应血糖变化。例如：①宴会餐，尤其是不吃主食时，配合延迟的葡萄糖释放；②胃轻瘫，配合缓慢吸收的碳水化合物；③长时间吃零食。

（3）双波：餐前大剂量总量不变，分割成一个常规餐前大剂量和随后的一个方波餐前大剂量。可自行设置标准波和方波的分配比例以及方波的输注持续时间。

当摄入同时含有容易消化部分和需要长时间才能吸收的混合食物时，可使用该功能。例如：①同时吃快速吸收和缓慢吸收的食物（如披萨）；②进餐持续时间长；③胃肠道吸收速度较慢。

127. 如何处理黎明现象 / 黄昏现象？

黎明现象与黄昏现象都是由于在升糖激素释放的时间段，体内胰岛素相对不足所致。对于使用每日多针胰岛素注射的患者，若黎明现象与黄昏现象使血糖升高但通常不超过 12~14mmol/L，且未影响 HbA1c，可不予以特殊处理。若血糖明显升高，影响 HbA1c，可尝试的处理方式：①胰岛素泵治疗；②改为作用时间更长的长效胰岛素；③将长效胰岛素拆分为 2 针注射；④将中餐前的速效胰岛素改为短效胰岛素（处理黄昏现象）等。

需要与患者特别沟通的是，1 型糖尿病患者个体异质性很强，对于调整胰岛素注射时间、次数、种类等方法，在其他人胰岛素剂量调整过程中产生的效果，不能等同于自身一定会出现的成效，需要在监测血糖的情况下，寻找自己的血糖波动规律。

推荐阅读文献

［1］ 中华医学会糖尿病学分会，中国医师协会内分泌代谢科医师分会，中华医学会内分泌学分会，等．中国 1 型糖尿病诊治指南（2021 版）[J]．中华糖尿病杂志，2022，14（11）：1143-1250．

［2］ 中华医学会内分泌学分会，中华医学会糖尿病学分会，中国医师协会内分泌代谢科医师分会．中国胰岛素泵治疗指南（2021 年版）[J]．中华内分泌代谢杂志，2021，37（8）：679-701．

［3］ 贾伟平．持续葡萄糖检测 [M]．上海：上海科学技术出版社，2017．

［4］ American Diabetes Association. 5. Facilitating behavior change and wellbeing to improve health outcomes：standards of medical care in diabetes2021[J]. Diabetes Care，2021，44（Suppl 1）：S53-S72.

［5］《儿童青少年糖尿病营养治疗专家共识（2018 版）》编写委员会．儿童青少年糖尿病营养治疗专家共识（2018 版）[J]．中华糖尿病杂志，2018，10（9）：569-577．

第十五章　糖尿病饮食方案制订方法

128. 糖尿病饮食方案包含哪些要素？

糖尿病饮食方案的三大要素:营养建议、个体化营养食谱和随访计划。

（1）营养建议

1）糖尿病基本饮食原则:饮食总量控制、就餐习惯相对固定、饮食结构调整及特殊时期的调整等。

2）个体化饮食结构调整:判断当前饮食结构是否合理,并提出饮食的调整计划,如食物搭配,碳水化合物类食物、蛋白质类食物、蔬菜及水果的摄入量,食用油、盐使用量的调整等。

（2）个体化营养食谱:采用食物交换份法编制个体化食谱,包括三正餐以及加餐的食物选择和推荐摄入量。

（3）随访计划:对于新诊断的糖尿病患者,建议每 2~4 周复诊;病情稳定的儿童青少年糖尿病患者,年幼儿童每 3~6 个月随访,较大儿童每 6~12 个月随访,根据生长发育情况及时调整营养方案;病情稳定的成人糖尿病患者每半年,最多一年随访。增加随访次数有助于改善糖尿病患者的临床结局。

129. 糖尿病营养食谱编制的原则是什么？

糖尿病营养食谱编制的原则包括确定适宜的摄入量、保证营养均衡、选择低血糖生成指数（GI）食物、选择当地当季食物、考虑个体习惯和经济条件。

（1）确定适宜的摄入量:依据患者体型、年龄、性别、活动水平、应激状况等确定适宜摄入量（见问题 130）。

（2）保证营养均衡:食物品种齐全,种类多样。食谱应包含五大类基本食物。

1）谷薯类,包括精细粮、粗杂粮和薯类。

2）蔬菜和水果类。

3）动物性食物,包括鱼、禽、蛋、肉、奶类及其制品。

4）大豆类和坚果类。

5）油脂类,如烹调油。

（3）选择低 GI 食物。

1）添加低 GI 主食:主食中增加全谷物和杂豆类食物可降低主食的 GI 值。例如烹调主食时,将大米与糙米、杂粮（小米、荞麦、燕麦等）以及杂豆（鹰嘴豆、黑豆、绿豆、红小豆等）搭配食用。

2）选择低 GI 水果:低 GI 水果摄入与糖尿病患者 HbA1c 水平呈显著负相关。因此,建议糖尿病患者选择低 GI 水果,如苹果、樱桃、草莓、柚子、桃、猕猴桃等。同时,合理安排食用水果的时间,可选择两餐之间或运动前、后吃水果,每日水果摄入量 200~300g。

(4) 选择当地当季食物:选择本地种植的当季食物可以最大程度地保障食物的新鲜度和营养。反之,从远距离或异地的食品生产地或加工点购买食物,则需经过一段运输距离并增加贮藏时间。额外的贮藏时间会导致食物中水分丢失、营养物质被降解,食物新鲜度和感官品质降低,严重时食物还可能在腐败性微生物的作用下腐败变质。

(5) 考虑个体习惯和经济条件:食物的选择应考虑患者个体的膳食习惯、喜好和宗教信仰,同时兼顾患者的经济承受能力,才能使食谱更有可操作性及持久性。

130. 如何利用食物交换份法编制食谱?

利用食物交换份法编制食谱的分为 5 步:①计算每日能量推荐摄入量及每日食物交换份;②合理分配三大营养素的交换份数;③分配四大类及八小类食物的交换份数;④确定三餐及加餐的食物份数;⑤制成一日或多日食谱。

(1) 计算每日能量推荐摄入量及每日食物交换份。

1) 计算每日能量推荐摄入量:建议采用通用系数方法,根据患者体型、年龄、性别、活动水平、应激状况等进行系数调整。成人参考表 15-1、未成年人参考表 15-2。

表 15-1   成人糖尿病患者的每日能量推荐摄入量   单位:kcal/kg

身体活动水平	低体重	正常体重	超重或肥胖
休息状态(卧床)	25~30	20~25	15~20
轻体力(办公室职员等)	35	25~30	20~25
中体力(学生、电工安装等)	40	30~35	30
重体力(木工、搬运工等)	40~50	40	35

注:1kcal=4.18kJ。标准体重参考世界卫生组织 1999 计算方法,男性标准体重(kg)=［身高(cm)-100］×0.9,女性标准体重(kg)=［身高(cm)-100］×0.9-2.5。根据我国体重指数(BMI)评判标准:≤18.5kg/m² 为低体重,18.6~23.9kg/m² 为正常体重,24.0~27.9kg/m² 为超重,≥28.0kg/m² 为肥胖。

表 15-2   未成年人每日能量推荐摄入量及营养素推荐摄入量

年龄 / 岁	总能量 /kcal	碳水化合物 /g	脂肪 /g	蛋白质 /g
1~3	1 000~1 300	120~180	30~50	35~45
4~8	1 400~1 600	170~220	40~60	45~60
9~13	1 600~1 800	200~250	50~70	60~70
14~18	1 800~2 000	220~280	55~80	70~80

2) 计算每日食物交换份:食物交换份法是将食物按照类别分成四大类(八小类),同类食物的碳水化合物、蛋白质、脂肪含量相近,每个食物交换份的能量约为 90kcal(表 15-3),同一小类食物之间可进行等能量互换。采用食物交换份,在能量定量的前提下,通过同类食物互换达到食物多样化的效果。

表 15-3 四大类(八小类)食物的划分及营养成分

组别	类别	每份重量 /g	能量 /kcal	碳水化合物 /g	脂肪 /g	蛋白质 /g	主要营养素
谷薯组	谷薯类	25	90	20	0	2	碳水化合物、膳食纤维
蔬菜组	蔬菜类	500	90	17	0	5	无机盐、维生素、膳食纤维
	水果类	200	90	21	0	1	无机盐、维生素、膳食纤维
肉蛋组	大豆类	25	90	4	4	9	蛋白质
	奶类	160	90	6	5	5	蛋白质
	肉蛋类	50	90	0	6	9	脂肪、蛋白质
油脂组	坚果类	15	90	2	7	4	脂肪
	油脂类	10	90	0	10	0	脂肪

(2) 合理分配三大营养素的交换份数:可根据三大营养素的推荐供能比进行计算,根据《中国 2 型糖尿病防治指南(2020 年版)》,碳水化合物供能比为 50%~65%,蛋白质为 15%~20%,脂肪为 20%~30%,将一日食物交换份数合理分配至碳水化合物类食物、蛋白质类食物和脂肪类食物。

(3) 分配四大类及八小类食物的交换份数:碳水化合物类食物包括谷薯类、蔬菜和水果,蛋白质类食物包括大豆类、奶类和肉蛋类,脂肪类食物包括油脂类、坚果类和肉蛋类。根据《中国居民膳食指南(2022)》,每天摄入蔬菜 300~500g(约 1 份),奶类 300~500g(2~3 份),水果 200~350g(不少于 1 份),大豆制品每周 105~175g(每天约 1 份),油 25~30g(2.5~3 份)。在满足《中国居民膳食指南(2022)》推荐的基础上,合理分配食物。

(4) 确定三餐及加餐的食物份数,一般按早、中、晚各 1/3 或按 1/5、2/5、2/5 分配;若安排加餐,可从正餐留取部分食物交换份作为加餐。尽可能做到每餐均含有碳水化合物、蛋白质、脂肪、纤维素等营养素,以达到营养均衡的目的。

(5) 将食物份数转换为具体食物重量,制成一日或多日食谱。

131. 案例分析 5:糖尿病患者个体化饮食方案制订

某糖尿病患者,病程 3 年,26 岁,男性,汉族人,久居我国中部地区。身高 178cm,体重 75kg,办公室职员,平日爱打羽毛球、跑步,但最近 2 周工作繁忙,运动量少。平日未规律测血糖,平均每周测 1~2 次,空腹血糖在 6~8mmol/L,餐后 2 小时血糖为 7~12mmol/L。较少发生低血糖,无糖尿病并发症。自诉日常饮食喜油、喜荤,荤菜以禽类为主。请为该患者制订个体化饮食方案。

知识点

(1) 糖尿病饮食方案的三大要素。

(2) 个体化营养食谱的编制流程。

临床实践

根据患者提供的信息,我们可以按照以下步骤制订糖尿病个体化饮食方案。

（1）补充问诊

1）当前饮食摄入情况：为评估患者的能量及三大营养素摄入情况，可采用24小时膳食回顾法，询问患者前一天三餐及加餐的食物种类以及具体摄入量，并采用《中国食物成分表》等工具书或带有食物成分表的应用软件，估算患者的营养摄入情况以及当前饮食结构。

2）近1周有无饮食摄入改变：近1周较日常饮食摄入量有无增加或减少，若饮食摄入量较日常减少一半及以上，则提示有营养风险，需要尽早至营养科就诊，进行营养评估及干预。

3）近1~3个月有无体重改变：近1~2个月内体重丢失 >5% 或近3个月内 >15% 提示有营养风险，需要尽早至营养科就诊进行营养干预。

4）有无运动计划：询问患者近期是否计划规律运动，并判断体力活动强度，以便制订相应的饮食方案。

5）既往史：肝病、肾病、心血管疾病等，其中肝病和心血管疾病者要求低脂饮食，肾病者可能限制蛋白质摄入。

问诊结果：该患者日常近1周因工作原因，多在单位食堂就餐，为自助餐，品种较多，但重油重盐。一日饮食为早餐：100g米粉、少量肉丝及1个煎蛋；中晚餐：每餐三荤一素一汤，多为畜肉，约150g，喜食五花肉，较少吃纯瘦肉；每餐一碗米饭（约120g），均为大米。每天上午10点加餐牛奶250ml；每周进食2~3次水果，多为苹果，每次半个到1个不等。近1周无饮食改变，近3个月无体重变化。接下来1个月因工作原因，无规律运动计划。该患者既往体健，且无糖尿病并发症。

根据补充问诊获得的信息，可估算出该患者每日能量摄入 2 500~3 000kcal（由于无法精确计量食用油摄入量，故仅估计食用油的大致摄入量），其中脂肪供能比超过50%。因此，给出营养建议，即对该患者进行糖尿病饮食教育。

内容包括：第一，糖尿病基本饮食原则；第二，针对该患者的个体化饮食结构调整，调整策略如下。

① 选择优质蛋白类食物：优先选择水产类和禽类，每周至少吃2次鱼，适量摄入畜类；每周摄入至少105g大豆及其制品，补充植物性优质蛋白。②增加膳食纤维摄入：增加蔬菜摄入，达到每日300~500g，其中深色蔬菜占1/2，包括深绿色、橙黄色和红紫黑色的蔬菜；如有条件，主食中添加三分之一的粗杂粮，包括全谷物（黑米、燕麦、藜麦、小米等）和杂豆类（黑豆、红小豆、绿豆、芸豆等）。③将水果作为日常加餐之一，选择低GI水果（苹果、樱桃、草莓、桃、猕猴桃、柚子等），可在两餐之间或运动前后食用。④减少脂肪摄入：减少煎炸食物的摄入，减少五花肉、肥肉、动物皮及动物内脏的摄入；食堂菜品中选择用油较少的食物，避免盘中较底层的食物。

（2）查看生化检查：血常规、肝功能、肾功能、血脂、电解质等，筛查是否存在贫血、肝肾功能异常、血脂异常、尿酸异常、电解质紊乱等。若存在上述情况，需制订相应的饮食方案。

检查结果：患者血常规及生化检查均正常。因此，制订基于平衡膳食的糖尿病食谱即可。

（3）编制个体化营养食谱

1）计算每日能量推荐摄入量及每日食物交换份：该患者为成年男性，BMI= 体重（kg）/

身高^2（m^2）=23.7kg/m^2，属于正常体重；该患者的标准体重=［身高（cm）-100］×0.9=70.2（kg），处于轻体力活动水平，参考表15-1，因此，每日能量推荐摄入量=（25~30）×70.2=1 750~2 100（kcal），由于该患者 BMI 处于正常上限，接近超重的临界值，故每日能量推荐摄入量取计算结果的较低值，即 1 800kcal。

2）合理分配三大营养素的交换份数：食物交换份中每一份为 90kcal，故可将每日能量推荐摄入量 1 800kcal 换算为食物交换份数，即 20 份［1 800/90=20（份）］。将 20 份食物合理分配至碳水化合物类、蛋白质类和脂肪类食物。该患者的三大营养素交换份数如下。

碳水化合物=20×（50%~65%）=10~13 份（取中间偏低值 11 份）

脂肪=20×（20%~30%）=4~6 份（取中间值 5 份）

蛋白质=20×（15%~20%）=3~4 份

取计算结果的中间值，即该患者每天可进食碳水化合物类食物 11 份，脂肪类食物 5 份，蛋白质类食物 4 份。

3）确定四大类（即八小类）食物的交换份数：在满足《中国居民膳食指南（2022）》推荐的基础上，为该患者合理分配其余食物即可。

11 份碳水化合物=9 份谷薯+1 份蔬菜+1 份水果

5 份脂肪=2 份油脂+3 份肉蛋

4 份蛋白质=1.5 份大豆类+1.5 份奶类+1 份肉蛋

即该患者的每日食谱由 9 份谷薯、1 份蔬菜、1 份水果、4 份肉蛋、1.5 份大豆类、1.5 份奶类和 2 份油脂组成。

4）将以上食物分配至正餐和加餐：按早、中、晚各 1/3 分配，该患者的三餐分配见表15-4。

表 15-4　1 800kcal（20 份）的一日食物交换份分配

1 800kcal（20 份）三餐分配		
餐次（食物份数）	食物种类（食物份数）	食物重量/g
早餐（4.5）	谷薯类（2）	50
	奶类（1.5）	250
	肉蛋类（1）	50
午餐（8）	谷薯类（3.5）	87.5
	蔬菜类（0.5）	250
	大豆类（1.5）	40
	肉蛋类（1.5）	75
	油脂类（1）	10
晚餐（6.5）	谷薯类（3.5）	87.5
	蔬菜类（0.5）	250
	肉蛋类（1.5）	75
	油脂类（1）	10
加餐（1）	水果（1）或苏打饼干（1）	200 或 35

5）制订一日或多日食谱：根据表 15-4 的正餐和加餐分配，合理选择食材，换算为一日或多日食谱。以一日食谱为例：

早餐：燕麦牛奶（无糖燕麦片 50g，牛奶 250ml），鸡蛋 1 个；

午餐：黑米饭（大米 58g，黑米 30g），豆腐丝炒肉片（豆腐丝 75g，瘦肉 75g），清炒时蔬（白菜 250g），盐 2.5g，植物油 10g；

晚餐：杂粮饭（大米 58g，糙米 15g，小米 15g），水煮鲫鱼（鲫鱼 120g），清炒时蔬（生菜 250g），油盐 2.5g，植物油 10g；

加餐：苹果 200g，苏打饼干 15g（根据血糖及生活习惯，可分 2 次食用）。

（4）随访计划：该患者病程 3 年，无并发症，属于病情稳定的成人糖尿病患者，建议至少每半年随访一次。当血糖控制不佳、生活环境改变、生活习惯改变时应及时就诊，以便调整营养治疗方案。

推荐阅读文献

[1] American Diabetes Association. 5. Facilitating behavior change and wellbeing to improve health outcomes：Standards of medical care in diabetes2021［J］. Diabetes Care，2021，44（Suppl 1）：S53S72.

[2] EVERT AB，DENNISON M，GARDNER CD，et al. Nutrition therapy for adults with diabetes or prediabetes：a consensus report［J］. Diabetes Care，2019，42（5）：731754.

[3] 中国医疗保健国际交流促进会营养与代谢管理分会，中国营养学会临床营养分会，中华医学会糖尿病学分会，等 . 中国糖尿病医学营养治疗指南（2022 版）［J］. 中华糖尿病杂志，2022，14（9）：881-933.

[4] 中华医学会糖尿病学分会，中国医师协会内分泌代谢科医师分会，中华医学会内分泌学分会，等 . 中国 1 型糖尿病诊治指南（2021 版）［J］. 中华糖尿病杂志，2022，14（11）：1143-1250.

[5] 中国营养学会 . 中国居民膳食指南（2022）［M］. 北京：人民卫生出版社，2022.

[6] 中华人民共和国国家卫生和计划生育委员会 .WS/T 429—2013 成人糖尿病患者膳食指导［S］. 北京：中华人民共和国国家卫生和计划生育委员会，2013.

[7] 《儿童青少年糖尿病营养治疗专家共识（2018 版）》编写委员会 . 儿童青少年糖尿病营养治疗专家共识（2018 版）［J］. 中华糖尿病杂志，2018，10（9）：569-577.

第十六章 运动计划实施方法

132. 糖尿病患者运动前须做哪些准备?

患者在开始运动前,做好充分的准备,以最大限度保证自身安全并获得更多的受益。

(1) 装备准备:合适的运动装、大小合适而且舒服的鞋袜,可以有效减少足部刺激,并且减少足和腿受伤的风险。鞋子最好是运动鞋,大小合适不磨脚(最好是宽头、鞋底厚薄适中、有完整包裹性的鞋)。运动时鞋带不要系太紧,避免增加足部压力。袜子透气吸汗、全棉质地、浅色的,袜口不宜过紧,不要有过粗的纹理防止磨脚,如果有条件请选择糖尿患者专用袜(袜子采用铜纤维、天然有机棉作为袜身织造原料、袜口呈宽罗口设计)。其他物品还包括浅色柔软易吸水的毛巾、饮用水、食物或糖果、急救卡、血糖仪或其他可监测血糖的设备、可监测心率的运动手表或者心率带等。

(2) 选择适宜的运动环境:提前计划好运动项目,规划好运动路线,确保所选运动场所安全,光线比较好,避免在有石子等硬障碍物的地面上行走或运动,以免增加足部局部压力,导致足部受伤;如需进行高强度运动,如体育考试或比赛等,一定要在运动前提前安排好医护人员,防止运动过程中出现意外。

(3) 评估身体情况及运动能力。

(4) 评估胰岛素水平,并根据不同的运动方式及运动时长,选择是否额外补充进食。

无氧运动后可能会有明显的血糖升高过程,因此一般建议无氧运动前适当减少碳水化合物的摄入。HIIT 对血糖波动的影响较小,运动前无需进行特殊摄食调整。有氧运动前的碳水化合物补充建议见表 16-1。

表 16-1 不同胰岛素水平患者在不同有氧运动时长前的碳水化合物补充建议

运动时长	预防正常胰岛素水平的低血糖	预防低胰岛素水平的低血糖		预防高胰岛素水平的低血糖
持续 30min	无须摄入	摄入 10~20g 碳水化合物		摄入 15~30g 碳水化合物
持续 30~60min	摄入碳水化合物 10~15g/h	低到中等强度	摄入碳水化合物 10~15g/h	每 30min 摄入 15~30g 碳水化合物
		高强度	血糖 <5mmol/L 时摄入 10~20g 碳水化合物,否则无须摄入碳水化合物	
持续 60~150min	摄入碳水化合物 30~60g/h			摄入碳水化合物 75g/h
持续 >150min	摄入碳水化合物 60~90g/h	摄入碳水化合物 60~90g/h,适当调整胰岛素剂量		

(5) 运动前热身活动:先原地慢速小跑或者原地小跳几分钟,使身体活动开,然后活动各个关节,动态拉伸一下肌肉,可有效避免运动损伤。

133. 如何制订运动处方?

根据患者的血糖水平、运动能力、是否有合并症及并发症等不同情况,制订个体化的运动处方。

(1) 了解病情,排除运动禁忌证:在指导糖尿病患者进行运动前,医师应对其病情有所了解,排除运动禁忌证(具体内容见第七章问题 62)。注意需要进行常规评估,了解患者的心血管风险,结合并发症严重程度进行综合考虑。

(2) 评估当前运动能力

1) 完成身体活动准备问卷(见第七章问题 63),明确患者当前运动水平。

2) 评估糖尿病的合并症或并发症:主要是评估其心血管危险因素的严重性,并重点注意非典型冠心病表现,明确是否有运动禁忌证。

3) 评估个人既往运动习惯、能力及意愿:制订运动处方前先评估既往运动习惯(或爱好)、运动能力,以确定运动强度。常用评估方法有运动平板或心功能指数。若身体活动准备问卷中有回答"是",建议完善运动平板测试。

心功能指数评估具体方法如下:患者佩戴心率表或者可测心率的运动手表,安静状态下测得基础心率为 P_1,然后嘱患者双脚分开与肩同宽,在 30 秒内完成 30 次下蹲动作(蹲到大腿与地面平行即可)。运动后即刻心率为 P_2,运动完成后休息 1 分钟的心率为 P_3。最后根据公式计算出该患者的心功能指数(BI)=$(P_1+P_2+P_3-200)/10$,按照表 16-2 查询可判断出患者的心功能情况。

表 16-2 心功能指数评价与初始运动选择建议

心功能指数	评价等级	建议初始运动种类
≤0	好	大型球类,健美操,跳绳,深蹲
1~5	较好	长慢跑,小型球类,有氧操
6~10	一般	慢跑,爬山,骑行,游泳,跳舞
11~15	较差	太极,拖地,自行车,慢泳,瑜伽
≥16	差	散步,日常活动

4) 个体化选择运动方式:选择糖尿病患者喜欢并能坚持的运动方式,是确保运动持续进行的重要因素。同时还需考虑到患者的运动能力及是否会对骨关节等部位产生不良影响(表 16-3)。

表 16-3 各项运动的常见形式及适宜人群

运动方式及强度		适宜人群	运动频率	运动时间	运动时长
有氧运动	低强度	体力较差者	≥5 次 / 周,每 2 次间隔 <48h	餐后 1h 开始	成人每次 20~45min,总计中等强度运动≥150min/ 周,或高强度运动≥75min/ 周;青少年建议 ≥60min/d

运动方式及强度		适宜人群	运动频率	运动时间	运动时长
有氧运动	中等强度	有一定运动基础或中青年	≥5次/周,每2次间隔<48h	餐后1h开始	成人每次20~45min,计总中等强度运动≥150min/周,或高强度运动≥75min/周;青少年建议≥60min/d
	高强度	体力较好或有较好运动基础者			
抗阻运动		青少年、肌少症者	2~3次/周	餐后1h开始	每次5个以上肌群动作,每个肌群动作10~15次,重复1~3组
高强度间歇运动		有一定运动基础者	≥3次/周	餐后1h开始	15~20min/次
柔韧性及平衡性运动		所有人群,尤其是老年人群	2~3次/周	其他运动后进行	10~20min/次

（3）合理设定运动量：指南建议糖尿病患者进行"中等强度"运动，但必须结合前面评估的患者运动能力而定，成人、儿童、孕妇、老人的运动量是不同的。同一个体，若当前体力活动水平不同，相应的"中等强度"则不同。如当前体力活动水平低、活动量小的患者在开始运动时以60~80m/min的速度步行，就是中等强度；随着体力活动水平提高，步行速度增至90~100m/min才能达到中等强度要求。以下3种指标有助于医师较准确地界定中等强度，其中最重要的是监测心率，因其更加准确且安全：

1）运动时心跳加快，但呼吸不急促。

2）能持续运动10~30分钟，微微出汗，稍感累但仍能坚持运动。

3）第2天起床后无疲劳感。

（4）选择合适的运动时间及频率

1）成人患者每周进行150分钟以上的中等强度运动，可选择每天运动20~45分钟，每周5~7次，间隔时间不应超过2天。每天运动时间可分次累计，但每次持续时间应≥10分钟。青少年则建议每天进行60分钟以上中等强度运动。

2）运动开始时间从吃第一口饭算起，在饭后1~3小时之间运动，因为此时血糖较高，不易发生低血糖，且有利于降低餐后高血糖，因此推荐易发低血糖患者在餐后30分钟开始运动，但饱食后运动开始时间需相应推迟。抗阻运动则建议在餐前进行。

3）注射短效胰岛素后至进餐前不要剧烈运动，以防低血糖。

（5）循序渐进，及时调整运动处方：患者开始运动时应循序渐进。此外，运动处方也不能一成不变，应及时进行调整。一般而言，第一张运动处方仅适用于开始运动后的1~2周，随着机体对运动的不断适应，最晚应在1个月内进行调整，2~3个月后才使之固定。运动处方的调整涉及运动方式、运动强度、运动时长及运动频率的变化。

134. 不同运动阶段如何预防血糖波动？

（1）血糖异常时的运动调整。

1）高血糖：血糖轻度高于目标水平（即10.1~15mmol/L）时不建议运动或者在监护下进

行;空腹血糖 >15mmol/L 时需待血糖控制后开始运动;如果患者自我感觉良好,可在保证充分饮水的情况下运动,无需因为高血糖而推迟运动,但需监测血糖及血酮的变化;如果高血糖原因不明(与最近进食不相关),则先检查血酮情况;胰岛素用量过大、病情波动较大的情况下禁止进行中高强度运动。

2）低血糖:1 型糖尿病患者更易出现运动相关低血糖,需注意运动时间及运动前能量补充。血糖水平低于 <5.6mmol/L 时建议运动前先摄取 10~20g 葡萄糖或≤15g 碳水化合物,并推迟运动直到血糖 >5.6mmol/L;长时间运动者可以在运动过程中进食缓慢吸收的糖类;24 小时之内发生过严重低血糖事件(需他人帮助纠正)的患者当天暂停运动。

3）酮症:1 型糖尿病患者相对 2 型糖尿病患者更易出现运动相关的严重高血糖或者酮症。①血酮水平 <0.6mmol/L,或尿酮 <++,可行轻度到中度有氧运动;②血酮水平轻度增高至 1.4mmol/L,给予少量胰岛素纠正后,可行 30 分钟以内的轻度运动;③血酮水平增高到≥1.5mmol/L 以上,禁止运动。

(2) 运动相关低血糖事件如何预防?

1）根据血糖选择运动时机:①运动开始前,根据血糖水平监测值,采取相应的血糖管理方案。②运动应尽可能安排在餐后 1~2 小时内进行。③避免空腹时进行大运动量锻炼,容易诱发低血糖、酮症;避免在胰岛素或口服降糖药作用最强时进行;不建议在睡前进行锻炼,避免运动增加夜间低血糖风险。④建议在运动前、中、后均行血糖监测,并教会患者学会运动前、中、后的补糖方法,以预防运动性低血糖的发生。

2）非胰岛素使用患者:①相对于使用胰岛素降糖,使用口服降糖药物的患者出现运动相关低血糖的风险较小,但仍建议在运动前 30 分钟内避免使用降糖药。②高强度运动在计划饮食情况下可减少或暂停服用降糖药,低、中强度运动口服降糖药可不调整。③运动时长≤1 小时不需额外补充食物。④发生低血糖后,建议减少运动前口服降糖药物剂量,特别是服用磺脲类、格列奈类及合并肝功能受损服用双胍类和 / 或饮酒患者。

3）胰岛素使用患者:能量补充与胰岛素调整可以有效预防低血糖事件。对于有计划的运动治疗,可先调整运动中的饮食治疗方案,再考虑调整胰岛素治疗方案,且注射时不要打在运动部位;对于无计划的运动则以调整胰岛素剂量为主和 / 或饮食调整同时进行;不同运动方式、运动强度和运动时间对血糖控制良好的患者,胰岛素剂量调整可参考表 16-4。

表 16-4　运动模式与胰岛素剂量调整

运动模式	胰岛素调整
早餐前	不推荐或仅进行较轻松的热身运动
餐后	宜在胰岛素注射 1~2h 后运动
	根据运动强度和运动时间,个体化减少餐前和餐后胰岛素剂量
长时间运动	全天徒步运动,减少运动前一天睡前基础胰岛素 50% 和运动当天餐前及运动后胰岛素剂量 30%~50%
	减少参加全天运动后的当天睡前胰岛素剂量 10%~20%
	减少餐前胰岛素剂量 70%~90%

续表

运动模式	胰岛素调整
间断高强度运动	运动时间 <1h,可不减少餐前胰岛素剂量
胰岛素泵	运动前 30~60min 及运动中减少基础胰岛素剂量 50%~75%
	运动在餐后 1~3h,个体化减少餐前胰岛素剂量
	在运动中停泵,但需注意再次启用时泵管堵塞问题
	减少夜间基础胰岛素剂量 10%~30%

135. 执行运动处方时有哪些注意事项?

除了运动处方的四要素外,执行运动处方时还需注意以下问题。

(1) 不适合立即运动或需要停止运动的情况。

1) 高血糖:当血糖 >15mmol/L 时,需检测血酮,若血酮阳性,建议给予小剂量胰岛素并增加饮水量,停止中、高强度运动及无氧运动,待血酮转阴后方可继续。

2) 低血糖:运动前或运动过程中出现血糖 <5mmol/L 时,建议暂停运动,补充碳水化合物。

3) 高血压:合并高血压患者的血压 ≥ 140/90mmHg 时,建议待血压平稳下降后再运动。

4) 其他不适症状:在运动过程中出现无法耐受的气促、胸闷、心悸、头晕、腹痛等不适时,建议及时停止运动。

(2) 运动中需重点关注自我感受和血糖变化,不得盲目增加运动量及运动时长,量力而行、循序渐进。建议运动过程中佩戴心率监测设备,以保证运动安全。

(3) 运动后注意不能马上坐下或躺下,需进行 5~10 分钟整理活动,放松一下身体,使心率逐渐下降至平时状态。拉伸参与了运动的肌群,避免运动后出现肌肉延迟性酸痛,影响下一次的运动,甚至出现运动损伤。同时注意保暖,避免受凉。

(4) 注意水分补充:出汗过多时及时补水,剧烈的运动还要考虑饮用运动饮料,补充电解质。如果身体电解质紊乱,容易导致肌肉抽筋,心律失常。补液的时候要注意少量多次,不要一次喝太多。

(5) 运动前后均须检查身体易受到磨损的部位,如足部,及时发现异常地方。如有痒、痛,或者发红、破皮等任何不适,及时停止运动,予以处理。

(6) 注意避免运动损伤:运动系统存在问题的(如关节疼痛)不适合运动,或者不适合所有的运动者,需要进行评估。运动前后做好充分热身和整理活动;出现损伤时进行 PEACE & LOVE(P-protection 保护,E-elevation 抬高肢体,A-avoid anti-inflammatories 避免消炎药物,C-compression 压迫,E-education 教育,L-load 负荷管理,O-optimism 乐观,V-vascularisation 血管化,E-exercise 运动)处理。合并足损伤或开放损伤的患者,避免进行负重训练。

(7) 运动中及运动结束后注意血糖监测,及时发现高血糖和低血糖,及时处理。随身携带糖果、饼干、饮用水和糖尿病保健卡(注明本人姓名、年龄、家属联系方式、家庭住址等),以免发生意外。

136. 如何鼓励糖尿病患者坚持规律运动?

短时间运动容易做到,长时间坚持规律运动比较难。这时需要多鼓励和支持患者,或者利用新科技的方法来坚持。

(1) 了解运动的获益,树立信心。

(2) 根据运动处方,选择自己喜欢且适合的运动。

(3) 借助互联网等新技术:基于互联网新技术,如血糖管理软件,可以自动提醒患者监测血糖,教授患者营养和运动的方式,在无法和医师面对面时,软件指导患者正确执行改变生活方式的措施等问题。

(4) 获得同伴支持:体育和普通运动的最大区别是团体属性,通过集体活动和 / 或设立目标,建立互助会,可增强每个人的参与度和黏性。

137. 案例分析 6:运动评估及运动处方的制订

患者,男,18 岁,诊断为 1 型糖尿病 5 年,目前使用诺和灵 R8U 三餐前 + 甘精胰岛素 U100 12U 睡前控制血糖。空腹血糖控制在 6mmol/L,餐后血糖控制在 7~8mmol/L。但常有餐前低血糖发作,多为晚餐前。将中餐前诺和灵 R 减量至 6U 后,晚餐前低血糖现象发生减少,但常出现午餐后血糖升高(13~15mmol/L)。请为该患者制订合适的运动处方,以帮助其稳定血糖。

知识点

运动处方的四要素及制订流程。

(1) 运动处方四要素

1) 运动形式:有氧运动,无氧运动,混合运动。

2) 运动强度:维持中等强度水平或以上,通过心率或者最大摄氧量来衡量。

3) 运动时间、运动频率:成人每次运动 20~45 分钟,每周 5~7 天,间歇期不超过 2 天;儿童、青少年每天累计参加 60 分钟中至高强度有氧运动。

(2) 运动处方制订流程

1) 收集资料。

2) 完善体格检查。

3) 进行心肺功能评估。

4) 根据评估结果制订运动处方。

5) 交代患者运动前后的注意事项。

临床实践

接诊到这位患者,可以按照以下步骤来进行运动处方制订。

(1) 补充问诊,收集资料。与运动相关的资料包括以下几个要素;

1) 平时是否有运动习惯、体能情况(自我感受)、喜欢的运动类型是什么。

2) 目前学业 / 工作是否会影响到运动时间。

3）是否有低血糖事件发生。若有，出现的时间、规律以及处理方式是什么。

4）对于酮症症状、处理的了解程度。

5）是否有腰背四肢关节疼痛或受伤病史，既往运动时是否有习惯性崴脚等运动损伤史。

问诊结果：该患者生病前经常打篮球，既往体育基础尚可。确诊后因为害怕发生低血糖事件，已经近 2 年未再进行体育锻炼，自觉体能有明显下降。目前就读大一，学业较紧张，午后和傍晚可进行 30~60 分钟运动。目前偶有晚餐前（17 点至 18 点间）心慌、出冷汗等低血糖事件，大约 2 周发生一次。发生后立即进食少量糖类或者饼干可缓解症状。未发生过酮症，对酮症也不了解。目前没有脊柱四肢关节疼痛，以前打篮球有过两次右侧踝关节扭伤史，均已治好，对日常活动无影响。

（2）体格检查：运动相关的体格检查需要包括以下内容。

1）静息心率：休息至少 5 分钟，该患者静息心率 85 次 /min。

2）基础血压：116/72mmHg。

3）身高 175cm，体重 62kg，BMI 20.24kg/m²。

4）脊柱、四肢、肌力检查：站立位见轻度 O 型腿，右侧稍明显，并有轻度高弓足。四肢各关节无红肿变形，无压痛，活动度正常。双侧股四头肌及臀肌力量稍差。脊柱无明显侧弯。

（3）心功能评估：最佳选择是进行运动平板或者心肺运动试验来评估心功能。用心功能指数进行评估是较为简单方便的方式。

1）患者佩戴心率表或者可测心率的运动手表，安静状态下测心率 P_1 为 85 次 /min。

2）嘱患者双脚分开与肩同宽，在 30 秒内完成 30 次下蹲动作（蹲到大腿与地面平行即可）。运动后即刻心率 P_2 为 132 次 /min，运动完成后休息 1 分钟的心率 P_3 为 118 次 /min。

3）计算出该患者的心功能指数 BI=$(P_1+P_2+P_3-200)/10$=13.5。按照表 16-2 查询可知患者心功能评价为较差。

（4）根据评估结果制订运动处方

1）运动形式：运动的目标是使血糖平稳，同时要提升心肺功能，且患者目前既有餐后高血糖，也还偶有发生晚餐前低血糖事件，因此考虑选择有氧运动与无氧运动相结合的方式，也可选择 HIIT。根据测定结果，现阶段患者心功能较差，建议选择主要以有氧运动与力量训练相结合的方式。现阶段比较适合患者的有氧运动种类可选择太极拳、平地自行车（非动感单车）、慢泳、瑜伽、快走等。结合患者兴趣、下肢问题及校园条件，建议选择快走及慢泳。力量训练可选择弹力带抗阻，以下肢力量训练为主。

2）运动强度：该患者心功能较差，现阶段运动强度选择为中低强度，即运动中需要达到的靶心率 = 最大心率 ×（60%~70%）。如果有条件，建议通过心肺运动测试来直接测量运动最大心率。在不具备条件的情况下，根据年龄可粗略计算最大心率 =220- 年龄。该患者的靶心率范围为 121~141 次 /min。

3）运动时间：①该患者为成年人，有氧运动时长建议为每周 150~300 分钟，每次不少于 30 分钟，不超过 60 分钟。这里的运动时间是指维持心率在靶心率范围内的时间。开始运动前的热身和运动结束后的拉伸均不算在时长内。力量训练建议每次时长 15~20 分钟。②该患者在调整胰岛素使用后，晚餐前低血糖事件偶有发生，但午餐后血糖相对升高。建议有氧运动时间选择在午餐后 1 小时左右开始，力量训练选择在晚餐前半小时左右进行。

4）运动频率：有氧运动建议每周不少于 5 次，每两次之间的间隔不超过 48 小时。力量训练每周 2~3 次，每两次间隔需大于 24 小时。

注意事项：①随身携带糖果、饼干、饮用水和糖尿病保健卡（注明本人姓名、年龄、家属联系方式、家庭住址等）。②运动前、中、后要注意监测血糖。血糖 5~6.9mmol/L，补充 15g 碳水化合物后，选择中强度有氧运动（30 分钟内）或力量训练，根据血糖情况可进一步少量进食，警惕低血糖事件；血糖 7~13.9mmol/L，避免进行力量训练造成高血糖，警惕血糖快速升高及酮症发生；血糖 <5mmol/L、血糖 >15mmol/L、酮体阳性以及 24 小时内发生过严重低血糖事件，需要考虑暂缓运动。③现阶段不建议单次运动时间超过 60 分钟。运动中如有任何不适，尤其是可疑低血糖发作或酮症，应立即停止运动，并复测血糖、血酮，及时就诊。④运动前、中、后适当补充水分，穿戴合适的运动服及鞋袜，检查足底是否有皮肤破损或红肿，是否有感觉减退或异常。⑤告知同伴病史、可能出现的问题及处理方式。⑥2 周后复诊，重新评估，以调整运动处方。

（5）如何坚持运动？

1）运动前准备：①明确运动的获益，树立信心。②购买适合的运动装备，如运动鞋袜、速干衣裤、心率表或运动手表、弹力带、瑜伽垫等。③建议该患者定制矫形鞋垫调整下肢力线，以减少再发生运动损伤的风险。

2）根据运动处方，选择自己喜欢且适合的运动。

3）利用手机运动软件坚持打卡。

4）找到可以一起运动的伙伴，共同坚持相互鼓励；也可与相关健康教育者建立远程管理联系。

推荐阅读文献

［1］ 中华医学会糖尿病学分会，中国医师协会内分泌代谢科医师分会，中华医学会内分泌学分会，等 . 中国 1 型糖尿病诊治指南（2021 版）[J]. 中华糖尿病杂志，2022，14（11）：1143-1250.

［2］ ADOLFSSON P，MATTSSON S，JENDLE J. Evaluation of glucose control when a new strategy of increased carbohydrate supply is implemented during prolonged physical exercise in type 1 diabetes[J]. Eur J Appl Physiol，2015，115（12）：2599-2607.

［3］ GALASSETTI P，RIDDELL MC. Exercise and type 1 diabetes（T1MD）[J]. Compr Physiol，2013，3（3）：1309-1336.

［4］ DUBOIS B，ESCULIER JF. Soft-tissue injuries simply need PEACE and LOVE[J]. Br J Sports Med，2020，54（2）：72-73.

[5] MAKURA CB,NIRANTHARAKUMAR K,GIRLING AJ,et al. Effects of physical activity on the development and progression of microvascular complications in type 1 diabetes：retrospective analysis of the DCCT study[J]. BMC Endocr Disord,2013,13(10)：37.

[6] ABSIL H,BAUDET L,ROBERT A,et al. Benefits of physical activity in children and adolescents with type 1 diabetes：a systematic review[J]. Diabetes Res Clin Pract,2019,156：107810.

第十七章　糖尿病并发症评估与应对方法

138. 如何识别低血糖？

识别低血糖主要依靠症状和血糖值。低血糖患者表现为不同程度的交感神经兴奋症状、中枢神经症状和非特异性症状，幼儿表现为情绪和行为改变，而老年及长病程患者要特别注意无症状低血糖的发生。

（1）交感神经兴奋症状：饥饿感、心慌、手抖、乏力、出冷汗、焦虑不安、感觉异常、周身乏力、心悸、震颤、面色苍白、心率加快、脉压增宽等。

（2）中枢神经症状：初期为精神不集中、思维和语言迟钝、头晕、嗜睡、视物不清、步态不稳，可有幻觉、躁动、易怒、性格改变、认知障碍、惊厥、锥体束征阳性，严重时发生抽搐、昏迷。

（3）非特异性症状：以全身不适、头痛、恶心、口唇麻木等为主要表现，称为非特异性低血糖。注射胰岛素者，若每日定时出现这类症状，应警惕低血糖的存在。

（4）婴幼儿低血糖：婴幼儿无法准确表达，低血糖症状主要可以表现为反应差、喂养困难、阵发性发绀、呼吸困难、呼吸暂停、嗜睡、惊厥、面色苍白、低体温等。

（5）儿童低血糖：儿童可能无法及时识别自己的低血糖症状，可表现为晨起难以唤醒、乏力、嗜睡、课堂注意力不集中等症状，因神经系统发育不完善，更容易发生严重低血糖而出现晕厥、昏迷。

（6）老年人低血糖：老年患者或长病程患者，对低血糖的感知受损，更易出现无症状性低血糖，特别是夜间的无症状低血糖。

定时监测血糖是识别低血糖的关键。因此，低龄患者、老年患者、反复低血糖、无法解释的空腹高血糖或无症状低血糖史患者，应增加血糖监测频次，推荐持续葡萄糖监测。

139. 如何正确应对低血糖？

患者发生低血糖时，应立即监测血糖，查看意识状态及吞咽功能。如不具备检测血糖条件，应按照低血糖处理（图 17-1）。

（1）意识清醒、可吞咽的 1、2 级低血糖，应立即协助患者原地休息，给予含 15g 碳水化合物的快速升糖食品（儿童以 0.3g/kg，最多不超过 15g），15 分钟后复测血糖值，如果血糖仍低于 3.9mmol/L，应再协助患者进食含 15g 碳水化合物的快速升糖食品（表 17-1），15 分钟后再复测血糖，直至血糖升至 3.9mmol/L 以上。

（2）血糖升至 3.9mmol/L 以上时，如距离下一餐不足 1 小时，可以休息，等待进餐；如果距离下一餐在 1~3 小时，应考虑继续进餐少量缓慢升糖的食物；如果进餐时间在 3 小时以上，应再进食含 20g 碳水化合物的慢速升糖食品。

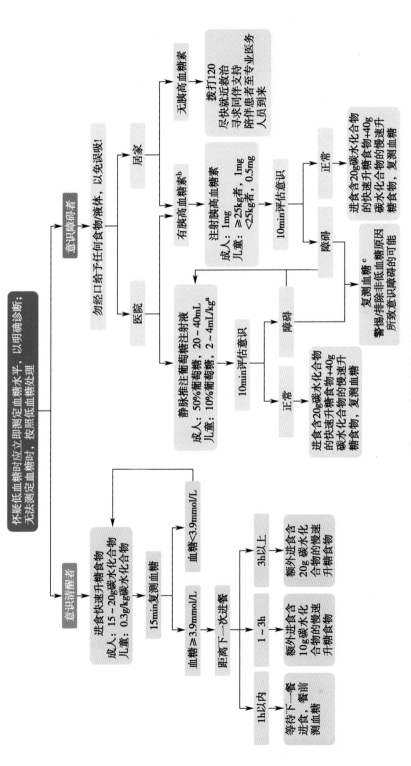

图 17-1　低血糖处理流程

（引自《中国 1 型糖尿病诊治指南（2021 版）》）

注：[a] 儿童 1 型糖尿病患者，严重低血糖不伴昏迷予以 10% 葡萄糖注射液 2ml/kg 静脉推注；伴抽搐予送以 10% 葡萄糖注射液 4ml/kg 静脉推注。经治疗，意识障碍仍未恢复的患者立即测定血糖水平。若血糖仍 <3.9mmol/L 可重复静脉注射葡萄糖溶液治疗；若血糖 ≥ 3.9mmol/L，警惕 / 排除非低血糖原因所致意识障碍的可能。

分钟 2~5mg/kg 维持静脉输入，治疗过程中密切监测患儿血糖及有无其他症状。

[b] 居家使用的即用型胰岛素针剂和胰高血糖素鼻用粉雾剂在我国尚未上市。

表 17-1　含 15g 碳水化合物的快速升糖食品

1）2~5 个葡萄糖片，视不同商品标识而定（最佳治疗）
2）3~4 块水果糖
3）两大块方糖
4）150~200ml 新鲜水果汁、可乐
5）一杯脱脂牛奶
6）一大勺蜂蜜或玉米汁

（3）3 级低血糖患者应尽快寻求专业医疗救治。迅速使用 50% 葡萄糖或 10% 葡萄糖（15~20g）静脉注射，也可以通过插入胃管注入葡萄糖液、糖水、饮料等（含糖 15~20g）。15 分钟后复测血糖，必要时可重复以上步骤直至血糖升至 3.9mmol/L 以上。

（4）对于使用 α- 糖苷酶抑制剂的患者，发生低血糖后应静脉注射或口服葡萄糖治疗，服用蔗糖或一般甜食无效。

（5）应对低血糖最有效的是健康教育，让患者了解低血糖发生的诱因、处理方法，可避免低血糖发生，有效减少严重低血糖发生。

140. 如何正确处理严重低血糖？

严重低血糖症指需要他人帮助纠正的低血糖，常伴有意识模糊、定向力障碍、抽搐、昏迷等，也可以表现为精神错乱及偏瘫。

发生严重低血糖时，应迅速补充糖类以缩短大脑缺糖时间，将低血糖危害降至最低。

（1）如患者尚有意识、可以吞咽，立即将其头偏向一侧，给予可快速升高血糖的流食，如糖水、果汁、蜂蜜、葡萄糖片或溶液等；如无法吞咽，可在其口腔黏膜、舌下涂抹蜂蜜、糖水等，但要注意少量多次，避免呛咳，直至医师到达。对于无法自主吞咽的患者，切忌强行从口腔给予食物或液体，以免患者出现呛咳或窒息。

（2）立即静脉推注 50% 葡萄糖溶液 40~60ml，或 5%~10% 的葡萄糖溶液静脉滴注（婴幼儿可按 2~5ml/kg 静脉推注 10% 葡萄糖溶液），或者肌内注射胰高血糖素 0.5~1mg。

（3）静脉滴注葡萄糖溶液或肌内注射胰高血糖素，患者清醒后，血糖可能很快再次下降。因此，应维持静脉滴注葡萄糖溶液，并给患者进食含 20g 碳水化合物的快速升糖食物，和 40g 碳水化合物的慢速升糖食物。

（4）儿童严重低血糖的处理：8 岁以上的儿童和青少年（或体重超过 25kg）应肌内注射 1mg 的胰高血糖素。8 岁以下的儿童（或体重小于 25kg）应给予 500µg 的胰高血糖素，应在 10 分钟内复查血糖水平。

（5）每 15 分钟监测一次血糖，根据血糖值调节葡萄糖液体浓度和速度，持续监测 24~48 小时血糖。

141. 预防低血糖有哪些重要举措？

反复发生低血糖对患者危害大，尤其是严重低血糖可能对中枢神经系统产生不可逆的损伤,故应积极预防,具体措施与低血糖病因相关。

（1）做好健康教育。评估患者低血糖风险,提高患者及家属对低血糖的认识,识别早期低血糖、主动避免诱因、掌握自我处理低血糖的方法,正确选择快速升糖食品。

（2）加强监测。有不可解释的空腹高血糖或夜间低血糖,应增加血糖监测频次,推荐动态血糖监测以发现无症状低血糖。

（3）动态调整治疗方案。尤其使用胰岛素、磺脲类降糖药的患者,从小剂量起始,逐渐谨慎调整剂量,新型胰岛素输注设备可降低低血糖发生风险。

（4）制订个体化的运动方案。避免空腹运动,运动前后加强血糖监测,如血糖低于5.0mmol/L,运动前应进食慢速升糖的碳水化合物15g,以减少低血糖发生的风险。

（5）避免酗酒和空腹饮酒。空腹饮酒或酗酒可抑制糖异生和低血糖时的升糖调节机制,并降低患者对低血糖的感知能力,从而发生严重低血糖。

（6）血糖控制目标个体化。无症状低血糖病史、糖尿病≥15年的患者,HbA1c控制在7%~8%即可。对于反复发生低血糖者,血糖控制目标适当放宽,可在出现低血糖症状的血糖基础上增加1mmol/L。

142. 案例分析7：低血糖的处理

李某,女,72岁,诊断1型糖尿病5年,目前使用三短一长方案降糖。近期反复出现头晕、心慌、出冷汗症状,多出现在三餐前1小时。今日上午在糖尿病门诊就诊,突发心慌、出冷汗,检测指尖血糖为3.2mmol/L。该患者反复心慌、出冷汗的原因是什么？目前应该如何处理？应该如何调整降糖方案？

知识点

（1）低血糖的诊断

（2）低血糖的处理流程

（3）低血糖的预防

临床实践

（1）诊断:患者目前有反复心慌、出冷汗的症状,目前意识尚清楚,测得随机血糖3.2mmol/L,低于糖尿病低血糖的标准3.9mmol/L,结合患者既往1型糖尿病病史,目前使用有低血糖风险的药物胰岛素治疗,考虑患者诊断为低血糖(1级低血糖)。

（2）治疗:患者为意识清楚的1级低血糖,因此低血糖处理可以先进食血糖生成指数高的食物(15~20g碳水化合物),15分钟以后复测血糖,根据血糖情况再决定是否重复上述步骤。

（3）预防

1）对于该患者,首先需要排查低血糖的原因,如饮食偏少、运动过量、饮酒或者胰岛素剂量过多等。如果排除了饮食、运动、饮酒等危险因素,则需要将胰岛素适当减量,避免低血糖的发生。如果低血糖频发于夜间、空腹或者餐前,则需要考虑将基础胰岛素减量。如果低血糖频发于餐后,则需要考虑将餐时胰岛素减量。

2）需要向患者及家属提供低血糖症状识别及管理的相关教育,告知他们需要随时备有可以直接利用的升糖食物和血糖检测设备,及时监测血糖水平及调整胰岛素剂量。如果发生低血糖,应学会正确识别及处理。

143. 如何识别糖尿病酮症或酮症酸中毒?

根据临床表现和指标识别酮症或糖尿病酮症酸中毒(DKA)。

（1）血糖升高、"三多一少"症状加重。早期患者会出现血糖持续升高,高于13.9mmol/L,症状上多有烦渴、多饮、多尿、多食、体重下降等糖尿病的特征表现。

（2）出现胃肠道、酸中毒症状。如果早期酮症未及时纠正,继续进展为酸中毒失代偿后,可出现疲乏、食欲减退、恶心呕吐、头痛、嗜睡、呼吸深快、呼气有烂苹果味(丙酮)、口唇呈樱桃红色,少数患者腹痛明显,以急腹症为表现就诊。

（3）警惕严重失水症状。后期失水加重,出现尿量减少、皮肤黏膜干燥、脉快而弱、血压下降、四肢厥冷等表现。

（4）不同程度的意识障碍。晚期意识障碍加重,可出现昏迷。

因此,对于不明原因的酸中毒、昏迷患者应该首先了解有无糖尿病的病史,并检测尿糖、血糖、血酮、尿酮和电解质等,及时确定有无 DKA。

144. 糖尿病酮症酸中毒的治疗原则?

（1）补液治疗纠正脱水。根据脱水程度计算补液量:①轻度脱水,表现为皮肤黏膜干燥,按体重5%计算。②中度脱水,除皮肤的表现外,还有眼睛凹陷,毛细血管充盈时间延长,按体重7.5%计算。③重度脱水,循环灌注存在严重异常,脉搏细弱,休克,少尿,按体重10%计算。应在24~48小时内纠正脱水,尽快给予生理盐水10~20ml/kg,在30~60分钟以内快速静脉滴注扩容。

（2）小剂量持续胰岛素降低血糖。血钾 >2.5mmol/L 以上时才给予胰岛素治疗。血糖 >13.9mmol/L 时,予胰岛素以 0.05~0.1U/kg 静脉滴注,使血糖下降速度维持在每小时 2~5mmol/L;血糖 <14mmol/L 时,予葡萄糖静脉滴注避免低血糖,维持血糖水平为 8~12mmol/L。

（3）纠正紊乱的电解质及酸碱失衡。DKA 患者治疗过程中体内钾丢失明显,磷进入细胞内,因此合并低血钾的患者应该在补液的同时补钾,遵循见尿补钾的原则;根据血磷情况补磷。严重酸中毒(动脉血气 pH<6.9)时予以补碱纠酸。

（4）监测指标和频率。每 1~2 小时监测血糖,2~4 小时监测血酮、血电解质和血气分析。

（5）消除诱因。

145. 糖尿病患者居家时如何判断与应对糖尿病酮症的病情?

根据酮症的轻重程度来区分处理方式。

（1）可居家处理的酮症：轻微的酮症，即血酮体在 1.5mmol/L 以下或尿酮体 +，患者可以尝试居家处理。处理原则：首先寻找 DKA 的原因，排查各项影响因素，如忘记注射胰岛素、胰岛素变质、胰岛素泵管堵塞等。若出现上述状况，患者可居家处理，并增加注射胰岛素剂量或频次。同时患者需多饮水，通过多饮水多排尿，促进酮体排泄。

（2）需要就医处理的酮症：如果患者的酮体持续阳性或有大量的酮体，表现为血酮 ≥ 1.5mmol/L、尿酮体 ++ 以上；或者三多一少症状非常明显，伴随呕吐、恶心、腹痛等消化道症状，前囟、眼窝凹陷等脱水症状极明显；口腔黏膜极干燥，哭时无泪，无尿或尿量极少，皮肤弹性极差；四肢厥冷、皮肤黏膜干燥，甚至休克，精神极度萎靡、反应迟钝、昏睡等不同程度意识障碍时，需要及时就医行进一步处理。

146. 预防糖尿病酮症酸中毒有哪些重要举措？

（1）严格控制血糖，切勿随意停用胰岛素。

（2）自我血糖监测及定期随访。

（3）糖尿病教育：1 型糖尿病患者大部分为儿童或青少年，加强对患者及家属的教育，提高对 DKA 诱因、发生风险及严重后果的认知，及时识别 DKA 的症状和体征，知晓 DKA 可能发生于任何血糖水平是预防 DKA 和血糖正常的糖尿病酮症酸中毒（euDKA）的有效措施。

（4）避免 DKA 的诱因：DKA 最常见的诱因是感染，积极预防感染，一旦有感染发生，应及时治疗。DKA 的其他诱因还包括手术、劳累、酗酒及某些药物（糖皮质激素）等。

（5）保持良好的生活习惯：糖尿病患者应合理安排工作、学习和睡眠的时间，规律生活可帮助平稳控制血糖，并且提高机体免疫力，防止疾病的发生。

（6）合理饮食：定时、定量进食，饮食应均衡，避免过量的酒精摄入，避免采用极低碳水化合物及生酮饮食，过少的摄入碳水化合物会导致体内脂肪分解过盛而发生饥饿性酮症，故每日的碳水化合物应占总量的 55%~60%。

（7）合理运动：合并有急性感染，或有心脏疾病、糖尿病足、严重的眼底出血病变、血糖升高（>16.7mmol/L）、血糖降低（<4.0mmol/L）、血压异常升高（高于 180/120mmHg）等特殊情况，需要及时就医，待病情稳定后方可选择合适的运动。

（8）防止脱水：出汗后一定要及时补充水分，防止脱水引起的 DKA。

（9）早期识别：糖尿病酮症的患者在早期多表现为乏力、食欲缺乏、呕吐的情况，一旦怀疑发生酮症，应及时就医。

（10）其他注意事项：在择期手术、有计划的侵袭性操作或参加高强度的体育运动前 24 小时停用钠 - 葡萄糖协同转运蛋白 2 抑制剂（SGLT2i）；在急诊手术、任何极度的应激事件或可能导致 DKA 的情况，如急性期疾病时，立即停用 SGLT2i；伴高血糖的妊娠妇女更要加强血糖的精细管理，特别是在妊娠晚期阶段，管理血糖对于预防 DKA 的发生至关重要。

147. 案例分析 8：糖尿病酮症酸中毒的治疗

小王,男,26 岁,身高 172cm,体重 60kg,1 型糖尿病 5 年,目前使用三短一长方案降糖。近期因为出差,胰岛素用完未及时购买,停用胰岛素 1 天后,出现口干、乏力明显,小便量明显增多,遂于医院糖尿病门诊就诊。入院后查随机血糖 27mmol/L,血清酮体 5.3mmol/L,动脉血气分析 pH 7.15,HCO₃⁻ 12.3mmol/L。小王应该如何进行诊治? 日常生活中应该如何预防这种情况的发生?

知识点

(1) DKA 的诊断标准

(2) DKA 的处理原则

(3) DKA 的预防

临床实践

(1) 诊断:首先结合患者病史、体征及实验室检查对患者病情进行判断。

1) 病史:患者既往 1 型糖尿病病史,近期有中断胰岛素治疗,症状表现为三多一少症状明显,伴有明显乏力。

2) 体征:呼吸稍快,可闻及烂苹果气味,皮肤黏膜稍干燥,血压 102/67mmHg。

3) 实验室检查:入院急查结果如下,血糖 >11mmol/L,血酮体及尿酮体强阳性,血气分析提示代谢性酸中毒(表 17-2)。

表 17-2　患者实验室检验结果

项目	检查结果
血气分析	pH 7.15,PaCO₂ 18mmHg,HCO₃⁻ 12.3mmol/L,BE-22mmol/L,PaO₂ 145mmHg,SaO₂ 99%
血常规	WBC 12.4×10⁹/L,NEUT 9.8×10⁹/L,NEUTP 79%
尿常规	尿糖 +++,尿酮体 +++
急诊生化	静脉血糖 27.7mmol/L,血钠 130mmol/L,血氯 98mmol/L,血钾 3.8mmol/L,血磷 0.86mmol/L,血钙 2.13mmol/L,CO₂CP 14.7mmol/L,β- 羟丁酸 5.3mmol/L,炎症指标未见异常

注:PaCO₂,二氧化碳分压;HCO₃⁻,碳酸氢根浓度;BE,剩余碱;PaO₂,氧分压;SaO₂,氧饱和度;WBC,白细胞计数;NEUT,中性粒细胞计数;NEUTP,中性粒细胞百分比;CO₂CP,二氧化碳结合力。

综上,考虑患者可以诊断为 DKA。

(2) 治疗

1) 根据 DKA 分类,患者目前考虑中度 DKA,脱水程度评估为轻度,建议住院治疗。结合患者的症状、生命体征及各项检查指标,目前病情相对平稳,但仍要警惕病情进一步加重。除了胰岛素中断这一诱因之外,注意排查其他诱因,如感染、应激或使用特殊药物如糖皮质激素、SGLT2i 等情况。该患者入院后血象偏高,但炎症指标正常,可能为血液浓缩所致,可补液后复查。若患者近期没有使用 SGLT2i,考虑此次 DKA 主要由于不适当中断胰岛素治疗所致。

2) 补液:首日补液量在 4~6L,采用序贯补液法,在 48 小时内均衡补入损失液体及维持液体,尽快纠正脱水。补液以胃肠道与静脉补液(1:1)同时进行,以减轻单纯静脉补液造成的心脏负荷,并且可以有效避免大量输入生理盐水造成医源性高钠。对于该名成人患者而言,第 1 小时补液量为 1~1.5L,第 2 小时 1L,第 3~5 小时 0.5~1L/h,第 6~12 小时 250~500ml/L。根据血糖情况,血糖大于 13.9mmol/L 时予生理盐水补液,血糖低于 13.9mmol/L 时应及时更换为 5% 葡萄糖溶液。根据患者心功能、尿量酌情调整补液量及补液速度。补液需要维持到 DKA 缓解,包括血糖 <11.1mmol/L,血酮 <0.3mmol/L,血清 HCO_3^- ≥15mmol/L,静脉血 pH 值 >7.3,阴离子间隙 ≤12mmol/L。

3）小剂量胰岛素静脉滴注:若患者处于低血钾状态,启动胰岛素治疗前需要先启动补钾治疗,避免加重低钾引起心律失常、心搏骤停、呼吸肌麻痹及神经肌肉并发症。在患者处于酸中毒或脱水状态时,存在微循环障碍,皮下注射胰岛素效果不佳,宜首予以胰岛素静脉滴注,滴注速度为每小时 0.05~0.1U/kg。本例患者体重 60kg,胰岛素输注速度控制在 3~6U/h。血糖下降速度控制在每小时 2~5mmol/L,血 β- 羟丁酸下降速度一般为每小时 0.5mmol/L。当酸中毒、脱水状态纠正,患者可进食时,可以过渡到胰岛素皮下注射。

4）纠正水、电解质及酸碱失衡:在处理 DKA 的过程中,要注意血浆渗透压和血钠变化,预防脑水肿。

血钠:高血糖时可导致稀释性低钠血症,高血糖纠正后血钠会随之纠正,无需额外补充浓钠。因此建议采用校正钠公式进行评估 { 校正钠(mmol/L) = 实测钠(mmol/L) +2×［（血糖（mmol/L）-5.6)/5.6］},避免过度补钠导致高钠血症。本例患者计算校正钠为 130+2×（27-5.6)/5.6=137.6mmol/L,因此无需额外补钠。

血钾:DKA 患者体内总体来说是缺钾的,尤其是补液及胰岛素治疗后容易加重缺钾。因此,只要血钾不高,尿量正常,常规都需要补钾。本例患者血钾 3.8mmol/L,处于正常低值,可常规在补液中按照每 500ml 液体中加入 10~15ml 10% 的氯化钾溶液补钾。

血磷:DKA 患者易合并低磷血症,合并严重低磷血症(血磷 <0.4mmol/L)时注意补磷,可以将补液中氯化钾溶液更换为磷酸钾盐溶液。本例患者目前血磷正常,暂时无需补磷。

酸碱状态:DKA 患者补碱需慎重,仅在严重酸中毒(pH<6.9)时使用。本例患者血气分析 pH 为 7.15,目前无需补碱。

5）积极防治并发症:包括低血糖、低血钾、脑水肿、血栓形成等。注意监测血糖、血气分析、血清酮体、电解质及出入水量,定期复查肝肾功能。

（3）预防:建议小王之后不要随意停用胰岛素,及时监测血糖,将血糖控制在目标范围内。在生病或应激情况下及时调整胰岛素治疗方案。如果出现三多一少症状加重或乏力、恶心、呕吐等症状,可使用自备血酮试纸检测,或者及时就医。

148. 高渗高血糖综合征的治疗原则和预防策略有哪些?

（1）治疗原则

1）补液:高渗高血糖综合征(HHS)比 DKA 的细胞内脱水往往更严重,充分补液能有效预防低血容量性休克,维持机体各器官灌注的稳定。HHS 比 DKA 所需补液量更大,24 小时总的补液量一般应为 100~200ml/kg。推荐 0.9% 氯化钠溶液作为首选,同时予口服或鼻饲补液。补液速度与 DKA 治疗相仿,第 1 小时给予 1.0~1.5L,随后补液速度根据脱水程度、电解质水平、血浆渗透压、尿量等调整。有心、肾功能不全者,补液时需评估心脏、肾脏、神经系统状况以防补液过多。治疗开始时应每小时检测或计算血有效渗透压,血有效渗透压 =2 × ([Na$^+$]+[K$^+$])(mmol/L)+ 血糖(mmol/L),并据此调整输液速度以使其逐渐下降,速度为 3~8mOsm/(kg·h)。当补足液体而血浆渗透压不再下降或血钠升高时,可考虑给予 0.45% 生理盐水。HHS 患者补液本身即可使血糖下降,当血糖下降至 16.7mmol/L 时需补充 5% 葡萄糖,直到血糖得到控制。

2)小剂量胰岛素治疗:推荐以 0.1U/(kg·h)持续静脉滴注。血糖每小时下降 3.9~5.6mmol/L,下降不宜过快,否则易诱发脑水肿。当血糖降至 16.7mmol/L 时,应减慢胰岛素的滴注速度至 0.02~0.05U/(kg·h),同时续以葡萄糖溶液静脉滴注,并不断调整胰岛素用量和葡萄糖浓度,使血糖维持在 13.9~16.7mmol/L,直至 HHS 高血糖危象缓解。HHS 缓解主要表现为血浆渗透压降至正常、患者意识状态恢复正常。

3)补钾:只要血钾≤5.5mmol/L,尿量在 40ml/h 以上,治疗早期即可开始补充氯化钾,补钾原则与 DKA 相同。

4)连续性肾脏替代治疗(CRRT):早期给予 CRRT,有可能减少并发症的出现,减少住院时间,降低患者病死率。

5)严密的监测:HHS 病死率高,治疗复杂,需要严密的监测。应每隔 1 小时监测血糖,及时调整胰岛素的滴注速度。每 2~4 小时检查电解质、血尿素氮(BUN)、肌酐和血浆葡萄糖,直到患者症状稳定。并且关注治疗可能引起的相关并发症,防止发生低血糖和低血钾。

(2)预防策略

1)对于可疑临床表现的患者,应注意监测血浆渗透压,有利于本病的早期诊断和治疗。

2)强调胰岛素应用的重要性,如病情突然加重应及早就诊。

3)积极治疗诱发因素,如感染、发热等。

4)加强血糖监测。

5)HHS 常由脱水所致,在老年人由于渴感中枢减退和反应能力减弱,常不能识别和处理自己所发生的问题,因此医师和家属要起到监护作用,这样可减少 HHS 的发生,一旦发生也能及时治疗。

149. 案例分析 9:高渗高血糖综合征的治疗

张某,男,75 岁,身高 165cm,体重 60kg,既往否认糖尿病史,近 1 个月出现口干、多饮及消瘦,1 周前自觉乏力明显,饮水较少,近 3 天未进食进水,自感头晕乏力明显,现出现神志不清,遂于急诊就诊。入院查体:体温 36.7℃,心率 128 次/min,呼吸 26 次/min,血压 90/60mmHg。完善检查结果如表 17-3。张某的诊断是什么?应该如何进行治疗?日常情况中如何预防这种情况的发生?

表 17-3 患者实验室检验结果

项目	检查结果
血气分析	pH 7.38，$PaCO_2$ 8mmHg，HCO_3^- 21mmol/L，BE -2mmol/L，PaO_2 108mmHg，SaO_2 98%
尿常规	尿糖 +++，尿酮体 +-
急诊生化	血清葡萄糖 41mmol/L，血钠 158mmol/L，血氯 108mmol/L，血钾 3.4mmol/L，血磷 0.86mmol/L，血钙 2.15mmol/L，CO_2CP 22.1mmol/L，β- 羟丁酸 0.01mmol/L

注：$PaCO_2$，二氧化碳分压；HCO_3^-，碳酸氢根浓度；BE，剩余碱；PaO_2，氧分压；SaO_2，氧饱和度；CO_2CP，二氧化碳结合力。

知识点

（1）HHS 的诊断标准

（2）HHS 的治疗

（3）HHS 的预防

临床实践

（1）诊断

1）病史：该名患者既往否认糖尿病史，近 1 个月有明显三多一少症状，近期饮水较少，目前有明显脱水及意识障碍。

2）实验室检查：该名患者血糖≥33.3mmol/L，提示血糖显著升高，排除近期使用引起血糖升高的药物，考虑诊断糖尿病；血浆有效渗透压 =2×（Na^++K^+）（mmol/L）+ 血浆葡萄糖（mmol/L）=2×（158+3.4）+41=363.8>320，考虑患者合并高渗状态；血清酮体阴性，血气分析未见明显酸中毒，排除 DKA。

综上，考虑患者诊断为 HHS。

（2）治疗

1）补液：HHS 失水比 DKA 更严重，24 小时补液量为 100~200ml/kg，首选生理盐水。该名患者体重为 60kg，则第一个 24 小时补液总量为 6~12L。补液速度同 DKA，采用序贯疗法。补液速度需根据脱水程度、电解质、渗透压及尿量等进行调整。治疗开始后应每小时监测或计算血浆有效渗透压，下降速度以每小时 3~8mOsm/L 为宜。当补足液体而血浆有效渗透压不再下降或血钠升高时，可考虑给予 0.45% 氯化钠溶液。血糖降至 16.7mmol/L 时可将生理盐水更换为 5% 葡萄糖溶液。

2）小剂量胰岛素静脉滴注：在补液后血糖仍高于 16.7mmol/L，可启动普通胰岛素静脉治疗。胰岛素初始剂量及调整原则同 DKA 处理原则，血糖不宜下降过快，否则易诱发脑水肿。调整胰岛素输注速度，维持血糖在 13.9~16.7mmol/L，直至 HHS 高血糖危象的表现消失。

3）维持水电解质平衡：同 DKA 处理原则一样，在治疗过程中注意补钾，注意监测电解质和出入水量，24 小时血钠下降速度应不超过 10mmol/L，注意预防脑水肿。

4）并发症的防治：HHS 的并发症基本同 DKA，病情危重，需要早期诊断及治疗，加强护理。

（3）预防：原则基本同 DKA。为了避免日后再次发生 HHS，需要规律使用降糖药物，将血糖控制在目标范围。同时避免引起血糖波动较大的因素,如应激、感染等。老年患者注意适当多饮水。如身体不适应及时就医。

150. 乳酸酸中毒的治疗原则和预防策略有哪些?

(1)治疗原则

1)血糖处理:糖尿病乳酸酸中毒患者通常血糖升高不明显,但如果血糖增高,应停用所有口服降糖药物。这类患者通常伴有组织灌注不足,因此不宜使用皮下胰岛素注射或者胰岛素泵治疗。建议使用静脉滴注胰岛素降糖,使血糖控制在 8~10mmol/L 左右。如果血糖不高,也可使用葡萄糖和胰岛素静脉滴注,补充能量供应,有利于机体对乳酸的清除。

2)纠正酸中毒:轻度的酸中毒并不需要使用碱性药物,因为过度的血液碱化可使氧离曲线左移,加重缺氧。但中重度的酸中毒应该予以纠正,当动脉血气分析 pH<7.2 和 HCO_3^-<10mmol/L 时,应及时予以补碱,可用 5% 碳酸氢钠 100~200ml,稀释至 1.25% 的浓度缓慢静脉滴注 1 小时左右补碱。对酸中毒严重者(pH<7.2 和 HCO_3^-<5mmol/L)可以重复使用,pH>7.2 则停止补碱。

3)监测血钠、血钾,维持水电解质平衡。

4)透析疗法:如果患者服用过量的双胍类药物,或者伴有血钠较高、严重肾功能不全或者严重心力衰竭,可以使用透析疗法清除药物,加快乳酸的排泄和缓解心力衰竭,改善组织灌注,与常规治疗方法相比,具有更好的疗效。

5)去除诱因和原发病的治疗:使用双胍类的患者一旦发生糖尿病乳酸酸中毒,应立即停用双胍类药物。如果患者伴有血压偏低、脱水和休克,应积极使用生理盐水补液扩容,纠正休克,以维持足够的组织灌注和心排出量。同时予以利尿药以助乳酸的排泄。尤为重要的是应针对原发病予以治疗。

(2)预防策略

1)有严重心脏、肺、肝脏、肾脏功能不全的糖尿病患者应谨慎或避免使用双胍类药物及酗酒。

2)有诱发因素的患者应予以积极干预治疗相关疾病。

3)积极控制血糖。

151. 糖尿病慢性并发症的规范查体方法有哪些?

(1)糖尿病足部筛查流程(图 17-2)

1)着装整齐,洗手,核对患者床号和姓名,与患者解释沟通检查目的,取得配合。

2)准备用物:糖尿病足底筛查包、手套、记录单。

3)协助患者平卧位,卷起裤脚至膝盖部,脱去袜子,观察患者足部外观,如皮肤颜色,有无红肿、青紫、水泡、溃疡、坏死;足底皮肤有无胼胝、鸡眼、甲沟炎、甲癣、脚癣,有无足趾畸形,如拇外翻、锤状趾、爪形足、夏科氏关节、滑囊炎;有无扁平足或高弓足。

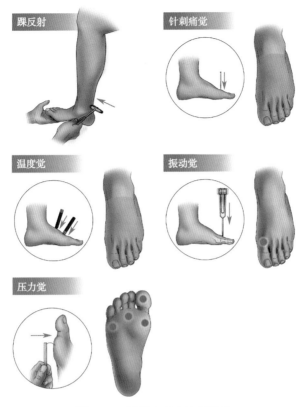

图 17-2　糖尿病足底神经筛查

4）询问患者足部有无感觉减退、麻木、刺痛,有无足趾冰凉。

5）双手触摸两侧足背动脉,观察足背动脉搏动有无减弱,皮温有无改变,皮肤是否干燥。如足背动脉搏动较弱或无法触及,继续触摸胫后动脉、腘动脉、股动脉搏动情况。

6）踝反射:患者取坐位,足部自然下垂,左手轻托患者足部,右手持叩诊锤快速敲击患者跟腱,轻触碰即有屈曲者,为反射亢进,重叩不能向跖侧屈曲者,为踝反射缺失;屈曲不明显者,为减弱(双侧同时减弱或消失才可判断为阳性)。

7）针刺痛觉:用尖锐物体(如大头针头)均匀轻刺患者足趾背皮肤任一部位,如患者感觉不到疼痛或感觉异常疼痛,考虑为针刺感觉异常(1 次即可)。

8）温度觉:先后用温度觉测试笔非金属端和金属端分别接触患者足趾皮肤,停留 1~2 秒,若患者不能区分,即为温度觉缺失(1 次即可)。

9）振动觉:将震动的音叉垂直置于患者拇指背面的骨性隆突处,停留 1~2 秒,每侧询问 3 次(包括 2 次振动,1 次不操作),回答错误 2 次或 3 次全错,即判断为该侧振动觉缺失。

10）压力觉:用单根尼龙丝轻触皮肤使其弯曲(整个按压尼龙丝,持续时间 2 秒),施加的压力大约为 10g,每侧足选取大足趾、前足底内侧、前足底共 3 个部位。询问患者是否有感觉,哪个部位有感觉。在每侧 3 个部位的检查中,只要有 1 个部位患者未感到压力觉,即判断该侧压力觉缺失。

（2）卧立位血压测定

1）首先让患者卧床休息 15 分钟以上。

2）休息结束后测量双上臂血压，以高的一侧为准，即为卧位血压。

3）测量完卧位血压后，患者站起直立 1 分钟，再次测量上臂血压（仍为卧位时测量的那一侧手臂）。

4）嘱患者继续直立 3 分钟，再次测量上臂血压（仍为卧位时测量的那一侧手臂）。

5）患者如果从卧位转换为立位后，收缩压降低≥20mmHg 或舒张压降低≥10mmHg 即为直立试验阳性，考虑为直立性低血压。在糖尿病患者中主要用于评估心脏自主神经病变。

（3）心率变异性（HRV）检测：正常人在深呼吸或体位改变时，心率会加快，HRV 增高，而在糖尿病心脏自主神经病变患者，其心率可能无变化，HRV 下降。常用 HRV 检测方法有以下几种：

1）深呼吸 HRV：在深呼吸 1~2 分钟内进行心电图记录，以呼气期间最长 R-R 间期除以吸气期间最短 R-R 间期（E/I 比值）作为评估 HRV 的指标。

2）卧立位 HRV：患者从卧位开始起身时即进行心电图记录，站立后第 20 次心跳和第 40 次心跳之间的最长 R-R 间期除以站立后第 5 次心跳和第 25 次心跳之间的最短 R-R 间期（30∶15）作为评估卧立位 HRV 的指标。

3）Valsalva 动作 HRV：嘱患者行 Valsalva 吸气屏息动作，同时记录心电图，Valsalva 比值 = 最长 R-R 间期 / 最短 R-R 间期。

推荐阅读文献

［1］ 葛均波，徐永健 . 内科学 .9 版［M］. 北京：人民卫生出版社，2018.

［2］ 尤黎明，吴瑛 . 内科护理学 .7 版［M］. 北京：人民卫生出版社，2022.

［3］ 中华医学会糖尿病学分会 . 中国 2 型糖尿病防治指南（2020 年版）［J］. 国际内分泌代谢杂志，2021，41（05）：482-548.

［4］ 中华医学会内分泌学分会 . 中国糖尿病患者低血糖管理的专家共识［J］. 中华内分泌代谢杂志，2012，28（08）：619-623.

［5］ 孙子林，刘莉莉 .《中国糖尿病运动治疗指南》解读［J］. 国际内分泌代谢杂志，2013，33（06）：373-375.

［6］ 中华医学会糖尿病学分会，中国医师协会内分泌代谢科医师分会，中华医学会内分泌学分会，等 . 中国 1 型糖尿病诊治指南（2021 版）［J］. 中华糖尿病杂志，2022，14（11）：1143-1250.

［7］ 国家老年医学中心，中华医学会老年医学分会，中国老年保健协会糖尿病专业委员会 . 中国老年糖尿病诊疗指南（2021 年版）［J］. 中华糖尿病杂志，2021，13（01）：14-46.

［8］　中华医学会糖尿病学分会神经并发症学组.糖尿病神经病变诊治专家共识(2021年版)［J］.中华糖尿病杂志,2021,13(6):540-557.

［9］　林健,周智广.糖尿病乳酸酸中毒的诊断治疗及进展［J］.临床内科杂志,2017,34(3):159-161.

［10］　中华医学会糖尿病学分会.中国高血糖危象诊断与治疗指南［J］.中华糖尿病杂志,2013,5(8):449-461.

第十八章　特殊阶段的糖尿病管理方法

152. 如何管理婴幼儿期患者？

婴幼儿主要指 3 岁以内的幼童,此阶段的 1 型糖尿病患儿血糖管理具有以下特点。

（1）血糖波动大。此期患儿饮食不规律,进食次数多,因而血糖波动大。

（2）对照护者的照顾要求高。患 1 型糖尿病的婴幼儿血糖管理主要依赖照护者,由于患儿语言表达能力不足,无法对身体不适（如低血糖、酮症等症状）进行描述,需要照护者更加细致地观察和护理。

（3）推荐母乳喂养。建议母乳喂养的 1 型糖尿病婴幼儿,可继续母乳喂养,并在 4~6 个月时添加含铁辅食。母乳或含铁配方奶喂养至少应持续到 1 周岁。

（4）胰岛素选择种类少。婴幼儿不建议使用动物源性胰岛素和预混胰岛素,我国目前可用的胰岛素包括重组人胰岛素（年龄无限制）、门冬胰岛素（≥ 2 岁）、中性鱼精蛋白锌胰岛素（年龄无限制）。

（5）胰岛素微量调节困难。目前临床中应用的胰岛素注射笔剂量调节规格幅度为 1U,虽然部分患者获取了 0.5U 调节剂量幅度的胰岛素笔,即半度型胰岛素注射笔,显著提高了胰岛素注射的安全性和有效性,但对于 1 型糖尿病患儿来说,0.5U 的调节幅度依然偏大。更小剂量的调节幅度只能依靠胰岛素泵完成,但因为价格和管理困难等因素,胰岛素泵注射无法普及。

（6）胰岛素注射面积小。婴幼儿患者体表面积小,可供注射用的皮肤面积小,且皮下脂肪厚度不足,容易注射至肌肉层而影响胰岛素吸收速率,也更易引起皮肤并发症。

（7）易合并急性感染性疾病导致血糖调节困难。

因此,1 型糖尿病患儿的治疗重点在于减少血糖波动,避免低血糖发生,空腹血糖控制在 4~8mmol/L,餐后 2 小时血糖控制在 5~10mmol/L,睡前血糖控制在 6.7~10mmol/L,夜间血糖控制在 4.5~9mmol/L,HbA1c 控制目标建议适当放宽至 7.5%。推荐该阶段有条件的患者使用持续葡萄糖监测（CGM）进行血糖管理。

153. 如何管理在校的学龄期患儿？

学龄期主要指 6~12 岁的儿童,此阶段主要生活场所由家庭向学校进行转换,对于此阶段患儿在校期间的管理,需加强家长、医护和学校等多方面的沟通支持,主要包括以下几点:

（1）注重引导患儿掌握 1 型糖尿病相关的知识,包括学习胰岛素注射或胰岛素泵的使用、了解血糖监测的方法和频率、掌握低血糖的症状和应对方法。

（2）加强学校等场所的人员培训和设备支持,包括对患儿的主管教师及校医进行糖尿病知识培训、配备"低血糖应急包"及胰岛素储存冰箱等。

（3）为患儿实现自主血糖管理提供便利，如在校进餐时提供注射胰岛素的场所、注意患儿的糖尿病饮食成分比例、进食时间及间隔。在校期间患儿发生高血糖或低血糖时，主管教师或校医能进行相应处理。

建议此时期患儿空腹血糖控制在 4~7mmol/L，餐后 2 小时血糖控制在 5~10mmol/L，睡前血糖控制在 4.4~7.8mmol/L，此时期大部分儿童血糖 HbA1c 控制目标同成年 1 型糖尿病患者，尽量控制在 7.0% 以内。

154. 1 型糖尿病对青少年生长发育有什么影响？

青少年时期是生长发育的重要阶段，1 型糖尿病可能对青少年生长发育产生以下影响。

（1）1 型糖尿病患儿在青少年阶段对胰岛素需求量大幅上升，主要与患儿在此阶段维持正常生长发育、体内性激素和生长激素等拮抗胰岛素作用的激素增多有关。青春期前（除蜜月期外）患儿日胰岛素剂量可增加至 0.7~1.0U/（kg·d），青春期可达 1.0~1.5U/（kg·d）。

（2）1 型糖尿病血糖控制不佳或已出现急慢性并发症可影响患儿的生长发育，如严重低血糖容易出现中枢神经系统症状及认知功能障碍；发生严重 DKA 时可引起脑水肿；糖尿病肾病、视网膜病变以及神经系统病变也会影响患儿的生活质量。

（3）1 型糖尿病患儿容易出现心理问题，例如糖尿病困扰、焦虑抑郁、低血糖恐惧和饮食障碍等，不利于其心理健康，建议尽早确诊并干预，以减少对血糖及青少年生长发育的影响。

155. 青少年 - 成人过渡阶段有哪些管理难点？

青少年 - 成人过渡阶段是 1 型糖尿病患者形成终身糖尿病管理能力的重要时期，其血糖管理方式多转变为自我管理，这一阶段患儿的主要管理难点包括以下几点。

（1）患儿容易出现心理问题，如糖尿病困扰、焦虑抑郁，同时表现为自我管理能力下降。

（2）患儿多处于不稳定的发展阶段，如因升学、工作等需要改变生活方式及医疗途径，同时与家庭成员、朋友的关系也可能发生转变，由此获得的家庭支持发生变化。

（3）患儿在应对这一阶段的变化过程中容易出现不适应、焦虑等心理改变，加之自我管理能力不足引起血糖管理不佳。

（4）许多 1 型糖尿病患儿主要是在儿科就诊，成年后多转为内分泌科就诊，在患儿从青春期早期即进行从儿科到成人糖尿病照护的转换中，儿童和成人糖尿病管理团队的差异、医疗资料的交接不顺畅等均可能影响患儿的血糖控制。

156. 如何协助青少年患儿向成人阶段过渡？

对于处于青少年向成人阶段过渡的 1 型糖尿病患儿，可从家庭、医护人员、同伴支持等方面加以协助。

（1）家庭支持：家庭成员需建立正确的疾病观念以及乐观向上的家庭氛围，并在生活和饮食方式上作出积极的改变，以此来帮助此阶段患儿建立健康的生活模式。除了加强对患儿在饮食、生活方面的照顾外,还要特别关注此阶段患儿心理健康情况,对于具有糖尿病困扰、焦虑、抑郁等心理问题的患儿,建议积极由专业的心理医师进行心理干预。

(2)医护人员支持:了解这一阶段青少年的心理行为特点,尊重患儿,并与患儿建立良好的治疗伙伴关系,加强1型糖尿病结构化教育,帮助其了解更多血糖管理知识,明确胰岛素注射和血糖监测在享受美食中发挥的重要作用。这一阶段的患儿容易因1型糖尿病相关的知识缺乏,引起血糖控制不佳,出现糖尿病并发症,建议医护人员对这一阶段患儿加强1型糖尿病结构化教育,如学习胰岛素注射方法、掌握糖尿病饮食及碳水化合物计数法以进行胰岛素剂量调节。

(3)同伴支持:可通过举办糖友活动、线上/线下交流等帮助患儿正视1型糖尿病这一疾病,在与他人的交流中坦然面对疾病,有利于血糖管理及身心健康。

157. 育龄期女性患者备孕有哪些注意事项?

1型糖尿病女性患者建议从育龄期开始进行孕前教育,包括计划妊娠和有效避孕,主要内容包括妊娠期间血糖强化控制的重要性以及高血糖可能对母婴带来的危险,正确的孕前教育可显著降低1型糖尿病患者出现不良母婴结局风险。

对于计划妊娠的1型糖尿病妇女,建议由内分泌医师、产科医师、注册营养师及糖尿病护理和教育专家组成的多学科团队进行孕前管理。孕前注意事项如下。

(1)控制血糖:孕前应尽量控制血糖使其接近正常范围,以降低先天性畸形、子痫前期、巨大儿、早产及其他并发症等风险。

(2)控制HbA1c:推荐孕前HbA1c控制在6.5%以下,如没有明显低血糖发生,则理想的控制目标为6.0%以下,如出现低血糖,则可放宽到<7.0%,而当HbA1c大于10.0%时,不建议妊娠。

(3)控制体重:建议孕前BMI控制在18.8~24.9kg/m²,如BMI>27.0kg/m²则应先科学控制体重。

(4)积极筛查糖尿病并发症及合并症:包括视网膜病变、糖尿病肾病、心血管并发症、甲状腺疾病,如出现相关并发症或合并症,应由多学科团队进行管理和治疗,同时评估是否适合妊娠。

(5)在糖尿病未得到满意控制之前应采取避孕措施,避孕方式选择与非糖尿病女性相同。

158. 孕期胰岛素剂量会出现什么变化?

1型糖尿病患者孕期建议使用每日多次胰岛素注射或胰岛素泵控制血糖,妊娠期间可使用的胰岛素包括重组人胰岛素(短效或中效)、速效胰岛素类似物(如门冬胰岛素、赖脯胰岛素),在评估临床获益大于潜在风险时也可使用长效胰岛素类似物(地特胰岛素和甘精胰岛素),妊娠期应尽量避免使用预混胰岛素。不同的孕周,血糖及胰岛素剂量会出现以下变化。

（1）孕早期：孕早期胰岛素基础率较孕前多下降，低血糖发生频率较孕前增加。

（2）孕中期及孕晚期：随着妊娠的进展，由于孕期多种激素的影响、胰岛素抵抗增加、外周胰岛素敏感性下降及孕期进餐模式改变等，1型糖尿病患者孕晚期胰岛素需要量增加，血糖尤其是餐后血糖较难控制。

（3）如伴孕期妊娠剧吐或孕晚期使用糖皮质激素促胎儿肺部成熟的患者，胰岛素剂量可出现较大变化，需在严密监测血糖的情况下积极调整。

159. 孕期应将血糖控制在什么水平？

孕前及孕期良好的血糖控制，可以降低流产、先天畸形、死产概率及新生儿的死亡率。孕期血糖控制有三个不同的维度控制目标。

（1）点血糖目标：推荐1型糖尿病孕妇妊娠期血糖控制目标为空腹血糖3.3~5.3mmol/L，餐后1小时血糖<7.8mmol/L，餐后2小时血糖<6.7mmol/L，避免夜间血糖<3.3mmol/L。

（2）HbA1c目标：由于妊娠期间HbA1c会出现生理性的下降，建议1型糖尿病孕妇每1~2个月检测HbA1c水平，目标值与孕前一致，为6.0%~6.5%，随着妊娠的进展，妊娠中晚期控制HbA1c<6.0%更合适。

（3）TIR目标：1型糖尿病孕妇在妊娠期间建议以血糖3.5~7.8mmol/L为TIR目标范围，推荐TIR>70%。1型糖尿病孕妇在妊娠期间TIR（3.5~7.8mmol/L）>78%，更有利于实现HbA1c<6.0%。

160. 产后及哺乳期有哪些注意事项？

产后及哺乳期1型糖尿病患者需注意以下几点：

（1）1型糖尿病孕妇在分娩后胰岛素需要量可降至妊娠期的50%或恢复至孕前用量，应注意加强血糖监测，产后及时减少胰岛素的用量，避免低血糖。

（2）哺乳期1型糖尿病患者推荐母乳喂养。母乳喂养时患者低血糖风险可能会增加，应采取降低胰岛素用量，哺乳前加餐，每日可额外增加500kcal能量，增加血糖监测频率等方式避免低血糖的发生。

（3）即便哺乳期1型糖尿病患者血液中葡萄糖含量高于正常，但乳汁中葡萄糖含量相对较少，通常患者的子女能自主分泌胰岛素调节血糖水平，因此一般来说1型糖尿病患者哺乳对下一代的血糖影响较小。

161. 如何管理老年期糖尿病患者？

老年1型糖尿病患者的血糖管理目标应基于患者的年龄、功能状态、预期寿命、日常生活活动能力、基础疾病及并发症等情况综合确定，其血糖管理需注意以下几点。

（1）加强个体化健康教育：根据老年患者的特点进行糖尿病的危害、急慢性并发症的识别和处理、血糖监测方法等内容的宣教，有条件的患者可采取远程教育模式。老年1型糖尿病患者容易发生低血糖，建议对患者、监护人或主要照顾者提供关于胰岛素剂量调整的结构化教育,帮助提高患者自我管理能力,可以考虑佩戴实时持续葡萄糖监测系统,以减少低血糖发生。

(2)制订个体化血糖控制目标:应实施个体化的血糖控制目标,老年1型糖尿病患者出现微血管或大血管并发症及认知功能障碍之前,在权衡低血糖风险的前提下可以考虑相对较为严格的血糖控制目标,HbA1c<7.5%。长病程是老年1型糖尿病患者发生低血糖的危险因素,对病程较长的及预期寿命有限的老年1型糖尿病患者,可采用较宽松的血糖目标,HbA1c<8.0%,空腹血糖<8.5mmol/L,餐后2小时血糖<13.9mmol/L,TBR目标<1%。

(3)选择个体化的胰岛素治疗方案:对老年1型糖尿病患者的胰岛素治疗应采用个体化方案,并特别注意安全性问题。对已出现并发症或有认知功能障碍的老年1型糖尿病患者,可简化胰岛素治疗方案。对于身体机能和自我管理能力下降的老年1型糖尿病患者,应加强护理支持及对患者家属和护理人员的糖尿病知识教育。

162. 如何识别和延长蜜月期?

蜜月期(或称为缓解期)是指部分新发1型糖尿病患者在启用胰岛素治疗一段时间后,进入暂时的自发性胰岛功能恢复阶段,表现为使用较低剂量或完全停用外源性胰岛素也可获得较好的血糖控制。约60%的患者在开始胰岛素治疗后约3个月进入蜜月期,大多持续6~9个月。目前蜜月期较常用的诊断标准是胰岛β细胞功能恢复,即刺激后C肽≥300pmol/L;或胰岛素校正糖化血红蛋白指数(IDAA1c)<9,计算公式为IDAA1c=HbA1c(%)+4×胰岛素剂量 $[U/(kg·d)]$。

在1型糖尿病患者启用胰岛素治疗后,应告知患者关注进入蜜月期的情况,主要表现为胰岛素需要量减少、低血糖发生较前频繁(尤其是起病半年内),出现此类情况应及时就诊以调整胰岛素方案。

目前对蜜月期持续时间的影响因素仍不完全明确,多数研究者认为"胰岛β细胞休息"和纠正"高糖毒性"是蜜月期发生的主要机制。研究发现,蜜月期的长短可能与起病年龄、起病时胰岛功能、HLA基因差异有关。起病时C肽水平高的患者,其蜜月期发生和持续时间较长,糖尿病症状的持续时间和发病时血糖水平与蜜月期持续时间呈负性相关,免疫因素、种族、HLA类型也能影响"蜜月期"的发生及持续时间。

处于蜜月期的1型糖尿病患者仍要注意:①采用糖尿病生活饮食方式进行自我管理;②该阶段血糖波动大,常因未及时减少胰岛素剂量而发生低血糖,因此,患者要根据自身血糖情况调整胰岛素用量至最小剂量,并根据控制情况酌情考虑停用胰岛素,需要注意的是,自行停用胰岛素导致高血糖可能会使蜜月期提前结束;③患者应密切监测血糖,观察是否存在感染、外伤、应激等情况,以便及时发现蜜月期结束。

163. 血糖在什么水平可以进行手术治疗?

1型糖尿病患者围手术期血糖控制目标要根据患者的个体化情况和手术类型综合确定,需要系统性评估患者血糖、HbA1c、有无急性并发症来制订术前血糖管理方案。

（1）术前监测 HbA1c 水平, HbA1c ≤ 7% 提示围手术期风险较低; HbA1c>8.5% 者建议考虑推迟手术日期。

（2）根据手术大小及血糖控制情况制订,对于一般手术,空腹血糖控制在 6.1~7.8mmol/L,餐后 2 小时血糖控制在 7.8~10mmol/L;对于较精细的手术,建议设定更为严格的血糖控制目标,空腹血糖多控制在 4.4~6.1mmol/L,餐后 2 小时血糖控制在 6.1~7.8mmol/L;对于急诊手术,血糖控制目标可较宽松,空腹血糖控制在 7.8~10mmol/L,餐后 2 小时血糖控制在 7.8~13.9mmol/L。在术前血糖长期显著增高者,可适当放宽血糖目标上限至空腹 ≤ 10mmol/L,餐后 ≤ 12mmol/L。

（3）筛查糖尿病急性并发症,合并 DKA、高渗高血糖综合征是手术的禁忌,建议急性并发症纠正后再择期手术。择期手术建议安排在上午第 1 台进行。

164. 旅行期糖尿病管理的注意事项有哪些?

（1）旅行前应做的准备

1）健康准备:旅行前监测血糖,做好健康评估,确保健康状态适合外出旅行。如果病情不稳定,血糖持续偏高、剧烈波动或伴有严重感染、DKA 等合并症及并发症,则禁忌旅行。

2）物品准备:根据注射方式准备好注射胰岛素类耗材,酒精棉片和棉签;根据血糖监测方式准备血糖仪、血糖试纸（如果是动态血糖监测则准备好探头和发射器）;备足所需胰岛素;带上病历本、诊断证明、低血糖食物和足部护理所需物品等特殊情况下需要急用的物资。

3）环境准备:事先了解旅游地的天气、温湿度、海拔、时差、饮食、酒店配置、周边医疗资源等。

（2）旅途中注意事项

1）避免发生低血糖,可随身携带糖果、饼干等食物。

2）尽量定时定量用餐,按时注射胰岛素,适当增加血糖监测频率。

3）熟记当地的救援和求助电话,随身携带急救卡,注明旅行者为 1 型糖尿病患者、患者姓名及家人联系电话（出国旅游时,用当地语言书写）。

4）去海边避免赤脚在热沙滩行走,避免脚部皮肤破损,诱发感染。

5）乘坐长途飞机注意以下几点:①询问航空公司药品携带规定,随身携带医师的疾病诊断证明或处方,提前到达机场,出示与所用药品及注射器等设备相关处方。②机舱中的压力变化,可能会使瓶子的活塞失常,从而干扰胰岛素的量取。③若在旅途中跨越时区注射胰岛素,建议向东飞行时,胰岛素需要量可以适当减少;反之,向西飞行时,胰岛素需要量可以适当增加。④时差反应可能会干扰患者对血糖的判断,因此下飞机后应监测血糖。

（3）出国旅行注意事项

1）请提前联系好当地医师和导游。

2）尽量不在国外购买胰岛素,若需要购买最好出示所使用胰岛素的样品;并仔细阅读说明书,若胰岛素浓度不同,需重新计算注射剂量。

3）请国内医师书写一个简单的病情介绍并翻译成当地语言,说明患者目前正使用的药物。一旦出现紧急情况,便于当地医师了解病情。

4）随身携带保险单。

推荐阅读文献

［1］ KLUGE S,DE HEER G,JARCZAK D,et al.［Lactic acidosis-update 2018］［J］. Dtsch Med Wochenschr,2018,143（15）:1082-1085.

［2］ American Diabetes Association. 14. Management of diabetes in pregnancy:standards of medical care in diabetes-2021［J］. Diabetes Care,2021,44（Suppl 1）:S200-S210.

［3］ GARCIA-PATTERSON A,GICH I,AMINI SB,et al. Insulin requirements throughout pregnancy in women with type 1 diabetes mellitus:three changes of direction［J］. Diabetologia,2010,53：446-451.

［4］ 邱丽玲,翁建平,郑雪瑛,等．胰岛素泵治疗的 1 型糖尿病合并妊娠患者孕期胰岛素剂量分析［J］.中华医学杂志,2017,97：4.

［5］ AMIEL SA,PURSEY N,HIGGINS B,et al. Diagnosis and management of type 1 diabetes in adults:summary of updated NICE guidance［J］. BMJ,2015,351：h4188.

［6］ ZHONG T,TANG R,XIE Y,et al. Frequency,clinical characteristics,and determinants of partial remission in type 1 diabetes:different patterns in children and adults［J］. J Diabetes,2020,12：761-768.

［7］ MORTENSEN HB,HOUGAARD P,SWIFT P,et al. New definition for the partial remission period in children and adolescents with type 1 diabetes［J］. Diabetes Care,2009,32：1384-1390.

［8］ TANG R,ZHONG T,WU C,et al. The remission phase in type 1 diabetes:role of hyperglycemia rectification in immune modulation［J］. Front Endocrinol（Lausanne）,2019,10：824.

［9］ 高卉．围术期血糖管理专家共识(快捷版)［J］.临床麻醉学杂志,2016,32：93-95.

第十九章 糖尿病患者社会心理学问题应对方法

165. 如何更好地与患者及家属共情?

共情是指个体感知或想象他人的情感,并部分体验到他人感受的心理过程,包括情感共情和认知共情两个独立的成分。研究证实,共情可以改善患者的就医体验,提高患者的依从性,使医护人员更好地与患者及家属建立良好关系,从而提高自我管理的教育效果。医护人员对患者及家属产生共情包含情感、道德、认知和行为四个方面:①在情感上,应培养感受患者及家属需求、处境的能力,多换位思考;②在道德上,具备表达共情的内在动力,与患者及家属建立良好的信任关系,表达自身感受,提高患者的认可度;③在认知上,具备识别患者及家属的观点,理解情感的能力,多倾听患者的需求;④在行为上,应加强与患者及家属沟通,提升沟通技巧,注意肢体语言,表达对患者的认可及支持。

166. 如何与不同年龄段患者及家属沟通?

糖尿病患者覆盖很多年龄段,大致可以分为未成年和成年患者两大人群,不同年龄的患者及家属有共同的需求,也有不同的需求。为了保证沟通的有效性,首先要了解不同年龄段的具体需求,然后再根据需求进行有效沟通。

(1) 未成年患者的需求主要包括:血糖达标、不发生并发症、能享受美食、提高生活质量等。不同的需求包括:幼龄儿童如何顺利入园? 在幼儿园如何与同学相处? 上小学的儿童该如何保护自己的隐私? 如何跟同学沟通自己的病情? 中学儿童参加军训有无影响? 青春期血糖波动该怎么办? 如何处理儿童长身体和饮食控制的关系?

(2) 成年患者的需求主要包括:上大学的孩子要不要隐瞒自己的病情? 谈恋爱时要不要告诉对方? 军训、考研、工作会不会受影响? 而糖尿病孩子的父母则面临:如何与孩子相处? 当孩子偷吃时,该怎么处理? 遇到孩子血糖波动时该怎么办? 除此以外,还有家庭经济困难的患者、父母离异的患者、性格内向甚至封闭的患者。

我们该如何跟他们沟通? 虽然不同人群需求不一样,但沟通方式有共同之处:①常常保持微笑;②认真倾听;③开口说好第一句话;④共情;⑤不说空话套话,说他们听得懂、愿意听的话;⑥给予真诚的爱。

167. 案例分析 10:儿童糖尿病患者的沟通

小容,13 岁,患 1 型糖尿病 2 年,已经出现两次 DKA 住院,出院后血糖达标一段时间,又放开饮食管理,且不愿意注射胰岛素、不测血糖,这一次血糖高达 25mmol/L,妈妈带着她来检查。

教育师在跟小容和妈妈聊的过程中,发现小容对治疗有点反感,但并没有像妈妈说的那样自暴自弃,而妈妈明显有焦虑情绪,对小容患有 1 型糖尿病的事实不愿接受,且对小容不愿测血糖的行为感到愤怒而无奈。

针对这一情况,教育师给小容和妈妈都做了一系列辅导。

知识点:共情是临床实践中非常重要的工具,包括 5 个步骤。①倾听并感知对方的情绪或行为;②理解对方的情绪和行为;③提出问题,激发对方思考;④及时肯定和鼓励,并提供参考和帮助;⑤总结。

认真倾听同时包含三件事情:①确定对方的感受和想法;②评估情况;③根据对情况的评估,发现对方产生某种感受的原因。

认真倾听的公式:你对_____感到_____,因为_____。

例:你对妈妈刚刚的离开是不是感到有点孤独害怕? 因为把你一个人放在这儿。

临床实践:针对小容

(1) 倾听并感知对方的情绪或行为。

教育师:你血糖 25mmol/L,血糖有点高。

小容:是的。

教育师:平时会测血糖吗?

小容:不会,我不想测,我可以为自己的行为负责了。

教育师:哦,一般在什么时候不想测?

小容(迟疑了一会儿):爸爸和妈妈吵架的时候,他们一吵架我就烦。总感觉他们吵架跟我的病情有关。

教育师:你对爸爸妈妈吵架感到很烦,因为你觉得是自己患糖尿病这个情况,让他们关系变得更糟糕了?

小容:是的。有一次我住院的时候,他们大吵一架互相指责,把我一个人落在医院里。

教育师:那一刻,你会不会觉得很孤独?

小容:感觉被他们抛弃了。

(2) 理解对方的情绪和行为。

教育师:这种情况下是很无力的。当我们的努力得不到亲人看见和肯定的时候,是不想去努力的。

小容:是的。感觉自己测不测血糖都没有意义了。

(3) 提出问题,激发对方思考。

教育师:刚刚我很高兴地听到你说"可以为自己行为负责了",我觉得你很有主见。你不但可以为自己行为负责,也可以为自己的健康负责。你知道血糖 25mmol/L 会对自己的健康造成什么影响吗?

小容:知道,会视力下降。

教育师:是的,长期血糖高会出现视力模糊、伤口难以愈合、糖尿病肾病等,短期的血糖高则可能引发 DKA。我相信你肯定不愿意看到这样。

小容点点头。

（4）及时肯定和鼓励，并提供参考和帮助。

教育师：以你的理解力，我相信你若愿意控制好自己的血糖，肯定能做得很好。如果你觉得有困难，我很乐意给你提供一些方法，你想知道吗？

小容：是的，我想知道。

教育师：太好了，谢谢你信任我。（接下来讲述一些糖尿病知识）

（5）总结

教育师：接下来你打算怎么做？

小容：我回去后把您今天给我讲的这些糖尿病知识好好学习下，尤其是碳水化合物计数法，学会后我就不用那么严格控制饮食了（很开心），血糖高的时候也知道怎么处理。然后，我会好好跟爸妈相处的。

临床实践：针对小容妈妈

（1）倾听并感知对方的情绪或行为。

教育师：我看到你精神状态不太好，是不是对小容患糖尿病的情况比较担忧？

小容妈妈：是的，我孩子以前一直好好的，不知怎么突然就患上这个病。我们双方家庭都没有人有糖尿病，我们平时也没做什么坏事，我到现在都无法接受孩子患病的事实。她得病两年以来，我没有一个晚上睡过好觉，每天晚上 12 点和凌晨 2 点都要起来给她测血糖，生怕她发生低血糖突然睡死过去（开始抽泣），我们就她这一个孩子，未来读书、恋爱、结婚、工作可能都会遇到问题，还不知道她能活多久（泣不成声）……

教育师：（递纸巾）

（2）理解对方的情绪和行为。

（待对方情绪渐渐稳定）教育师：是的，为人父母最大的愿望就是希望孩子平平安安健健康康。我孩子有一次发烧，我也是每天晚上半夜起来两三次，给她测体温、物理降温、喂退烧药。你们这种情况更难，因为一时半会没法根治。

小容妈妈：可是她还很不听话，不能理解我的难处，明明知道自己有糖尿病，却不测血糖，还故意忘打胰岛素，有时还跟同学一起喝饮料，气死我了。

（3）提出问题，激发对方思考。

教育师：这些行为的确不利于健康。你有没有了解过小容为什么会不测血糖、忘打胰岛素？

小容妈妈：那不用问，她肯定就是叛逆，不听话。

教育师：孩子到了 13 岁，确实要进入青春期了。我了解到她做这些的原因，其实跟你和孩子爸爸吵架有关，你有注意到吗？每次你和孩子爸爸吵架，她就不愿测血糖和打胰岛素，就会出去跟同学玩。

（4）及时肯定和鼓励，并提供参考和帮助。

小容妈妈：（仔细回忆）你这么一说，还真是有关。不过我和她爸吵架也是因为她有糖尿病,我一个人忙不过来,她爸不怎么管。

教育师:一个人确实忙不过来。其实您除了让孩子爸爸帮忙,还有一个重要的人群可以帮你,你愿意吗?

小容妈妈:那当然愿意。

教育师:孩子患糖尿病,您焦虑,这是很正常的事情。因为很多糖尿病孩子的爸妈都经历过,他们总结了很多经验,也愿意帮助您,其实得了1型糖尿病,只要控制好,对孩子影响并不大。我们很多糖尿病孩子血糖控制很好,也考上了很好的大学,正常恋爱、结婚、生孩子、工作,我建议您和孩子爸爸一起来学习,听听其他爸妈是怎么对待孩子血糖波动的,如果您掌握了血糖波动的规律,也许就不会那么焦虑了,家庭关系也能缓和一些,孩子的主动性也会强一些。

小容妈妈点点头。

(5)总结

教育师:接下来您打算怎么做?

小容妈妈:我打算回家跟孩子先聊一聊,减轻她对我和她爸关系的焦虑;然后我加入您说的学习小组,好好了解1型糖尿病和影响血糖波动的知识;多与其他父母沟通。如果可能的话,我尽量把孩子爸爸也拉进来。

教育师:太好了。

168. 如何更好地引导患者改变不良生活习惯?

引导糖尿病患者改变不良的生活习惯能有效提高患者自我管理能力及依从性,而习惯的改变并非一蹴而就的,应以患者为核心,根据患者的行为及心理改变过程循序渐进地进行引导。通常行为改变的过程分为无意图期、意图期、准备期、行动期及维持期五个阶段,针对每一个阶段应采取不同的技巧。

(1)在无意图期,应帮助患者树立信心,分享成功的经验,提供基础的健康教育知识,增强患者对糖尿病的意识。

(2)在意图期,倾听患者的想法,讨论利弊,与患者协商可行的建议,提供支持。

(3)在准备期,与患者共同制订目标,目标应具有可行性、适宜性,切忌一次性设计太多目标。

(4)在行动期,提供医护、亲属等多方面的支持,增强患者信心,同时对作出的改变给予肯定及鼓励。

(5)在维持期,定期随访,给予积极的评价,肯定患者的改变。

169. 如何帮助患者树立与糖尿病共存的信心?

糖尿病患者或多或少存在自卑或信心不足。医护、家长、老师和社会公益组织应共同努力,帮助他们树立信心。

（1）医护层面：①帮助患者正确认识糖尿病、保持良好的心态是树立信心的基本条件；②持续提升患者糖尿病自我管理的能力，协助糖尿病患者实施和维持病情管理的行为，控制好血糖，预防并发症。

（2）家长/老师层面：①正确看待糖尿病给孩子带来的危害；②让孩子对生活有掌控力；③帮助孩子培养成长型思维；④让孩子感知自己很重要；⑤发现孩子的优势。

（3）社会公益组织层面：①树立优秀患者榜样；②多组织活动，让患者感知自己不孤单不特殊；③发现患者的优势，并发挥他们的特长，帮助他们树立信心。

170. 什么时候需要对患者或家属进行心理评估？

1 型糖尿病患者主要表现为情绪、行为与认知功能受损等问题，家属主要表现出明显的情绪和应对方式问题。因此建议在确诊 1 型糖尿病后，对患者和家属进行心理评估，充分了解患者和家属的心理状态。此外，在随访过程中，建议每半年对患者和家属进行心理评估，掌握糖尿病管理过程中患者和家属的心理变化。1 型糖尿病患者及其家庭成员的心理问题与血糖控制不良存在着明显的关系，患者自身的情绪问题可直接影响血糖水平，家属的情绪与家庭环境会影响糖尿病管理。因此，定期评估有利于早期干预和辅导措施的制订。

171. 患者和家属心理问题的筛查和评估方法有哪些？

一般可采用两种方法或两种方法相结合的方法对 1 型糖尿病患者进行社会心理问题的初步筛查。一种是结构式或半结构式访谈；另一种是使用相关的问卷或量表进行评估。采用访谈方法获得的结果更加可靠，但问卷或量表测量更为简单，在临床更为常用。

（1）访谈工具：目前用于筛查糖尿病患者心理行为问题的访谈工具主要是 DSM-Ⅳ-TR 轴Ⅰ障碍临床定式检查（structured clinical interview for DSM-Ⅳ-TR axis I disorders，SCID-1）和儿童青少年访谈诊断量表（the interview schedule for children and adolescents）。

（2）量表检测工具：筛查 1 型糖尿病患者社会心理问题时常用的量表包括以下 3 种。

1）焦虑筛查：筛查糖尿病患者焦虑的常用量表为状态-特质焦虑自评问卷（state-trait anxiety inventory，STAI）。

2）抑郁筛查：目前筛查糖尿病患者抑郁水平最常用的工具是贝克抑郁问卷（the Beck depression inventory，BDI）和流调中心用抑郁量表（the centre for epidemiologic studies depression scale，CESD），常用于评定儿童青少年 1 型糖尿病患者抑郁水平的量表为儿童抑郁问卷（children depression inventory，CDI）。

3）检测儿童及家庭成员行为：可选用糖尿病家庭行为清单（diabetes family behavior checklist）和儿童行为清单（child behavioral checklist，CBCL）。筛查有问题，则要进一步检查，相关量表有以下 3 种。

① 抑郁焦虑检查：汉密尔顿抑郁量表（Hamilton depression scale，HAMD）、汉密尔顿焦虑量表（Hamilton anxiety rating scale，HAMA）、医院焦虑抑郁量表（hospital anxiety and depression scale，HADS）。通常由心理科医师通过交谈与观察的方式，对患者进行评分，以评价病情的严重程度及治疗效果。

②认知行为问题评估：智商检测常选用韦氏智力量表（Wechsler intelligence scale），记忆检测常选用韦氏记忆量表（Wechsler memory scale），执行功能检测可选用威斯康星卡片分类测验（Wisconsin card sorting test，WCST）。

③检测1型糖尿病患者的进食障碍：可以选用进食障碍量表-3（eating disorders inventory-3，EDI-3）、糖尿病饮食问题调查（diabetes eating problems survey-revised，DEPS-R）及糖尿病治疗与饱腹感量表（diabetes treatment and satiety scale，DTSS-20）。

172. 早期干预心理问题的方法有哪些？

对于出现情绪行为问题的患者，要给予早期干预，干预方法包括下面几种：

（1）通过调整认知的方法，帮助患者接纳现实，面对自我。部分患者对糖尿病采取"不承认、不检查、不治疗、听之任之"的做法，这是一种逃避心理，其结果只会加重病情的发展，有部分患者是"过分在乎"，这种人对糖尿病是怨天尤人、悲观失望，或者是紧张焦虑，也会使病情得不到有效控制。以上均可通过调整认知的方法，改变其对疾病的不良认知，并通过学习糖尿病相关知识，了解病情变化及规律，建立接纳现实、面对自己、积极应对疾病的心理状态。

（2）开展团体心理咨询和心理训练。团体心理咨询的目标是促进群体患者对心理健康和疾病的认识，正确看待疾病，开展潜能咨询过程中注重团体的情感支持，相互学习，加强正性体验，学习抵御疾病的技巧，也可以用角色扮演、自我画像等活动技巧，减轻或消除患者不同的心理困惑。

（3）针对存在心理问题的糖尿病患者进行心理咨询。咨询方法上可用以来访者为中心的疗法、合理情绪疗法、系统脱敏和人际交往训练等，给予患者心理支持，帮助其转变认知，并根据不同情况将多种心理治疗技术综合使用。

173. 需要转诊至心理专科医师进行管理的情况有哪些？

当患者自诉有明显抑郁、焦虑情绪，且持续时间超过2周，导致社交、学业、职业或其他正常行为受损，汉密尔顿抑郁量表评分超过17分，汉密尔顿焦虑量表评分超过29分，经过1型糖尿病教育师的辅导和心理行为干预不能缓解时，需要心理专科医师介入，进行心理治疗，并可考虑采用抗抑郁、焦虑药物治疗。

174. 案例分析11：儿童糖尿病患者和家属的心理问题应对

小英，女，12岁，小学6年级学生，3个月前诊断出患有1型糖尿病，需要每天注射胰岛素和检测血糖。她的妈妈带她来门诊检查时，表示孩子是按时检测血糖和注射胰岛素，但是孩子血糖控制得不好，高血糖频发，如果胰岛素增加剂量，又容易导致低血糖，孩子现在压力很大，很容易紧张，学习和交友都受到了影响。家长也觉得很紧张和痛苦。

临床心理评估:给小英和妈妈做了抑郁焦虑量表测评,发现小英有明显的焦虑情绪,妈妈的焦虑抑郁情绪也比较明显。

心理咨询实施:

(1)针对小英:由于 1 型糖尿病儿童往往有自卑和消极的情绪,因此首先是帮助孩子建立对疾病的正确认知。

1)正确认识病情,调整认知。讲述有关糖尿病的知识,可以通过插画、短视频、动漫等形式给小英传递一些关于糖尿病的知识,让她更好地了解糖尿病及其控制方法,用正确的方法与糖尿病作斗争,很好地控制自身的血糖。

2)应用一些心理咨询辅导方法。教小英应用呼吸放松技术,感到紧张的时候可以用呼吸放松训练来达到身体和心理的放松;采用积极的自我评价提高自信心,暗示自己可以应对好血糖管理;每天可以做一些运动,比如跳绳、慢跑之类,以增加积极情绪体验;最后,鼓励小英积极参加集体活动,不要因为患有 1 型糖尿病而回避社交,多与小朋友交流玩耍,享受生活的乐趣。

(2)针对家属:小英妈妈因为小英患上 1 型糖尿病而非常痛苦,而这种情绪会增加小英对疾病的恐惧和不安全感。

1)首先要正视孩子患病这一事实,比如可以通过"我们没有方法阻止事情发生,但我们可以决定怎样面对这件事"这样的观念来帮助自己调整对疾病的认知和态度,多与糖尿病专家交流,更多地了解 1 型糖尿病发病原因、疾病的特点、转归等,树立战胜疾病的信心,使患儿得到心理和精神上的支持。

2)通过一些情绪调节方法来改善焦虑抑郁情绪,如应用呼吸放松训练做一些体育项目等,对调整情绪有帮助。此外,建议参加家属互助小组等活动,获得更多的社会支持。

总结:根据咨询辅导内容,给患者和家属制订行动计划,并建议 3 个月后随访。

175. 案例分析 12:成人糖尿病患者的心理问题应对

小唐,男,20 岁,大学生,半年前诊断出患有 1 型糖尿病。医师要求他每天定期测血糖和注射胰岛素,但是他不能面对自己患有 1 型糖尿病这个事实,也不愿意让宿舍同学知道。他特别不愿意测血糖,当他要面对测血糖时,会变得非常激动和痛苦,因此他在连续半年的时间除了到医院抽血之外从不测血糖,并表示自己接受每天注射胰岛素,但不愿测血糖。由于长期不测血糖,医师没办法给出胰岛素准确剂量,加之小唐不愿意规范饮食,因此高血糖和严重低血糖频发,血糖控制达标率低。

临床心理评估:给小唐做了抑郁焦虑量表测评和行为评估,发现小唐的焦虑情绪明显,逃避性行为较严重。

心理咨询实施:

(1)调整认知:帮助患者接纳现实,面对自我,帮助他认识到采取"不承认、不检查、不治疗、听之任之"的做法,是一种逃避心理,结果只会加重病情的发展。建议其多学习 1 型糖尿病相关知识,包括有关防止或延缓各种糖尿病并发症发生发展的知识,了解病情变化及规律,使他认识到目前糖尿病虽然还不能根治,只能做到有效控制,但只要采取积极的治疗措施,坚持血糖管理,保持乐观的心态,也会享有正常人的寿命和生活质量。

(2)转移注意力:患者对于测血糖有种特别排斥的情绪,心理医师可通过转移注意力的方式帮助他调节对于测血糖的焦虑情绪。建议小唐可以在测血糖的时候做自己喜欢的、能让他分散注意力的事情,比如看电影、听音乐或其他感兴趣的事情。

(3)通过改变情绪评价或贴标签的方式,把小唐的消极评价,如"注射很痛,他不能应对,同学发现了会觉得他很奇怪"等,调整到积极评价,如"测血糖就是一下子就结束了,这种痛感他完全可以克服,测血糖可以帮助他了解自己的身体状况,防止并发症发生"等。

(4)调节行为和情绪反应:教给小唐一些行为和情绪调整方法,帮助他调节对测血糖的反应。包括测血糖之前可以应用呼吸放松技术,让他把注意力放在自己的呼吸上,还可以采用积极的自我评价以克服恐惧心理。

总结:根据咨询辅导内容,给小唐制订行动计划,并建议3个月后随访。

176. 同伴支持在1型糖尿病管理中起到了什么作用?

同伴支持在1型糖尿病管理中发挥着重大作用,包括为糖尿病患者提供心理支持,将糖尿病知识与生活实践结合起来指导糖尿病患者应用,提供社交和情感方面的支持。

(1)心理支持:帮助患者接纳1型糖尿病,鼓励使用自我管理的技巧,给予安慰,协助抒发压力,树立与1型糖尿病长期和平共处的信心。

(2)将糖尿病知识与实践结合起来:帮助同伴在个人日常生活中落实自我管理行为,把日常学习到的健康生活方式和知识,如科学饮食、运动锻炼、压力管理、胰岛素注射等相关技能与实际生活结合起来,更好地控制血糖。

(3)提供社交和情感方面的支持:分享日常控制血糖的困难和经验,让糖尿病病友没有孤独感,鼓励在适当的时候寻求专业医护人员帮助、病友意见和公益资源;此外,还包括鼓励患者定期监测血糖、去医院问诊、询问疾病相关知识等。同伴教育者在具备足够的专业知识及技巧后对自我病程进行有效管理,总结出来的方法及在日常生活中的实践经验,对患者的心理安慰和鼓励作用是医护人员无法替代的。

177. 公益活动在1型糖尿病管理中起到了什么作用?

公益活动在1型糖尿病管理中能发挥很重要的作用,包括提供集体学习的机会,缓解孤独感、找到同伴;寻求病友帮助,增强控制疾病的信心;在活动中发现具体问题,并提供解决办法。同时,通过长期的公益倡导呼吁,为1型糖尿病患者的成长创造友好环境。

(1)举办线下沙龙活动,组织1型糖尿病患者集中学习糖尿病知识,并用知识指导实践。帮助患者家庭缓解孤独感、找到同伴。

(2)通过形式多样的活动,帮助患者家庭增强与疾病和平相处的信心。团队成员问题的相似性可以减轻患者的孤独感及疾病羞耻感,消除负性情绪对患者自主神经系统、内分泌系统等的影响,减轻相关痛苦。

（3）发现遇到的具体问题，并提供解决办法，如为家庭困难的患者提供资金和医疗耗材的资助，为心理焦虑的家庭提供心理辅导，为亲子关系紧张的家庭提供亲子课程等。

（4）长期坚持公益传播和倡导，宣传 1 型糖尿病知识，减少学校、企业和社会对 1 型糖尿病的错误认知，为患者创造包容、友好的生活环境。

178. 糖尿病教育师可以参与哪些支持活动？

教育师对 1 型糖尿病患者的帮助非常大，可以参与以下支持活动：为其提供医学知识和人文关怀；搭建社群和同伴支持平台；定期组织公益活动。

（1）在患者刚被确诊 1 型糖尿病时，为他们提供科学的糖尿病知识教育，包括科学饮食、运动锻炼、血糖监测、药物知识以及糖尿病课程；同时提供人文关怀，重视家庭的心理教育，共情他们的遭遇，提供正面积极的案例，提高他们与疾病长期共处的信心。著名的 DCCT 研究证实，通过积极的糖尿病教育，严格地控制血糖，能延缓 39%~74% 糖尿病患者视网膜、肾脏和神经病变的发生，并减慢其进展。

（2）建设患者社群，搭建同伴支持平台。将同伴教育与医护教育结合起来，医护提供科学的方法，同伴提供实用、易操作的应对技巧，健康教育的效果会更好。

（3）对接国内的 1 型糖尿病公益资源，并定期组织公益活动。

推荐阅读文献

[1] CHARLES C,CLYDE N,DONNA C.死亡课：关于死亡、临终和丧亲之痛,6 版［M］.榕励,译.北京：中国人民大学出版社,2011.

[2] 徐嘉玲,江淑琴,赵丽丽,等.2010-2020 年国内外糖尿病痛苦研究现状与热点的可视化分析［J］.解放军护理杂志,2021,038（012）：57-60.

[3] AKBAŞ S,KARABEKIROĞLU K,OZGEN T,et al. Association between emotional and behavioral problems and metabolic control in children and adolescents with type 1 diabetes［J］. J Endocrinol Invest,2009,32（4）：325-329.

第二十章　1型糖尿病患者门诊管理方法

179. 1型糖尿病门诊多学科管理团队应包括哪些成员？

多学科综合管理有助于1型糖尿病患者的血糖控制及达标，患者一经诊断，应由多学科管理团队联合进行管理。多学科管理团队应至少包括1名熟悉1型糖尿病综合管理的糖尿病专科医师、1名教育师和1名营养师；对于儿童患者需具备熟悉糖尿病管理的儿科医师，有条件的单位还应纳入运动康复师和心理咨询师联合进行管理。

多学科管理团队成员主要工作职责如下。

糖尿病专科医师负责询问病史，书写病历，评估患者生长发育情况，评估并发症和合并症情况，开具检查医嘱，分析患者血糖记录及检查结果，制订和调整治疗方案。

教育师负责协助书写病历，评估患者的自我管理能力，评估胰岛素注射技术和注射部位检查，针对评估结果制订教育处方及提供个体化健康教育。

营养师负责膳食调查，评估患者营养状况，针对患者饮食中存在的问题提供个体化饮食营养建议，指导患者进行碳水化合物计算。

运动康复师负责评估患者的运动情况、心肺功能、骨关节状况，根据患者的评估情况给患者提供个体化运动处方。

心理咨询师负责评估患者情绪状态，为患者提供心理咨询和疏导，并对未成年患者的照顾者或监护人进行情绪评估及必要的心理疏导。

180. 1型糖尿病患者管理流程是什么？

患者的血糖水平会随着进食量、运动情况、激素水平等多种因素的变化而波动，管理难度大，应由多学科管理团队进行管理。综合管理流程见图20-1。

181. 1型糖尿病患者门诊首诊应包含哪些内容？

对1型糖尿病患者的首诊评估应包含以下内容：

（1）明确1型糖尿病的诊断：详细了解患者的起病年龄、起病时有无酮症/DKA、起病时特点、家族史等情况，结合患者的胰岛自身抗体及胰岛功能情况明确患者分型。对于胰岛自身抗体阴性且有明显家族史的患者，需要注意排查特殊类型的糖尿病。

（2）了解患者人口学信息及生活习惯：包括患者的学习或工作状态，婚姻状态，患者的饮食、运动习惯，吸烟及饮酒情况等。

（3）评价胰岛功能：建议用混合餐评价胰岛功能，需要评估空腹和刺激后2小时的胰岛功能。

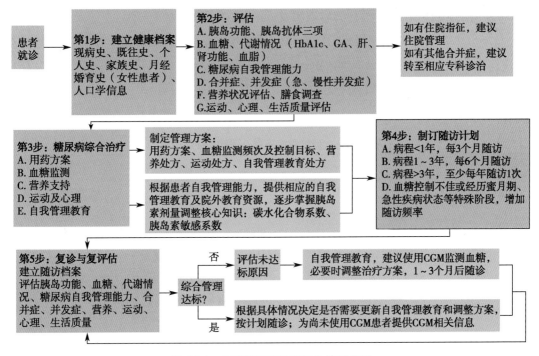

图 20-1　1型糖尿病患者综合管理流程

HbA1c,糖化血红蛋白;GA,糖化白蛋白;CGM,持续葡萄糖监测。

（4）评估血糖及代谢控制情况:详细了解患者的血糖及血糖波动情况,对于使用持续葡萄糖监测的患者,需要分析患者的血糖图谱;对于血糖持续≥13.9mmol/L 以上的患者需要进行酮体测定;对于儿童青少年患者还需要评估患者的生长发育情况。

（5）评估急性并发症情况:评估患者有无高血糖急性并发症,低血糖风险、发生频次、严重程度及处理方法等情况。

（6）评估慢性并发症情况:对于新发的 1 型糖尿病患者,一般在病程 5 年以上首次进行慢性并发症的评估,包括眼底、尿蛋白、神经、血管和心电图的筛查等。对于成人隐匿性自身免疫糖尿病或青少年隐匿性自身免疫糖尿病的患者,在首诊时就应进行慢性并发症的筛查。

（7）筛查其他自身免疫疾病:1 型糖尿病容易合并其他的自身免疫性疾病,其中最常合并的是自身免疫性甲状腺疾病(AITD),首次就诊时推荐监测甲状腺过氧化物酶抗体(TPOAb)和甲状腺功能,以筛查 AITD。

（8）自我管理能力及习惯评估:详细了解患者及监护人既往接受 1 型糖尿病教育的情况,并评估患者的自我管理能力及习惯。

（9）营养评估:首诊时由营养师对患者进行营养评估。成人患者采用膳食调查和人体成分测定进行评估,儿童青少年患者采用中国 0~18 岁儿童生长参照标准及生长曲线进行评估。

（10）运动评估:首次就诊时由教育师或运动康复科医师评估患者的血糖水平,糖尿病合并症或并发症,身体活动准备情况,运动能力、运动意愿及既往运动习惯。

(11) 心理状态以及应对情况的评估:首次就诊时需要对患者进行焦虑、抑郁及生活质量的评估,如果患者经常发生低血糖,还需进行低血糖恐惧筛查,对于评分阳性或者有心理咨询需求的患者或监护人应转至心理科就诊。心理评估内容、面向人群、所用量表及评估频次见表 20-1。

表 20-1　1 型糖尿病患者心理状态评估内容

评估内容	面向人群	所用量表	评估频次
抑郁筛查	≥14 岁	PHQ-9(抑郁症筛查量表)	首诊筛查,无异常则每年 1 次
	7~13 岁	儿童抑郁障碍自评量表	
焦虑筛查	≥18 岁	广泛性焦虑量表(GAD-7)	
生活质量相关	≥18 岁	WHO-5 幸福感指数量表	每半年 1 次,病程 3 年后每年 1 次
		糖尿病问题量表(PAID)	
	9~17 岁	糖尿病青少年生活品质量表	
低血糖恐惧相关	≥18 岁	低血糖恐惧量表 -15	必要时

182. 案例分析 13：1 型糖尿病患者门诊首诊

患者,男,张三,50 岁,诊断糖尿病 9 个月,胰岛功能差,目前使用每日多次强化胰岛素治疗方案控制血糖,血糖控制不平稳,尤其是早餐后容易发生低血糖,为全面诊治,首次来到糖尿病门诊,应如何进行管理?

接诊到这位患者,我们可以按照以下步骤看诊。

(1) 教育师协助医师建立首诊健康档案。

1) 主诉:确诊糖尿病 9 个月,血糖控制不平稳。

2) 现病史:9 个月前确诊糖尿病,酮症起病,起病时胰岛功能差,胰岛自身抗体阳性。目前使用门冬胰岛素早 8U、中 9U、晚 8U 三餐前皮下注射,甘精胰岛素 9U 睡前皮下注射降糖治疗,平时监测血糖 2~4 次 /d,空腹血糖 9~15mmol/L,餐后 2 小时血糖 3.7~20.1mmol/L,早餐后容易出现低血糖,最近 1 个月出现 7~8 次低血糖。

3) 既往史:阑尾切除术。

4) 个人史:目前吸烟 15 支 /d,否认目前饮酒。

5) 家族史:无糖尿病家族史。

6) 体格检查:身高 158cm,体重 50kg,BMI 为 20.03kg/m^2。

7) 评估胰岛素注射部位:胰岛素注射部位为双侧腹部,使用 5mm 针头,注射部位未见脂肪增生或淤青。

(2) 糖尿病专科医师评估患者既往情况,开具首诊检查,评估患者代谢情况。患者 9 个月前在外院确诊糖尿病,至今没有复查,医师开具抽血检查项目:糖化血红蛋白、糖化白蛋白、空腹及餐后 2 小时血糖、空腹及餐后 2 小时 C 肽、胰岛自身抗体三项、血常规、肝功能、肾功能、血脂、甲状腺功能及维生素 D。

（3）教育师评估患者自我管理情况并进行教育。

1）教育师评估患者自我管理行为及心理状况。

① 糖尿病习惯问卷：患者偶尔根据血糖调整胰岛素剂量，每天监测血糖 2~4 次，一个胰岛素针头重复使用 2~7 天。

② PHQ-9 量表：18 分，提示中度抑郁。

③ GAD-7 量表：14 分，提示中度焦虑。

④ 糖尿病问题量表：69 分，提示糖尿病困扰很大。

⑤ WHO-5 幸福感指数量表：20 分，提示幸福指数很低。

⑥ 低血糖恐惧量表 -15：54 分，提示存在低血糖恐惧。

2）教育师根据评估结果进行以下教育。

① 患者体型偏瘦，建议使用 4mm 胰岛素针头，告知胰岛素针头重复使用的危害，建议胰岛素针头尽量做到一次性使用，增加胰岛素注射部位，并告知注射部位轮换原则。

② 患者有低血糖恐惧，因为早餐后低血糖次数较多，告知患者低血糖的处理的双 15 原则，分析低血糖的发生与早餐前门冬胰岛素剂量偏多有关，告知患者胰岛素剂量调整原则，指导患者根据血糖调整餐前胰岛素剂量，尽量避免低血糖的发生。

③ 患者监测血糖 2~4 次 /d，低血糖次数较多，建议有条件的话使用动态血糖监测仪监测血糖，条件不允许的话，建议多测早餐前、早餐后 2 小时血糖，一周选择 1~2 天监测三餐前、三餐后 2 小时血糖及睡前血糖，并告知患者空腹和餐前血糖控制目标为 4.4~7mmol/L，餐后 2 小时血糖控制目标为 5~10mmol/L，糖化血红蛋白控制目标为 <7%。

④ 向患者提供院外教育资源，结构化教育系列、碳水化合物系数及胰岛素敏感系数学习资源等，并推荐患者加入糖友群进行学习交流。

⑤ 患者目前有中度焦虑、抑郁，主要是因为血糖控制不佳，饮食控制严格，每天都吃不饱及经常发生低血糖影响工作有关，已进行低血糖教育，告知到营养科学习科学的饮食方法，可以吃饱并将血糖控制平稳，推荐至心理门诊进行心理评估和疏导。

（4）营养科医师评估患者营养状态：使用人体成分分析仪分析患者人体成分并进行膳食调查：患者目前营养状况可，但是体重还在下降。因血糖高进食主食量少，建议增加主食量并调整饮食结构，增加蛋白及粗杂粮摄入，告知患者饮食原则，并开具营养处方。

（5）运动康复科医师评估患者运动情况：询问患者运动相关的情况并进行心功能指数评估。患者心功能指数为 7（一般），结合患者意愿和目前的活动情况开具运动处方。

（6）糖尿病专科医师根据抽血结果及血糖记录进行方案调整。

1）患者抽血结果提示：肝功能、肾功能、血脂、甲状腺功能正常；糖化血红蛋白 9.8%，糖化白蛋白 21.47%，提示血糖控制不达标；空腹和餐后 2 小时 C 肽均 <16.5pmmol/L，提示胰岛功能很差；维生素 D 42ng/ml，提示维生素 D 缺乏。

2）建议根据患者的血糖记录调整治疗方案：①门冬胰岛素早 7U，中 8U，晚 9U，三餐前皮下注射，重组甘精胰岛素 11U 睡前皮下注射；②维生素 D 胶囊 1 200U 口服，每天 1 次；

③增加血糖监测次数,每天监测 4~7 次,有条件的话使用动态血糖监测;④根据血糖调整胰岛素剂量,注意避免低血糖发生;⑤指导患者若血糖控制平稳,3 个月后复查,若血糖波动大,随时复查。

183. 1 型糖尿病患者门诊复诊应包含哪些内容?

根据患者血糖控制情况、自我管理能力、胰岛功能、并发症及合并症情况制订个体化治疗及随访方案。推荐的随访内容及频率见表 20-2。对于血糖控制不佳或处于疾病特殊阶段的患者,如蜜月期、妊娠期、急性并发症期,应增加随访频次或内容,对于存在异常结果的患者应根据医师建议增加随访频次。

表 20-2　1 型糖尿病患者随访管理内容

监测项目		初诊	季度随访	半年随访	年随访
一般情况	治疗方案 [a]	√	√	√	√
	血糖监测频率	√	√	√	√
	身高 / 体重	√	√	√	√
	体重指数	√	√	√	√
	血压	√	√	√	√
	其他合并疾病临床表现	√	√	√	√
	儿童患者性征发育	√			√
糖代谢情况	空腹 / 餐后血糖	√	√	√	√
	空腹 / 餐后 C 肽 [b]	√		√	√
	HbA1c [a]	√	√		√
	动态血糖监测指标 [ac]	√	√	√	√
其他生化指标	血常规 [d]	√			√
	肝功能 [d]	√			√
	肾功能及电解质 [d]	√			√
	血脂四项 [d]	√			√
	TSH、TPO-Ab [d]	√			√
	GADA、ZnT8A、IA-2A、IAA	√		必要时	
急性并发症	低血糖频率	√	√	√	√
	血清酮体	必要时	必要时	必要时	必要时
慢性并发症	尿白蛋白 / 肌酐 [de]	√			√
	视力、眼底 [de]	√			√
	神经病变筛查 [de]	√			√
	四肢血管多普勒 [de]	√			√
	心电图 [d]	√			√

监测项目		初诊	季度随访	半年随访	年随访
问卷、量表评估 f	自我管理能力	√	√	√	√
	生命质量 d	√			√
	抑郁、焦虑 d	√			√

注：HbA1c，糖化血红蛋白；TSH，促甲状腺激素；TPOAb，甲状腺过氧化物酶抗体；GADA，谷氨酸脱羧酶自身抗体；IA-2A，蛋白酪氨酸磷酸酶自身抗体；IAA，胰岛素自身抗体；ZnT8A，锌转运体8自身抗体。

a. 对于自我管理能力好，血糖平稳且无并发症的患者，可考虑每年门诊随访频率减至1~2次。

b. 对于胰岛功能已丧失的患者（刺激后最高C肽 <50pmol/L）者，无需再常规检测C肽。

c. 动态血糖监测评估内容包括动态数据有效性（有效时长）、葡萄糖在目标范围内时间、葡萄糖高于目标范围内时间，以及葡萄糖低于目标范围内时间。

d. 指标若有异常，根据具体情况增加随访频率。

e. 对于新发1型糖尿病患者，并发症评估一般在病程3年以上进行；对于有条件的单位，可在新诊断时筛查眼科、肾脏情况，以排查相关基础疾病。对于既往以2型糖尿病治疗的新诊断成人隐匿性自身免疫糖尿病或青少年隐匿性自身免疫糖尿病患者，首诊时即应筛查并发症情况。

f. 部分量表分成人和儿童青年版本。

184. 案例分析14：1型糖尿病患者门诊复诊

张三（案例分析13中同一个患者），确诊经典1型糖尿病1年，目前使用三短一长的治疗方案控制血糖，自诉血糖控制一般，有时候餐后血糖高，3个月后至门诊常规复查，应如何进行管理？

接诊到这位患者，我们可以按照以下步骤进行看诊。

（1）教育师协助医师建立复诊健康档案。

1）主诉：确诊1型糖尿病1年。

2）现病史：目前使用门冬胰岛素早6U、中8U、晚8U三餐前皮下注射，甘精胰岛素11U睡前皮下注射降糖治疗，平时监测血糖2~4次/d，空腹血糖5~8mmol/L之间，餐后2小时血糖5~15mmol/L，最近1个月出现1次低血糖。

3）既往史：从上次就诊至今未发现其他疾病。

4）个人史：目前吸烟10支/d，否认目前饮酒。

5）家族史：无新发糖尿病患者。

6）体格检查：身高158cm，体重51kg，BMI 20.43kg/m²。

（2）糖尿病专科医师根据患者上次看诊情况开具复诊检查，评估患者代谢情况；医师开具抽血检查项目，如糖化血红蛋白、糖化白蛋白、空腹血糖及维生素D。

（3）教育师评估患者自我管理情况并进行教育。

患者上次就诊有中度焦虑、中度抑郁、糖尿病困扰很大、幸福指数很低，此次复查再次进行评估，低血糖发生次数很少，无需进行低血糖恐惧筛查。

教育师评估患者自我管理行为及心理状况。①糖尿病习惯问卷：患者经常根据血糖调整胰岛素剂量，每天监测血糖2~4次，一个胰岛素针头重复使用2~3次。②PHQ-9量表：7分，提示轻度抑郁。③ GAD-7 量表:7 分,提示轻度焦虑。④糖尿病问题量表:43 分,提示糖尿病困扰一般。⑤ WHO-5 幸福感指数量表:60 分,提示幸福指数一般。⑥评估胰岛素注射部位:胰岛素注射部位为双侧腹部和大腿,规范轮换注射部位,使用 4mm 针头,注射部位未见脂肪增生或淤青。

教育师根据评估结果进行以下教育:①再次强调胰岛素针头重复使用的危害,尽量做到一次性使用;②患者监测血糖 4~7 次 /d,出现过一次低血糖,原因是餐后血糖高导致追加胰岛素的量过多,告诉患者计算胰岛素敏感系数,根据胰岛素敏感系数追加胰岛素;③患者餐后有时候出现高血糖,与进食量不固定有关,指导患者计算食物中碳水化合物的含量及碳水化合系数,根据食物中碳水化合物的含量调整胰岛素剂量;④目前有轻度焦虑、抑郁,再次进行心理疏导。

(4) 营养科医师评估患者营养状态:人体成分检测以及膳食调查显示患者体重达标且肌肉、脂肪占比达标,目前营养状况及膳食状况可,继续目前饮食方案。

(5) 运动康复科医师评估患者运动情况:询问患者运动相关的情况并进行心功能指数评估。患者心功能指数为6(一般),每天晚餐后会快走 30 分钟,建议增加抗阻力运动2~3 次 / 周。

(6) 糖尿病专科医师根据抽血结果进行方案调整。

1)患者抽血结果提示糖化血红蛋白 7.6%,糖化白蛋白 19.47%,提示血糖控制仍不达标,但是比 3 个月之前好很多;维生素 D 59ng/ml,提示维生素 D 不足。

2)建议:维持原胰岛素治疗方案,根据进食量调整餐前胰岛素剂量;维生素 D 胶囊1 200U 口服,每天一次。建议 3 个月后复查,不适随诊。

推荐阅读文献

[1] 中华医学会糖尿病学分会,中国医师协会内分泌代谢科医师分会,中华医学会内分泌学分会,等.中国 1 型糖尿病诊治指南(2021 版)[J].中华糖尿病杂志,2022,14(11):1143-1250.

[2] AMIEL SA,PURSEY N,HIGGINS B,et al. Diagnosis and management of type 1 diabetes in adults:summary of updated NICE guidance[J]. BMJ,2015,351:h4188.

实践篇

第二十一章　"掌控我生活"课程介绍

185. "掌控我生活"课程是如何建立的?

糖尿病自我管理教育课程"掌控我生活"(Type 1 Diabetes Education in Life and Self Adjustment, TELSA)是我国第一个成人 1 型糖尿病结构化教育项目,基于 ADDIE 理论模型[1] 构建。构建过程包含三个主要步骤。

(1) 分析。基于英国结构化教育指南,采用量性研究与质性研究相结合的混合研究方法,分析我国成人 1 型糖尿病自我管理的学习需求。具体包含了成人 1 型糖尿病结构化教育学习需求的现状调查及影响因素分析、成人 1 型糖尿病结构化教育期望与需求的质性研究。

(2) 设计与发展。基于需求分析的研究结果,初步设计结构化教育课程初稿。通过 Delphi 专家咨询法对课程初稿进行评价与论证,形成修订稿。

(3) 执行与评估。按照修订后的课程内容进行开发,包括编写患者版教材、教案、标准化 PPT、教具包以及课表等。随后进行结构化教育课程试课,根据参与者的反馈问卷和随堂测验,对课程内容进行再一次修订和完善,形成课程内容终稿。

186. 对授课人员有何要求?

授课人员应包括至少一名教育护士,结合各医疗机构自身条件,可加入糖尿病专科医师、营养师、心理咨询师、运动康复科医师、社会工作者或同伴教育志愿者。进行授课的人员应满足以下基本要求。

(1) 经过系统的 1 型糖尿病教育培训及认证,具有 1 型糖尿病管理背景知识。

(2) 具有一定 1 型糖尿病管理经验及授课经验。

(3) 具有持续学习和不断改进教学质量的意愿及能力,定期参加教育培训。

(4) 具有同理心,能与参与者产生共情,对所有参与者一视同仁、公平公正。

(5) 能识别和了解参与者的人口学特征,包括年龄、性别、文化程度、健康知识水平等,认识不同参与者所处年龄阶段的不同生理状态和心理需求。

(6) 协作授课人员应具有一致的教育目标。

187. 课程包含哪些内容?

课程内容涉及 1 型糖尿病定义及发病机制、血糖监测、胰岛素、饮食(碳水化合物计数法)、胰岛素剂量调整、低血糖、运动、并发症、治疗进展以及心理等十方面(表 21-1)。

---

[1] ADDIE 模型是一个教学系统设计框架,是常用的培训课程开发模型之一,包括分析(analysis)、设计(design)、发展(develop)、执行(implement)及评估(evaluate)等过程。

1型糖尿病患者和照顾者因饮食等生活方式的巨大改变,在个体、人际以及群体层面均可能出现各种情绪行为问题和社会心理问题。在教学中协助患者和照顾者获得自我管理的信心与教授其自我管理的知识和技能同样重要,两者相辅相成。在"心理问题应对"方面,在"掌控我生活"早期的教学中发现,以说教形式对心理问题的应对方式进行讲授,难以取得理想的教学效果;因此,在"掌控我生活"课程设计和授课内容的改进的过程中,取消了单一的心理应对课程,而是将情绪和社会心理问题的应对方式融入不同课堂,从实际出发、与患者共情,在潜移默化中改变患者的不良生活习惯和不利于血糖管理的行为。

表 21-1 "掌控我生活"课程基本内容

课程	内容纲要
与1型糖尿病共存	包括定义、基本病理生理机制以及治疗进展,对常见关于1型糖尿病的理解误区给予正确解释,使患者理解如何正确积极面对1型糖尿病,是后续课程的基础
自我血糖监测	介绍不同血糖评估方法及不同状态下的血糖目标,使患者掌握各自的血糖管理目标,理解血糖自我监测的重要性,并掌握如何正确测量血糖、正确使用动态血糖监测仪
了解你的胰岛素治疗方案	课程的核心内容。介绍胰岛素的种类、作用时间,为后续讲解胰岛素剂量调整奠定基础
食物里隐藏的奥秘——神奇的碳水化合物	课程的核心内容。了解糖尿病健康饮食原则,重点掌握碳水化合物、蛋白质、脂肪的餐后血糖效应,如何识别和计算食物中的碳水化合物含量
胰岛素剂量调整全攻略	课程的核心内容、难点内容。通过理论讲解和实操训练,使患者掌握如何根据餐前血糖以及碳水化合物的摄入量确定餐前胰岛素剂量,如何处理高血糖。课程期间通过演示烹饪过程,现场实践如何进行碳水化合物计数法
低血糖,再见	使患者掌握低血糖的正确处理方式("双15"原则)、低血糖产生的原因及低血糖预防,了解胰高血糖素的作用及使用方法
患者的运动计划	重点介绍各种不同运动方式对血糖可能产生的影响,运动前、中、后的注意事项,如何在运动时预防血糖波动及运动的禁忌证;现场对患者心肺功能做简易判断,讲解运动处方的内容
并发症的防治	了解急性并发症(DKA等)以及各种慢性并发症的症状、发生机制;使患者理解慢性并发症筛查的时间及规律检查的必要性
1型糖尿病治疗进展	介绍目前1型糖尿病治疗的新进展及相关热点事件

188. 教学有哪些技巧和注意事项?

在课堂上有效、合理利用教学技巧,可以提高学员的接受度和参与度,同时加强医患信任,建立良好的医患沟通,对于日后促进学员随访有重要作用。

(1)良好的教与学的关系。从教育者的角度,对所讲内容要有充分的准备与理解,展现自己作为教育者的专业、自信与大方。从学员的角度,对于学员在糖尿病日常管理中存在的问题有共情能力,建立亲和力而避免冷漠或居高临下的态度,循循善诱,逐步向正向引导;对于在教学过程中学员提出的疑问,三思后回答,以虚心的态度积极参与学员发起的讨论。

（2）开放的教学方法。1型糖尿病患者的自我管理具有很强的个体异质性和实践性。因此不拘泥于传统的讲授，而采取灵活的示教与反示教方法，将"教"与"学"的关系，转化为融入平等的讨论关系，建立更为轻松、形式丰富的课堂环境，是有效的成人1型糖尿病教育课堂的核心特征之一。

（3）丰富的辅助教学工具。在建立"掌控我生活"课程的前期访谈中发现，成人1型糖尿病患者最喜爱的学习形式依次为视频、图片、文字，并且患者认为结构化教育应采取面对面小组参与式教育与远程视频教育相结合的形式。因此，为了促进课堂效果，可在教学中根据学员的反应充分利用各种教学工具，并加以持续发展完善。

189．如何提高学员参与度？

除上文提到的教学技巧以外，还可以利用以下课堂设计提高学员参与度。

（1）合理安排课堂顺序和分配时间，对于较难掌握的碳水化合物计数法应给予充分的课堂时间，以 1 ：（1~2）的时间分配理论讲授和课堂实践。

（2）由于每批次学员学习能力、知识水平不同，授课人员应在课前了解参与学员知识水平情况，在授课课程中根据学员反应对于接受度较低的学员给予更多关注及协助。

（3）合理利用教具及场景模拟，对于活跃度较低的学员，适当鼓励参与操作性示范。

（4）实践活动进行分组时，可考虑设计由活跃度较高的学员与较低的学员组成一组。

190．如何对教学效果进行评价？

教学效果的评价包括课堂即时效果评价和远期效果评价。

（1）课堂即时效果评价包括参与学员对课程的满意度评价（图 21-1）（主要通过调查问卷获得）和学习后的知识掌握程度（通过学习完成后随堂测试获得）。即时效果评价可以为持续教学质量改进提供直接依据。

（2）远期效果评价包括糖化血红蛋白等血糖控制相关生化指标，生活质量、自我管理水平、焦虑抑郁等心理状态等，通过随访抽血检查以及量表问卷获得。远期效果评价是评估结构化教育项目有效性的主要依据。

191．如何利用相关教学资源？

（1）课堂教学资源：主要为各课堂内容相关的教具，如教学卡片、图片挂画、教学模型（食物模型、不同类型的胰岛素泵模型、持续葡萄糖监测仪模型）。在讲解过程中充分利用教具可以提高学员接受度及课堂活跃度，使学员对于所学知识有更直观的理解。

（2）课前（后）教学资源：包括"掌控我生活"衍生的线上课程视频，漫画书《谁拿走了我的胰岛素——漫画解读 1 型糖尿病》，科普动画片《甜蜜日记》。对于成人患者，通过线上课程视频可使其提前了解疾病相关基础知识，在课后随时对课堂内容进行复习巩固；对于青少年儿童患者，可通过漫画书或动画片使其接受 1 型糖尿病本身及其相关知识，改变与 1 型糖尿病共存的态度。

教育课程反馈问卷

内容：

1. 总体来说，您对本节课是否满意？

　　1）非常满意 □　　　2）满意 □　　　3）一般 □　　　4）不满意 □

2. 本节课内容是否通俗易懂？

　　1）非常好 □　　　2）较好 □　　　3）一般 □　　　4）不理解 □

3. 课程形式您是否喜欢？

　　1）非常喜欢 □　　　2）喜欢 □　　　3）一般 □　　　4）不喜欢 □

4. 您感觉此节课堂中的氛围：

　　1）很好，可以畅所欲言 □　　　　　　2）好 □

　　3）一般 □　　　　　　　　　　　　4）不好，不敢或不想说话 □

5. 您认为此节课是否对您有帮助？

　　1）帮助很大 □　　　　　　　　　　2）有一些帮助 □

　　3）基本没有 □　　　　　　　　　　4）完全没有，不需要这节课 □

6. 关于此节课的主要内容（①-③），请回答以下问题（每一小题可多选）：

　　① 内容一　② 内容二　③ 内容三

　　1）对您帮助最大的内容是：

　　2）对您帮助最小的内容是：

　　3）讲授不够清晰易懂的内容是：

　　4）您印象最深刻的内容是：

7. 关于本节相关内容，您是否有不明白而我们没有讲到的内容？

　　1）无 □　　　　　　2）有 □　　请列出：＿＿＿＿＿＿＿＿＿＿

8. 本节课您建议我们改进的地方是：＿＿＿＿＿＿＿＿＿＿＿＿＿＿＿＿

图 21-1　课堂反馈问卷示例

第二十二章　1型糖尿病结构化教育教案实例

第一课　与1型糖尿病共存

1. 授课教师　糖尿病教育师。

2. 教学对象　成人1型糖尿病患者。

3. 教学时长　45分钟。

4. 教学目标

(1) 让小组成员互相了解,交流分享个人的糖尿病经历。

(2) 了解什么是1型糖尿病。

(3) 了解1型糖尿病的发生机制。

(4) 掌握1型糖尿病的常见误区。

(5) 树立与1型糖尿病共存的信心。

5. 讲授重点

(1) 1型糖尿病的常见误区。

(2) 如何与1型糖尿病共存。

6. 讲授难点　破冰行动,让小组成员互相了解,交流分享个人的糖尿病经历。

7. 教学手段　图片、举例、共同讨论。

8. 教学内容及教学关键点(表22-1)。

表 22-1　1型糖尿病结构化教育教学内容及教学关键点

教学内容	教学技巧及关键点
1. 破冰行动,认识身边的糖友	营造积极向上、相互理解的氛围[1] 建议教学过程中全程用"糖友"替代"患者"[1]
(1) 准备名片,互相介绍	主持者提前初步了解参与者的简单情况,避免不当言语[2]
(2) 暖场游戏	活跃气氛,建立相互信任感
2. 什么是1型糖尿病	
(1) 胰岛素的作用	用语宜通俗
(2) 为何1型糖尿病患者需要注射胰岛素	突出普通人群与1型糖尿病患者同样需要胰岛素,减少患者对注射胰岛素的负面情绪[3]
(3) 1型糖尿病的发病因素	三因素:易感基因、环境、自身免疫
(4) 1型糖尿病的分期	
(5) 1型糖尿病的亚型	

续表

教学内容	教学技巧及关键点
3. 1 型糖尿病的常见误区	忌用批判性用语,增加与患者的共情[2]
(1) "治愈"的骗局而停用胰岛素	虽暂无治愈方式,强调对于未来治愈持积极态度[3]
(2) 会遗传,不敢结婚生子	有易感基因的因素,但非一对一遗传,总体遗传概率仍低
(3) 1 型糖尿病患者寿命短	
4. 如何与 1 型糖尿病共存	
(1) 榜样力量[4]	
(2) 持续学习、自我管理的重要性	强调要有学习的耐心,在日常实践中慢慢掌握知识[5]
(3) 迎接新技术	点出新技术,增强与 1 型糖尿病共处的信心,具体新技术的内容见本章第九课[3]

教学小贴士

①第一堂课对于建立医患信任、加强参与者接受度有至关重要的作用,把"患者"作为"普通人",加强换位思考,有利于良好的教学氛围,并使参与者心态放松。②避免增加疾病耻辱感,避免使患者或家属强化"生病是自己的错"的不良情绪。③患者可能因为"目前不可治愈"而对未来丧失信心,产生"破罐子破摔"的心态。加强"脚踏实地,未来可期"的理念输出。④优质的同伴支持有强大的正性作用。⑤1 型糖尿病的血糖管理并非朝夕,对于血糖管理的焦虑是正常反应,宜把焦虑转化为学习自我管理知识的动力。

9. 教具　我的名片(图 22-1)。

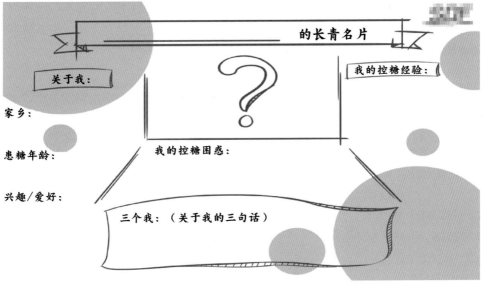

图 22-1　名片示例

第二课　自我血糖监测

1. 授课教师　糖尿病教育师。

2. 教学对象　成人 1 型糖尿病患者。

3. 教学时长　45 分钟。

4. 教学目标

(1) 熟悉目前常用的血糖监测方式,了解每种血糖监测方式的优势及局限性。

(2) 掌握成人 1 型糖尿病患者血糖控制目标。

(3) 掌握血糖仪规范操作技术,了解动态血糖监测设备操作技术。

(4) 掌握 1 型糖尿病患者血糖监测频率要求。

(5) 熟悉书写血糖记录的规范和要求。

5. 讲授重点

(1) 成人 1 型糖尿病患者血糖控制目标。

(2) 1 型糖尿病患者血糖监测频率。

6. 讲授难点　每种血糖监测方式的优势及局限性。

7. 教学手段　图片、现场演示、视频、共同讨论。

8. 教学内容及教学关键点(表 22-2)。

表 22-2　自我血糖监测教学内容及教学关键点

教学内容	教学技巧及关键点
1. 常见的血糖监测手段	结合板书用通俗易懂的话语解释三种监测手段的意义及优缺点[①]
(1) 点的监测:便携式血糖仪	
(2) 线的监测:动态血糖监测	
(3) 面的监测:糖化血红蛋白	
2. 血糖控制目标	强调目标应个体化,总体原则为在最少发生低血糖的情况下,使血糖尽可能接近正常水平 引入葡萄糖在目标范围内时间(TIR)的概念
3. 血糖监测设备的操作技术	现场演示为主
(1) 便携式血糖仪操作技术	请参与者演示,互动评价 强调规范操作及血糖仪定期质控的重要性
(2) 动态血糖监测设备操作技术	根据参与者佩戴动态血糖监测设备情况播放相应标准的操作视频
4. 血糖监测频率	强调 1 型糖尿病患者餐前血糖监测的重要性 可与学员共同讨论"不想每天扎那么多次手指怎么办"[②]
5. 如何书写血糖记录	
(1) 介绍常用血糖记录表	强调血糖记录重要性[③]
(2) 进行血糖记录示例	

教学小贴士

①使患者明白血糖监测的意义,加强依从性。②通过讨论,为患者总结缓解扎手指疼痛的办法来缓解患者的恐惧心理。③血糖监测是为了评估血糖控制的情况及指导治疗方案的调整,强调血糖记录重要性,加强患者依从性。

9.教具 便携式血糖仪实物(图 22-2)、动态血糖监测设备模型(图 22-3)、酒精、棉签、血糖记录表(图 22-4)。

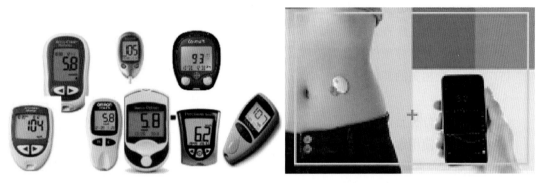

图 22-2 便携式血糖仪　　　　　图 22-3 动态血糖监测设备

常用血糖记录表

日期	早餐前	早餐后	午餐前	午餐后	晚餐前	晚餐后	睡前	夜间或随机

血糖记录示例

日期	早餐前	早餐后	午餐前	午餐后	晚餐前	晚餐后	睡前	夜间或随机	备注
4月10日		7		7		(16)	9		晚上外出吃饭
4月14日		9	(2)	14		9	5		早餐后打羽毛球
4月18日	(9)	11	11	(16)	9	(14)			感冒发烧了
4月20日	5	6		8		7	5		
4月26日				7	(3)	12		17:30 5.2	下午忘记加餐

图 22-4 常用血糖记录表

第三课　了解你的胰岛素治疗方案

1. 授课教师　糖尿病专科医师。

2. 教学对象　成人 1 型糖尿病患者。

3. 教学时长　60 分钟。

4. 教学目标

(1) 掌握胰岛素的生理分泌模式，了解升糖激素。

(2) 熟悉胰岛素的分类，掌握目前正在使用的胰岛素种类。

(3) 熟悉胰岛素治疗方案的选择。

(4) 掌握胰岛素储存条件及注射流程、注意事项。

(5) 了解治疗相关的其他问题。

5. 讲授重点

(1) 胰岛素的分类及作用时间。

(2) 如何正确使用胰岛素。

6. 讲授难点　胰岛素的分类及作用时间。

7. 教学手段　图片、举例、现场演示、共同讨论。

8. 教学内容及教学关键点（表 22-3）。

表 22-3　胰岛素治疗方案教学内容及教学关键点

教学内容	教学技巧及关键点
1. 胰岛素的生理分泌模式	胰岛素生理分泌模式是后续了解胰岛素治疗方案的基础[1] 强调升糖激素有多种，是难以避免的造成血糖波动的原因之一[2]
2. 胰岛素的种类 （1）按来源分类 动物胰岛素，人胰岛素，胰岛素类似物 （2）按作用时间分类 速效胰岛素 短效胰岛素 中效胰岛素 长效胰岛素 预混胰岛素 / 双胰岛素	教具：各种胰岛素实物图 板书：胰岛素的作用时间（图 22-5） 图 22-5　胰岛素降糖强度与时间关系 重点讲解按作用时间分类

续表

教学内容	教学技巧及关键点
3. 胰岛素的注射方案	结合前述胰岛素的生理分泌模式讲解
（1）每日多针注射	重点让参与者明白不同胰岛素的作用、覆盖的控糖时间段，为后续胰岛素剂量调整奠定基础
（2）胰岛素泵治疗 传统胰岛素泵 新型胰岛素泵：胰岛素自动输注系统	教具：有管路泵，贴片泵 重点讲解基础率和大剂量的含义
4. 如何正确注射胰岛素	邀请一位参与者现场演示胰岛素笔注射步骤 关注要点：消毒，注射部位选择，轮换，捏皮，枕头更换，皮下脂肪增生检查等

教学小贴士

①胰岛素是每个人身体必需的激素，但有时却会成为1型糖尿病患者心理上的负担。本节在讲解胰岛素专业知识的同时，提出胰岛素对于每个人都是同等重要的，引导糖友正视自己的情绪并积极应对。②升糖激素的分泌常常难以掌控，引导糖友用正确的心态面对血糖波动。

9. 教具　常用教具如美敦力泵、微泰泵（图22-6、图22-7）。

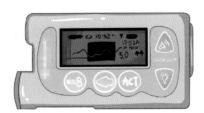

图 22-6　美敦力泵

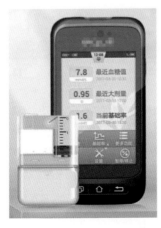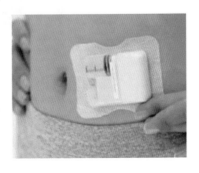

图 22-7　微泰泵

第四课　食物里隐藏的奥秘——神奇的碳水化合物

1. 授课教师　营养师或糖尿病专科医师与糖尿病教育师 2 人。

2. 教学对象　成人 1 型糖尿病患者。

3. 教学时长　45 分钟。

4. 教学目标

(1) 掌握食物中主要营养素的餐后血糖效应。

(2) 合理利用现有工具,掌握食物中碳水化合物含量的估算方法。

(3) 掌握食物的血糖生成指数(GI)的概念和运用技巧。

5. 讲授重点

(1) 食物主要营养素的餐后血糖效应。

(2) 认识碳水化合物类食物,计算食物中的碳水化合物含量。

6. 讲授难点

(1) 三大主要营养素的餐后血糖效应特点、区别及其原因。

(2) 计算食物中的碳水化合物含量。

7. 教学手段　图片、现场演示、实练操作、共同讨论。

8. 教学内容及教学关键点(表 22-4)。

表 22-4　食物相关教学内容及教学关键点

教学内容	教学技巧及关键点
1. 食物中三大营养素对血糖的影响	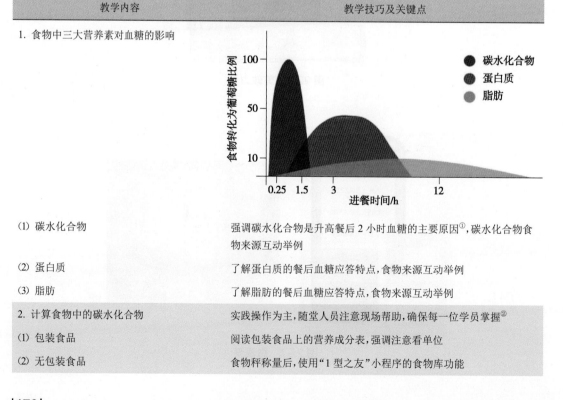
(1) 碳水化合物	强调碳水化合物是升高餐后 2 小时血糖的主要原因[1],碳水化合物食物来源互动举例
(2) 蛋白质	了解蛋白质的餐后血糖应答特点,食物来源互动举例
(3) 脂肪	了解脂肪的餐后血糖应答特点,食物来源互动举例
2. 计算食物中的碳水化合物	实践操作为主,随堂人员注意现场帮助,确保每一位学员掌握[2]
(1) 包装食品	阅读包装食品上的营养成分表,强调注意看单位
(2) 无包装食品	食物秤称量后,使用"1 型之友"小程序的食物库功能

续表

教学内容	教学技巧及关键点
3. 食物的血糖生成指数（GI）	
(1) GI 的概念	介绍 GI 的低、中、高三个等级
(2) 影响 GI 的因素	GI 易受多种因素影响
(3) 常见主食的 GI 值	
(4) 常见蔬果的 GI 值	
(5) GI 的运用	强调个体差异，注重血糖监测
(6) GI 值查询途径	

教学小贴士

①本堂课缓解糖友"这也不能吃，那也不能吃"的心理负担，增强糖友合理饮食管理的信心和能力。②主动予以帮助，增强糖友的实践技能。

9. 教具　包装食品 10~12 个；大米、坚果或水果等可称量食物，选择 3~4 种食物，每种备 3 份，每份 50~200g 不等、3 个食物秤（图 22-9）；食物模型若干。

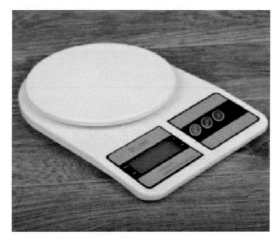

图 22-9　食物秤

第五课　胰岛素剂量调整全攻略

1. 授课教师　营养师或糖尿病专科医师与糖尿病教育师 2 人。

2. 教学对象　成人 1 型糖尿病患者。

3. 教学时长　90 分钟。

4. 教学目标

(1) 掌握碳水化合物系数和胰岛素敏感系数的概念。

（2）熟悉碳水化合物计数法的运用。

（3）掌握胰岛素剂量调整的策略。

5. 讲授重点

（1）碳水化合物系数的理解与运用。

（2）胰岛素敏感系数的理解与运用。

6. 讲授难点　碳水化合物系数和胰岛素敏感系数的理解与运用。

7. 教学手段　图片、现场演示、实练操作、共同讨论。

8. 教学内容及教学关键点（表 22-5）

表 22-5　胰岛素剂量调整相关教学内容及教学关键点

教学内容	教学技巧及关键点[①]
1. 碳水化合物系数	
（1）碳水化合物系数的概念	举例说明，注意正向与逆向思维反复强调
（2）碳水化合物系数的计算	强调注意事项，并说明计算结果为初始推荐值
2. 计算餐时胰岛素[②]	采用多个情景案例，教师随堂辅导，确保每一位参与者学会计算方法
3. 胰岛素敏感系数	
（1）胰岛素敏感系数的概念	举例说明，注意正向与逆向思维反复强调
（2）胰岛素敏感系数的计算	说明计算结果为初始推荐值
4. 餐前血糖偏高胰岛素剂量调整[②]	采用多个情景案例，教师随堂辅导，确保每一位参与者学会计算方法
5. 餐前血糖偏低胰岛素剂量调整[②]	简要讲解调整技巧

教学小贴士

①本节内容是 1 型糖尿病自我管理教育中最核心、最关键，同时也是较难掌握的部分。通过本节内容，缓解糖友"这也不能吃，那也不能吃"的心理负担，增强糖友控制血糖的积极性。在课堂上，强调与参与者的互动与实践，建议每 4~6 名参与者配一名经过培训的志愿者进行协助或辅导。②主动予以帮助，增强糖友学会知识的信心。

9. 教具　纸笔若干。

第六课　低血糖，再见

1. 授课教师　1 人，1 型糖尿病教育师。

2. 教学对象　成人 1 型糖尿病患者。

3. 教学时长　60 分钟。

4. 教学目标

（1）掌握低血糖的概念、症状以及分级。

（2）掌握无症状性低血糖的概念，了解其发生原因。

（3）熟悉低血糖的危害。

（4）掌握低血糖的处理流程。

（5）掌握低血糖发生的常见原因，熟悉其预防要点。

5. 讲授重点

（1）低血糖的处理流程。

（2）低血糖的预防要点。

6. 讲授难点　低血糖发生的常见原因。

7. 教学手段　图片、举例、现场演示、共同讨论。

8. 教学内容及教学关键点（表22-6）。

表 22-6　低血糖相关教学内容及教学关键点

教学内容	教学技巧及关键点
1. 什么是低血糖	
（1）低血糖的症状	以提问形式将不同症状分类，融入症状出现的原因，促进参与者理解 无症状≠没有低血糖，以强调血糖监测的重要性
（2）低血糖的界定值	
2. 低血糖的危害	避免过度夸大的"恐吓"式语言[①]
（1）更易出现严重低血糖	血糖管理过程中需要避免发生严重低血糖
（2）更易出现无症状性低血糖	
（3）低血糖后的反跳性高血糖	进一步表明低血糖会造成血糖波动的原因
3. 如何处理低血糖	以参与者为中心，用提问和情景演示为主要授课方法，活跃课堂气氛， 避免说教式单纯讲解处理流程
（1）低血糖处理流程	教具：快速升糖碳水化合物，慢速升糖碳水化合物；由参与者主动选择 低血糖时处理食物，进行评价讲解 可多次重复讲解"双15"原则，加深印象
（2）严重低血糖处理方式	由参与者主动选择严重低血糖时处理方法，强调"不可强行喂食喂水"
4. 如何预防低血糖	
（1）寻找低血糖产生原因	记忆口诀：吃（进食太少）、酒（过量饮酒）、打（胰岛素剂量过大）、动（运动 相关）、过（胰岛素注入后过太久进餐）、敏（胰岛素敏感性增加）
（2）加强血糖监测和记录	
（3）提前处理血糖偏低情况	

教学小贴士

　　低血糖是每位1型糖友在日常生活中均会遇到的场景，本节课重点在于，让参与者了解血糖管理的过程中避免低血糖是重要环节，与减少高血糖同样重要。但同时也需要避免夸大1级低血糖的危害，避免造成或加重参与者的低血糖恐惧。

9. 教具 50% 葡萄糖注射液实物,胰高血糖素鼻喷剂图片。

食物 A 组:方糖,水果糖,可乐,橙汁。

食物 B 组:巧克力,全脂牛奶,麦片,橙子,薯片。

食物 C 组:零度可乐,木糖醇。

第七课 1 型糖尿病患者的运动计划

1. 授课教师 糖尿病教育师。

2. 教学对象 成人 1 型糖尿病患者。

3. 教学时长 60 分钟。

4. 教学目标

(1) 熟悉运动对控制血糖及预防并发症的作用。

(2) 掌握运动处方的要素和制订原则。

(3) 熟悉运动对血糖的影响。

(4) 掌握运动前评估内容及运动执行运动处方的注意事项。

5. 讲授重点

(1) 运动处方。

(2) 如何避免运动中的血糖波动。

6. 讲授难点 运动对血糖的影响;运动处方;运动安全性保障(包括运动前评估、运动中不同阶段如何避免血糖波动、运动后注意事项)。

7. 教学手段 图片、视频、举例、现场演示、共同讨论。

8. 教学内容及教学关键点(表 22-7)。

表 22-7 运动相关教学内容及教学关键点

教学内容	教学技巧及教学关键点
1. 运动的益处	结合学员互动时的回答总结出运动的益处[①]
2. 运动的适应证和禁忌证	适应证强调"稳定"二字,禁忌证要逐条解释原因
3. 运动处方及训练计划[②]	介绍运动处方的构成,简要解释四要素的定义(方式、强度、频率、时长)
(1) 运动方式	通过肢体活动进行运动演示,介绍常见的有氧运动(跑步、游泳)、无氧运动(举重、自重)、高强度间歇运动(HIIT)
(2) 运动强度	运动强度可以根据自身感觉直观评判,但建议监测心率以更安全地评估。借用现场学员的数据,计算最大心率,并通过最大心率简要估算各个水平的运动强度,对应的心率范围大致是多少
(3) 运动频率	推荐每周运动不少于 150min、不少于 5 次;运动间隔最大不超过 48h
(4) 运动时长	目标心率每次累积至少 30min

教学内容	教学技巧及关键点
4. 运动对血糖的影响	结合下图使学员对血糖变化的规律有更直接的理解

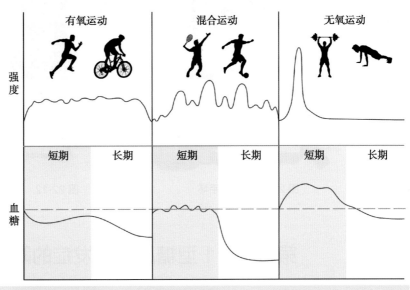

5. 运动前中后的注意事项及血糖管理	(1) 运动前:运动前评估的内容及需要做的准备。口诀: "糖":运动前监测血糖 "水":携带足够的饮用水 "装":着适合运动的舒适服装 "足":穿戴合适的运动鞋,检查足部是否有破损 (2) 运动中:运动处方的落实,根据运动中心率和感觉调整运动强度与时间 (3) 运动后:推荐在运动后增加三个血糖监测时间点(下一餐餐前、睡前、凌晨3点),注意运动后感觉,检查足部[3]

教学小贴士

①运动的益处是促进学员运动的动力,要用通俗易懂的话讲解,并结合学员的反馈,引起共鸣。②运动计划与学员平常理解的运动不同,易引起学员的畏难情绪,在讲解的过程中,注意提醒学员"循序渐进,量力而行,持之以恒",为学员制订一个合理范围内最低的目标,让学员先动起来。如为学员们设置目标:晚餐后1小时大家结伴一起热身5分钟后,在走廊快走10分钟,再整理5分钟;每隔1天运动一次,慢慢过渡到理想的运动计划。③运动后的血糖监测非常重要,血糖的降低使学员快速看到运动的效果,形成正向反馈,增强学员坚持的动力与信心,运动后若血糖出现波动,学员也可以根据血糖及时调整运动计划。

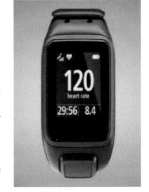

图 22-10 心率表

9. 教具 心率表(图 22-10)、运动手环(图 22-11)、弹力带(图 22-12)等。

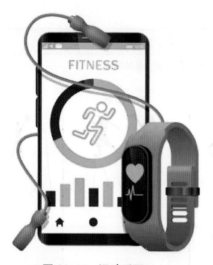

图 22-11　运动手环

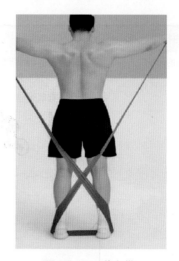

图 22-12　弹力带

第八课　1 型糖尿病并发症的防治

1. 授课教师　糖尿病教育师。

2. 教学对象　成人 1 型糖尿病患者。

3. 教学时长　60 分钟。

4. 教学目标

（1）了解糖尿病酮症及 DKA 的发生核心机制。

（2）掌握糖尿病酮症 /DKA 的识别与预防。

（3）熟悉 1 型糖尿病慢性并发症的类别。

（4）掌握 1 型糖尿病慢性并发症的筛查频率，了解筛查方法。

（5）掌握如何降低并发症的风险。

5. 讲授重点

（1）DKA 的识别与预防。

（2）1 型糖尿病慢性并发症的筛查频率。

6. 讲授难点　糖尿病酮症及 DKA 的发生核心机制。

7. 教学手段　图片、教具、举例、现场体验、共同讨论。

8. 教学内容及教学关键点（表 22-8）。

表 22-8　1 型糖尿病并发症相关教学内容及教学关键点

教学内容	教学技巧及关键点
1. 糖尿病酮症 /DKA	
（1）概述[1]	糖尿病的急性并发症，严重者会危及生命

教学内容	教学技巧及关键点
（2）发生机制	用通俗易懂的语言阐述 核心：糖，酮，酸
（3）常见诱因	强调胰岛素的中断/缺乏是最常见诱因
（4）早期症状	
（5）后期症状	强调部分糖友以"腹痛"就诊 呼吸有烂苹果味是 DKA 的特有症状
（6）治疗	轻微酮症（血酮<1.5mmol/L，尿酮+）可居家处理，酮体持续阳性，症状明显要及时去医院
（7）预防	强调有诱因、有症状时要及时测血糖、血酮
2. 慢性并发症	
（1）微血管并发症	
（2）大血管并发症	大血管并发症是死亡的主要原因
（3）慢性并发症体验	利用教具让参与者体验并发症的症状
3. 并发症筛查	
（1）筛查的重要性	强调早发现、早治疗，获得良好效果
（2）筛查的内容	
4. 如何降低并发症的风险	记忆口诀："一控、二戒、三动、四查" 一控：有效控制血糖、血压、血脂、体重等 二戒：戒烟、限酒 三动：规律运动 四查：定期筛查并发症，早发现、早治疗

教学小贴士

　　本节课是糖友关心，同时又很担心、害怕的内容，讲解过程可以有针对性，注意避免引起糖友过度恐慌。

　　9. 教具　神经筛查包（图22-13）、并发症体验工具包（图22-14）。

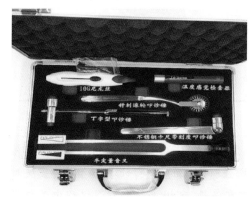

图 22-13　神经筛查包

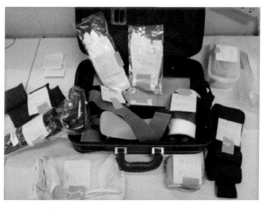

图 22-14　并发症体验工具包

第九课　1型糖尿病治疗进展

1. 授课教师　糖尿病专科医师。

2. 教学对象　成人1型糖尿病患者。

3. 教学时长　30分钟。

4. 教学目标

（1）了解1型糖尿病管理的进展情况。

（2）树立与1型糖尿病共存的信心。

（3）正确面对医疗新技术。

5. 讲授重点

（1）了解并正确面对医疗新技术。

（2）树立与1型糖尿病共存的信心。

6. 讲授难点　1型糖尿病治疗新技术的基本原理。

7. 教学手段　讲授式，讨论式。

8. 教学内容及教学关键点（表22-9）。

表22-9　1型糖尿病治疗进展相关教学内容及关键点

教学内容[①]	教学技巧及关键点
1. 1型糖尿病治疗新技术概况[②]	结合第一课介绍的1型糖尿病机制，简单讲述不同治疗的进展阶段 讲授宜客观，同时让参与者对未来有一定期望
（1）免疫治疗[③]	抗CD3单克隆抗体
（2）细胞治疗[③]	VX880
2. 胰岛素新剂型	
（1）超速效胰岛素	已临床用于1型糖尿病
（2）长效胰岛素+GLP-1类似物合剂	
（3）吸入胰岛素	已临床用于1型糖尿病
（4）口服胰岛素	处于临床研究阶段，暂无法完全取代注射胰岛素
3. 新型血糖监测技术	
无创血糖监测	尚无临床批准产品
4. 新型胰岛素注射装置	
（1）智能注射笔	
（2）自动胰岛素输注系统（人工胰腺/闭环泵）	已用于临床，可详细介绍
（3）智能胰岛素贴片	临床研究阶段

教学小贴士

①该节内容可与第一课合并讲授。②目前虽然尚无能广泛用于临床的治愈1型糖尿病的方法，但治疗新技术的进展对于糖友来说可以增强对未来的期望，让参与者不要丧失对于未来的信心。③并非所有参与者对于新兴治疗都有兴趣，可根据前期授课过程中参与者的表现，详细或简略该部分讲授。

附　　录

附录1　食物血糖生成指数

附表 1-1　食物血糖生成指数（GI）速查表

食物分类		食品名称	GI 分类
谷类及制品	整谷粒	小麦、大麦、黑麦、荞麦、黑米、莜麦、燕麦、青稞、玉米	低
	谷麸	稻麸、燕麦麸、青稞麸	低
	米饭	糙米饭	中
		大米饭、糯米饭、速食米饭	高
	粥	玉米粒粥、燕麦片粥	低
		小米粥	中
		即食大米粥	高
	馒头	白面馒头	高
	面（粉）条	强化蛋白面条，加鸡蛋面条	低
		硬质小麦面条、通心面、意大利面、乌冬面	
		全麦面、黄豆挂面、荞麦面条、玉米面粗粉	中
	饼	玉米饼、薄煎饼	低
		印度卷饼、比萨饼（含乳酪）	中
		烙饼、米饼	高
方便食品	面包	黑麦粒面包、大麦粒面包、小麦粒面包	低
		全麦面包、大麦面包、燕麦面包、高纤面包	中
		白面包	高
	饼干	燕麦粗粉饼干、牛奶香脆饼干	低
		小麦饼干、油酥脆饼干	中
		苏打饼干、华夫饼干、膨化薄脆饼干	高
薯类、淀粉及制品		山药、雪魔芋、芋头（蒸）、山芋、土豆粉条、藕粉、苕粉、豌豆粉丝	低
		土豆（煮、蒸、烤）、土豆片（油炸）	中
		土豆泥、红薯（煮）	高
豆类及制品		黄豆、黑豆、青豆、绿豆、蚕豆、鹰嘴豆、芸豆	低
		豆腐、豆腐干	低
蔬菜		芦笋、菜花、西蓝花、芹菜、黄瓜、茄子、莴笋、生菜、青椒、西红柿、菠菜	低
		甜菜	中
		南瓜	高
水果及制品		苹果、梨、桃、李子、樱桃、葡萄、猕猴桃、柑橘、芒果、芭蕉、香蕉、草莓	低
		菠萝、哈密瓜、水果罐头（如桃、杏）、葡萄干	中
		西瓜	高

续表

食物分类	食品名称	GI 分类
乳及乳制品	牛奶、奶粉、酸奶、酸乳酪	低
坚果、种子	花生、腰果	低
糖果类	巧克力、乳糖	低
	葡萄糖、麦芽糖、白糖、蜂蜜、胶质软糖	高

注:源自《成人糖尿病食养指南(2023 版)》

附录 2 食物交换份

附表 2-1～附表 2-7 根据不同类别食物的营养特点,列举了 7 类食物的换算量,使用者可参考食物交换表和食谱示例,相互交换、合理搭配。

附表 2-1 谷、薯类食物等量交换表 (90kcal)

类别	主要食物	每份质量 /g	质量估算
谷物	大米、面粉、玉米面、杂粮等(干、生、非加工类制品)	23~27	大米 1 把
主食制品	馒头、花卷、大饼、烧饼、米饭、面包、面条等(不包括干面条)	34~38	馒头约半个 米饭半碗 面包 1 片
全谷物	玉米粒(干)、高粱米、小米、荞麦、黄米、燕麦、藜麦、青稞等	23~27	小米 1 把
杂豆类	绿豆、赤小豆、芸豆、蚕豆、豌豆、扁豆等	23~27	绿豆 1 把
粉条(丝)及淀粉	粉条、粉丝、团粉、玉米淀粉等	23~27	粉丝 1 把
糕点和油炸类	蛋糕、江米条、油条、油饼等	20~23	油条 1/4 根 江米条 5 根
薯芋类	马铃薯、甘薯、木薯、山药、芋头、豆薯等	90~110	马铃薯半个

附表 2-2 蔬菜类等量交换表 (90kcal)

类别	主要食物	每份质量 /g	质量估算
蔬菜(综合)	常见蔬菜(不包含腌制、罐头等制品,干制蔬菜需换算)	240~260	—
茄果类	茄子、西红柿、柿子椒、辣椒、西葫芦、黄瓜、丝瓜、冬瓜、南瓜等	360~400	西红柿约 2 个 黄瓜 1 根
白色叶花茎类菜	白菜、奶白菜、圆白菜、娃娃菜、菜花、白笋、竹笋、百合、鱼腥草等	300~350	奶白菜 3 把 圆白菜半棵
深色叶花茎类菜	油菜、菠菜、油麦菜、鸡毛菜、香菜、萝卜缨、茴香、苋菜等(特指胡萝卜素含量≥300μg 的蔬菜)	270~300	油菜 3 把 菠菜 3 把
根茎类	白萝卜、胡萝卜、水萝卜、山药等(不包括马铃薯、芋头等薯芋)	280~320	胡萝卜 1 根 白萝卜半根
鲜豆类	豇豆、扁豆、四季豆、刀豆、豌豆等(新鲜,带荚)	150~170	扁豆 2 把
蘑菇类(鲜)	香菇、草菇、平菇、白蘑、金针菇等鲜蘑菇	270~300	平菇 2 把
蘑菇类(干)	香菇、木耳、茶树菇、榛蘑等干制品	25~30	香菇 1 把

注:如混食多种蔬菜时,选择蔬菜(综合)的分量;如果单选某类蔬菜,按类确定分量。

附表 2-3　水果类等量交换表（90kcal）

类别	主要食物	每份质量/g	质量估算
水果（综合）	常见水果（不包括糖渍、罐头类制品，干制水果须换算）	140~160	—
柑橘类	橘子、橙子、柚子、柠檬等	180~220	橘子 2 个 橙子 1 个
仁果、核果、瓜果类	苹果、梨、桃、李子、杏、樱桃、甜瓜、西瓜、黄金瓜、哈密瓜等	160~180	苹果 1 个
浆果类	葡萄、石榴、柿子、桑葚、草莓、无花果、猕猴桃等	140~160	草莓 7 颗 猕猴桃 2 个
枣和热带水果	各类鲜枣、芒果、荔枝、桂圆、菠萝、香蕉、榴莲、火龙果等	70~90	鲜枣 7 个 香蕉 1 根 荔枝 4 颗
干果	葡萄干、杏干、苹果干等	24~28	葡萄干 1 把

注：如混食多种水果时，选择水果（综合）的分量；如果单选某类水果，按类确定分量。

附表 2-4　肉类等量交换表（90kcal）

类别	主要食物	每份质量/g	质量估算
畜肉类（综合）	常见禽畜肉类	40~60	—
畜肉类（纯瘦，脂肪≤5%）	牛里脊、羊里脊等	70~90	约手掌大
畜肉类（瘦，脂肪 6%~15%）	猪里脊、牛腱子、羊腿肉等	50~70	牛腱子 1 块
畜肉类（肥瘦，脂肪 16%~35%）	前臀尖、猪大排等	25~35	猪大排 1 块
畜肉类（较肥，脂肪 36%~50%）	五花肉、肋条肉等	15~25	五花肉 1 块
畜肉类（肥，脂肪≥85%）	肥肉、板油等	10~13	肥肉 1 粒
禽肉类	鸡、鸭、鹅、火鸡等	40~60	鸡肉 1 块
畜禽内脏类	猪肝、猪肚、牛舌、羊肾、鸡肝、鸡心、鸭胗等	60~80	猪肝 1 块
蛋类	鸡蛋、鸭蛋、鹅蛋、鹌鹑蛋等	50~70	鸡蛋 1 个
鱼类	鲤鱼、草鱼、鲢鱼、鳙鱼、黄花鱼、带鱼、鲳鱼、鲈鱼等	60~90	鲤鱼 1 块
虾蟹贝类	河虾、海虾、河蟹、海蟹、河蚌、蛤蜊、蛏子等	100~130	海虾 5 只 河蟹 2 只

注：如不便判断脂肪含量，选择畜肉（综合）的分量，否则按类确定分量。五花肉、肥肉宜减少食用频次或摄入总量。

附表 2-5　坚果类等量交换表（90kcal）

类别	主要食物	每份质量/g	质量估算
淀粉类坚果（碳水化合物≥40%）	板栗、白果、芡实、莲子等	24~26	板栗 4 颗 莲子 1 把
高脂类坚果（脂肪≥40%）	松子、核桃、葵花子、南瓜子、杏仁、榛子、开心果、芝麻等	12~16	葵花子 1 把 杏仁 1 把 核桃 2 颗
中脂类坚果（脂肪 20%~40%）	腰果、胡麻子、核桃（鲜）、白芝麻等	18~22	腰果 1 把 芝麻 1 把

附表 2-6　大豆、乳及其制品等量交换表（90kcal）

类别	主要食物	每份质量/g	质量估算
大豆类	黄豆、黑豆、青豆	18~22	黄豆1把
豆粉	黄豆粉	18~22	2汤勺
豆腐	北豆腐	80~100	1/3盒
	南豆腐	140~160	半盒
豆皮(干)	豆腐干、豆腐丝、素鸡、素什锦等	40~60	豆腐丝1把
豆浆	豆浆	320~350	1杯半
液态乳	纯牛乳(全脂)、鲜牛乳	130~150	2/3杯
发酵乳	酸奶(全脂)	90~110	半杯
乳酪	乳酪、干酪	23~25	1块
乳粉	全脂乳粉	18~20	2瓷勺

附表 2-7　调味料类的盐含量等量交换表（2 000mg 钠或 5g 盐）

类别	每份质量/g	钠含量/mg	盐含量/g	主要食物
食用盐	5	2 000	5	精盐、海盐等
鸡精	10	2 000	5	鸡精
味精	24	2 000	5	味精
豆瓣酱类	30	2 000	5	豆瓣酱、辣椒酱、辣酱等
酱油	32	2 000	5	生抽、老抽等
咸菜类	63	2 000	5	榨菜、酱八宝菜、腌雪里蕻、腌萝卜干等
黄酱类	78	2 000	5	黄酱、花生酱、甜面酱、海鲜酱等
腐乳	84	2 000	5	红腐乳、白腐乳、臭腐乳等

注：源自《成人糖尿病食养指南(2023年版)》

附录 3　碳水化合物系数（ICR）及胰岛素敏感系数（ISF）

附表 3-1　ICR 及 ISF 速查表

每日胰岛素总量/U	碳水化合物系数 /(g·U⁻¹)		胰岛素敏感系数 /(mmol·L⁻¹·U⁻¹)	
	速效胰岛素	短效胰岛素	速效胰岛素	短效胰岛素
10	50.0	45.0	10.0	8.3
15	33.3	30.0	6.7	5.6
20	25.0	22.5	5.0	4.2
25	20.0	18.0	4.0	3.3
30	16.7	15.0	3.3	2.8
35	14.2	12.9	2.9	2.4
40	12.5	11.3	2.5	2.1
45	11.1	10.0	2.2	1.9
50	10.0	9.0	2.0	1.7

每日胰岛素	碳水化合物系数 /(g·U^{-1})		胰岛素敏感系数 /(mmol·L^{-1}·U^{-1})	
总量 /U	速效胰岛素	短效胰岛素	速效胰岛素	短效胰岛素
55	9.1	8.2	1.8	1.5
60	8.3	7.5	1.7	1.4

附录 4　常见胰岛素及其作用特点

附表 4-1　常见胰岛素及其作用特点

作用特点	通用名	起效时间 /h	峰值时间 /h	作用持续时间 /h	商品名	开封后有效期	备注
速效	门冬胰岛素	0.17~0.25	1~2	4~6	诺和锐	4 周	
	赖脯胰岛素	0.17~0.25	1.0~1.5	4~5	优泌乐 速秀霖	28d 30d	
	谷赖胰岛素	0.17~0.25	1~2	4~6	艾倍得	4 周	
短效	短效人胰岛素	0.25~1	2~4	5~8	万苏林 R 诺和灵 R 甘舒霖 R 优泌林 R 优思林 R	4 周 6 周 未注明 28d 4 周	
中效	中效人胰岛素	2.5~3	5~7	13~16	诺和灵 N 甘舒霖 N 优泌林 N 优思灵 N	6 周 未注明 28d 一个月	
长效	甘精胰岛素（U100）	2~3	无峰	30	来得时 长秀霖	4 周 30d	
	甘精胰岛素（U300）	6	无峰	36	来优时	6 周	
	地特胰岛素	3~4	3~14	24	诺和平	6 周	
	德谷胰岛素	1	无峰	42	诺和达	8 周	
预混	预混门冬胰岛素 30	0.17~0.33	1~4	14~24	诺和锐 30	4 周	30% 门冬胰岛素 + 70% 中效胰岛素
	预混门冬胰岛素 50	0.25	0.50~1.17	16~24	诺和锐 50	4 周	50% 门冬胰岛素 + 50% 中效胰岛素
	预混门冬胰岛素 30	0.17~0.33	1~4	14~24	诺和锐 30	4 周	30% 门冬胰岛素 + 70% 中效胰岛素
	预混门冬胰岛素 50	0.25	0.50~1.17	16~24	诺和锐 50	4 周	50% 门冬胰岛素 + 50% 中效胰岛素
	预混赖脯胰岛素 25	0.25	0.50~1.17	16~24	优泌乐 25 速秀霖 25	28d 28d	25% 赖脯胰岛素 + 75% 中效胰岛素

续表

作用特点	通用名	起效时间/h	峰值时间/h	作用持续时间/h	商品名	开封后有效期	备注
预混	预混赖脯胰岛素50	0.25	0.50~1.17	16~24	优泌乐50	28 d	50%赖脯胰岛素+50%中效胰岛素
	预混人胰岛素（30R,70/30）	0.5	2~12	14~24	诺和灵30R 甘舒霖30R 优思灵30R 优泌林70/30	4周 一个月 4周 28 d	30%短效胰岛素+70%中效胰岛素
	预混人胰岛素（40R）	0.5	2~8	24	甘舒霖40R	4周	40%短效胰岛素+60%中效胰岛素
	预混人胰岛素（50R）	0.5	2~3	10~24	诺和灵50R 甘舒霖50R 优思灵50R	6周 一个月 4周	50%短效胰岛素+50%中效胰岛素
	德谷门冬双胰岛素（70/30）	0.17~0.25	1.2	42	诺和佳	4周	30%门冬胰岛素+70%德谷胰岛素

附录5　胰岛素泵基本功能

不同品牌、型号的胰岛素泵在基础率及大剂量输注方面具有不同的功能特点,具体包括:

1. 基础率步长　即调整基础率的最小增幅。目前市面上胰岛素泵基础率的输注步长在0.01~0.1U不等。对于儿童青少年糖尿病或胰岛功能完全丧失的患者,选择基础率步长在0.05U及以下的胰岛素泵更有利于血糖控制。

2. 基础率段数　大多数胰岛素泵的基础率可分为24段,即每小时均可设置不同的基础率。

3. "临时基础率"功能　即在不改变日常基础率设置的情况下,临时将一段时间内的基础率提高或降低,当临时基础率的设置时间结束时,基础率将自动恢复至平时的设置。临时基础率可以被用来应对当前血糖偏高或偏低的情况,也常用于准备进行运动时。

4. 大剂量输注方波模式　胰岛素大剂量的输注可分为"标准波","方波",和"双波"模式。所有的胰岛素泵均可输注标准波;大部分胰岛素泵具有方波模式,可以根据进餐的种类和时间、个人食物消化吸收的速度来设置不同波形注射餐前大剂量,是胰岛素泵一个非常重要的特性,更有利于平稳餐后血糖。

5. "大剂量向导"功能　在具有"大剂量向导"功能的胰岛素泵中,预设胰岛素敏感系数和碳水化合物系数,胰岛素泵会根据输入的当前血糖、目标血糖值和拟进食的碳水化合物量,自动计算出患者所需要的餐前大剂量胰岛素。此功能为高血糖时的校正和加餐时胰岛素的补充提供了极大的便利。

目前市面上常见的各胰岛素泵的基本功能汇总见附表5-1。

附表 5-1　常用胰岛素泵型号及基本功能汇总表

品牌	型号	有管路泵/贴片泵 (空白=有管路泵)	基础率率长/(U·h⁻¹)	基础率分段	临时基础率(有/无)	大剂量增量/U	方波双波模式(有/无)	大剂量向导功能(有/无)	官方闭环(空白=无)	国内上市
中国微泰	MTM-I	贴片泵	0.025	48	有	0.025	有	有		是
	MTM-A①	贴片泵	0.025	48	有	0.025	有	无		是
中国瑞宇	优泵 PH800		0.05	48	有	0.05	有	有		是
	优泵 PH310		0.05	24	有	0.05	有	有		是
	优泵 PH300		0.05	48	有	0.05	有	有		是
中国福尼亚	二代 IP-101-II		0.1	24	无	0.1	有	有		是
	四代 IP-101-IV		0.1	24	有	0.1	无	无		是
	六代 IP-101-VI		0.1	24	无	0.1	无	无		是
中国移宇	A8	贴片泵	0.05	48	有	0.05	有	有	有	否
韩国丹纳	R		0.01	24	有	0.1	有	有		是
	RS		0.01	24	有	0.05	有	有		是
	IIS		0.01	24	无	0.1	有	有		是
美国美敦力	712E		0.05	48	有	0.1	无	无		是
	712		0.05	48	有	0.1	有	有		是
	722		0.05	48	有	0.1	有	有		是
	700		0.025	48	有	0.025	有	有		是
	770G		0.025	48	有	0.025	有	有	有	否
	780G		0.025	48	有	0.025	有	有	有	否
美国 Insulet	Omnipod	贴片泵	0.05	48	有	0.05	有	有		否
Insulet	Omnipod DASH	贴片泵	0.05	48	有	0.05	有	有		否
	Ominipod5	贴片泵	0.05	48	有	0.05	有	有	有	否
美国 Tandem	t:slim X2		0.05	16	有	0.05	有	有	有	否

注:以上信息截止至 2023 年 9 月。①医院版，不对个人出售。

编后语

纸上得来终觉浅,唯有实践出真知。

糖尿病,特别是 1 型糖尿病的治疗和管理,是一项个体差异很大、异质性很强的工作,需要从事糖尿病自我管理教育的专业人员在掌握知识的基础上,通过临床实践不断积累不同场景的应对方式。

糖尿病的管理也是一条漫漫长路,离不开医护工作者、社会力量、糖尿病患者的家庭和同伴在一路上互相支持,共同努力。

"万物皆有裂痕,那是光照进来的地方"。糖尿病也许是众多人人生中的一道"裂痕",希望喜欢本书的读者,凝聚成一道光,共同照亮前方的路。